U0224314

北京协和医院内分泌科普丛书

协和
星原计划

协和星原计划

泌语协行

内分泌的秘密

（第2辑）

主　编　夏维波　李　梅

中国协和医科大学出版社
北　京

图书在版编目（CIP）数据

泌语协行：内分泌的秘密. 第2辑 / 夏维波，李梅主编. —北京：中国协和医科大学出版社，2024.1

（北京协和医院内分泌科普丛书）

ISBN 978－7－5679－2322－5

Ⅰ.①泌… Ⅱ.①夏… ②李… Ⅲ.①内分泌病－诊疗 Ⅳ.①R58

中国国家版本馆CIP数据核字（2023）第230613号

北京协和医院内分泌科普丛书
泌语协行——内分泌的秘密（第2辑）

主　　编：	夏维波　李　梅
策　　划：	杨　帆
责任编辑：	沈冰冰
封面设计：	邱晓俐
责任校对：	张　麓
责任印制：	张　岱

出版发行　中国协和医科大学出版社
（北京市东城区东单三条9号　邮编100730　电话010-65260431）

网　　址：	www.pumcp.com
经　　销：	新华书店总店北京发行所
印　　刷：	涿州汇美亿浓印刷有限公司

开　　本：	889mm×1194mm　1/32
印　　张：	14.375
字　　数：	320千字
版　　次：	2024年1月第1版
印　　次：	2024年1月第1次印刷
定　　价：	60.00元

ISBN 978－7－5679－2322－5

编者名单

主　编　夏维波　李　梅
副主编　朱惠娟　李玉秀
编　委　（按姓氏笔画排序）

丁　露	于　娜	于　森	于冰清	马池发
马晓森	王　鸥	王　曦	王冬梅	王诗蕊
平　凡	卢　琳	付子垚	白　皙	邢小平
吕　璐	吕臬锐	朱惠娟	伍学焱	刘　赫
刘　巍	刘艺文	刘诗璇	齐文婷	池　玥
许岭翎	许瀚元	孙　邦	孙　旭	孙宇欣
阳洪波	苏　婉	李　伟	李　妍	李　响
李　梅	李　博	李　楠	李　蕊	李乃适
李子怡	李玉秀	李圆梦	李舜华	杨　奕
连小兰	肖　诚	肖新华	余　洁	宋　桉
宋硕宁	张　茜	张化冰	张晓培	陈　适
陈美平	陈盈宇	陈紫晗	苗　卉	茅江峰
林小云	金晨曦	周　翔	周丽媛	庞倩倩
郑文彬	赵　媛	赵亚玲	赵宇星	赵维纲
胡　静	柯晓安	柳　婧	钟　玲	段　炼
姜　艳	袁　涛	聂　敏	贾觉睿智	
夏维波	柴晓峰	倪晓琳	高　雅	高寅洁

黄奇彬　龚凤英　崔云英　崔丽嘉　梁寒婷
董颖越　童安莉　虞睿琪　翟　笑　黎　明
潘　慧

秘　书　张　茜　何　芳　段　炼　晁双英
绘　画　陶　鸿

■主编寄语

　　四季更替，温暖如歌，《泌语协行——内分泌的秘密（第2辑）》与您健康同行。

　　本书由北京协和医院内分泌科的医生们共同撰写，是一本旨在为广大病友解析神秘的内分泌系统及其相关疾病的科普书籍。

　　内分泌系统是精密调控人体多种功能的信息系统，不仅包含下丘脑、垂体、甲状腺、甲状旁腺、胰腺、肾上腺、卵巢、睾丸等重要的内分泌腺体，还包括多种具有内分泌功能的组织、细胞，广义来说，骨骼、脂肪及肌肉等都是重要的内分泌组织。内分泌系统通过分泌生长激素、甲状腺激素、甲状旁腺素、胰岛素、皮质醇、儿茶酚胺、雌激素、睾酮等多种激素，通过内分泌、旁分泌、自分泌等精密调节作用，对我们人类的生长、发育、糖脂代谢、水盐代谢、生命繁衍等过程发挥极其重要的影响。多种内分泌腺体的基因突变、自身免疫性疾病、炎症、肿瘤等，导致腺体功能亢进或功能减退，将不仅严重影响机体健康，甚至可能对我们人类的生存、生命繁衍等多方面造成不利影响。

为了提高广大病友对内分泌系统及其疾病的认识，科学、从容地面对内分泌疾病带来的挑战，北京协和医院内分泌科的医生们结合内分泌疾病的最新诊断和治疗策略，用通俗易懂的语言、层次分明的表达、幽默温暖的笔触，为广大病友娓娓讲述内分泌腺体的功能、可能发生的疾病以及应对策略，并对大家的饮食、运动等进行科学的指导。旨在通过本书为大家搭建科学的内分泌知识桥梁，为大家的健康保驾护航。

由于内分泌疾病的诊疗技术发展迅速，囿于认知有限，加上临床与研究工作忙碌，本书一定存在许多的不足，甚至谬误，敬请广大读者海涵与指正。

未来，希望我们共同赢战内分泌领域的疾病与挑战，呵护健康，快乐同行！

北京协和医院内分泌科　夏维波

2023年夏季于北京

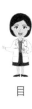

目 录
CONTENT

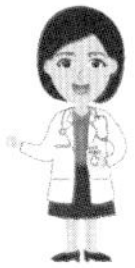

肌肉脂肪篇

基础研究篇

下丘脑垂体篇

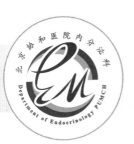

01 孩子身高长到多少才合适

我们的门诊经常有家长过来咨询，"医生，我和孩子父亲身高都不高，担心孩子也长不高，带他来看看，您看我们现在的身高合适吗？"

那么，孩子的身高究竟要长到多少才"合适"呢？

一、儿童的身高增长遵循一定的发展规律

身高的正常增长反映了整体健康和营养状态，是儿童健康状况重要的监测指标。了解身高增长模式有利于我们尽早发现孩子生长中遇到的问题，如营养不良、代谢障碍、内分泌激素分泌异常等。身高增长是一个连续但非线性的过程，各个年龄段有不同的特点。所以，为更好地观察、计算孩子的身高增长情况，家长要养成定期记录儿童身高值的习惯，每3～6个月测量并记录一次身高值。

那什么样的身高增长速度是合适的呢？要根据孩子的年龄进行综合判断。

出生后2年内是儿童第一个身高快速增长期。足月婴儿出生时的平均身长在50cm，1岁内身高增长25cm，1～2岁间身高增长约10cm，即2岁时儿童的身高达到85cm左右。此后儿童生长速度逐渐变缓，2～4岁间每年身高增长约7.5cm；从4岁到青春期前，儿童每年身高增长5～7cm。

青春期是儿童青少年身高增长的重要时期，随着第二性征的出现，儿童青少年即将迎来人生中第二个身高快速增长期，即"蹿个儿"期，达到每年8～14cm的生长速度，持续2年左右。"蹿个儿"的时间存在性别差异，女孩比男

孩平均早2年，女孩的青春期快速生长通常10岁左右开始，男孩通常12岁左右开始。

除了计算每年的身高增长速度外，家长们还可通过我国0～18岁男童/女童身高、体重百分位图来观察儿童的身高是否在合理范围内（表1、表2）。

二、身高存在正常变异

与相貌"千人千面"一样，人类的身高也因人而异。人的生长发育受多基因调控，遗传因素决定了儿童身高增长的潜能。子女的身高除了受到父母身高影响外，种族、民族、地域因素也有一定影响。多个研究表明，遗传因素在影响身高的因素中占50%～90%，胎儿期生长情况、营养状态、内分泌调节等也发挥重要作用。父母身高中值有助于粗略估算子女的遗传身高潜能：男性预测终身高（cm）=父母身高平均值+6.5，女性预测终身高（cm）=父母身高平均值-6.5，但这个计算公式并非绝对准确。

三、儿童身高偏矮可能是"晚长"

在门诊，经常会遇到家长有这样的担忧："同班级的孩子都比我家孩子高，我家孩子怎么一直长得比较慢，是孩子的健康出问题了吗？"与同龄儿相比，身高偏矮，一定是孩子的健康出现问题了吗？其实不一定是这样，长个也分"早长"和"晚长"。

体质性生长和青春期延迟，又称青春期前儿童体质性身材矮小，是门诊经常碰到的一类情况。其特点为儿童出生时身长正常，自3～6月龄起生长速度开始变慢，3～4岁时生长速度处于正常低值水平，导致生长曲线持续低于

表1 0～18岁儿童青少年身高、体重标准差单位数值表（男）

	-3SD		-2SD		-1SD		中位数		+1SD		+2SD		+3SD	
	身高(cm)	体重(kg)	身高(cm)	体重(kg)	身高(cm)	体重(kg)	身高(cm)	体重(kg)	身高(cm)	体重(kg)	身高(cm)	体重(kg)	身高(cm)	体重(kg)
出生	45.20	2.26	46.90	2.58	48.60	2.93	50.40	3.32	52.20	3.73	54.00	4.18	55.80	4.66
2月龄	52.20	3.94	54.30	4.47	56.50	5.05	58.70	5.68	61.00	6.38	63.30	7.14	65.70	7.97
4月龄	57.90	5.25	60.10	5.91	62.30	6.64	64.60	7.45	66.90	8.34	69.30	9.32	71.70	10.39
6月龄	61.40	5.97	63.70	6.70	66.00	7.51	65.40	8.41	70.80	9.41	73.30	10.50	75.80	11.72
9月龄	65.20	6.67	67.60	7.46	70.10	8.35	72.60	9.33	75.20	10.42	77.80	11.64	80.50	12.99
12月龄	68.60	7.21	71.20	8.06	73.80	9.00	76.50	10.05	79.30	11.23	82.10	12.54	85.00	14.00
15月龄	71.20	7.68	74.00	8.57	76.90	9.57	79.80	10.68	82.80	11.93	85.80	13.32	88.90	14.88
18月龄	73.60	8.13	76.60	9.07	79.60	10.12	82.70	11.29	85.80	12.61	89.10	14.09	92.40	15.75
21月龄	76.00	8.61	79.10	9.59	82.30	10.69	85.60	11.93	89.00	13.33	92.40	14.90	95.90	16.66
2岁	78.30	9.06	81.60	10.09	85.10	11.24	88.50	12.54	92.10	14.01	95.80	15.67	99.50	17.54
2.5岁	82.40	9.86	85.90	10.97	89.60	12.22	93.30	13.64	97.10	15.24	101.00	17.06	105.00	19.13
3岁	85.60	10.61	89.30	11.79	93.00	13.13	96.80	14.65	100.70	16.39	104.60	18.37	108.70	20.64
3.5岁	89.30	11.31	93.00	12.57	96.70	14.00	100.60	15.63	104.50	17.50	108.60	19.65	112.70	22.13
4岁	92.50	12.01	96.30	13.35	100.20	14.88	104.10	16.64	108.20	18.67	112.30	21.01	116.50	23.73

	-3SD		-2SD		-1SD		中位数		+1SD		+2SD		+3SD	
	身高（cm）	体重（kg）	身高（cm）	体重（kg）	身高（cm）	体重（kg）	身高（cm）	体重（kg）	身高（cm）	体重（kg）	身高（cm）	体重（kg）	身高（cm）	体重（kg）
4.5岁	95.60	12.74	99.50	14.18	103.60	15.84	107.70	17.75	111.90	19.98	116.20	22.57	120.60	25.61
5岁	98.70	13.50	102.80	15.06	107.00	16.87	111.30	18.98	115.70	21.46	120.10	24.38	124.70	27.85
5.5岁	101.60	14.18	105.90	15.87	110.20	17.85	114.70	20.18	119.20	22.94	123.80	26.24	128.60	30.22
6岁	104.10	14.74	108.60	16.56	113.10	18.71	117.70	21.26	122.40	24.32	127.20	28.03	132.10	32.57
6.5岁	106.50	15.30	111.10	17.27	115.80	19.62	120.70	22.45	125.60	25.89	130.50	30.13	135.60	35.41
7岁	109.20	16.01	114.00	18.20	119.00	20.83	124.00	24.06	129.10	28.05	134.30	33.08	139.60	39.50
7.5岁	111.80	16.70	116.80	19.11	121.90	22.06	127.10	25.72	132.40	30.33	137.80	36.24	143.40	43.99
8岁	114.10	17.33	119.30	19.97	124.60	23.23	130.00	27.33	135.50	32.57	141.10	39.41	146.80	48.57
8.5岁	116.20	17.93	121.60	20.79	127.10	24.37	132.70	28.91	138.40	34.78	144.20	42.54	150.10	53.08
9岁	118.30	18.53	123.90	21.62	129.60	25.50	135.40	30.46	141.20	36.92	147.20	45.52	153.30	57.30
9.5岁	120.30	19.17	126.00	22.50	131.90	26.70	137.90	32.09	144.00	39.12	150.10	48.51	156.40	61.37
10岁	122.00	19.81	127.90	23.40	134.00	27.93	140.20	33.74	146.40	41.31	152.70	51.38	159.20	65.08
10.5岁	123.80	20.55	130.00	24.43	136.30	29.33	142.60	35.58	149.10	43.69	155.70	54.37	162.30	68.71
11岁	125.70	21.41	132.10	25.64	138.70	30.95	145.30	37.69	152.10	46.33	158.90	57.58	165.80	72.39

01 孩子身高长到多少才合适

续　表

	-3SD		-2SD		-1SD		中位数		+1SD		+2SD		+3SD	
	身高(cm)	体重(kg)	身高(cm)	体重(kg)	身高(cm)	体重(kg)	身高(cm)	体重(kg)	身高(cm)	体重(kg)	身高(cm)	体重(kg)	身高(cm)	体重(kg)
11.5岁	127.70	22.35	134.50	26.96	141.40	32.73	148.40	39.98	155.40	49.19	162.60	60.96	169.80	76.17
12岁	130.00	23.37	137.20	28.41	144.60	34.67	151.90	42.49	159.40	52.31	166.90	64.68	174.50	80.35
12.5岁	132.60	24.55	140.20	30.01	147.90	36.76	155.60	45.13	163.30	55.54	171.10	68.51	178.90	84.72
13岁	136.30	26.21	144.00	32.04	151.80	39.22	159.50	48.08	167.30	59.04	175.10	72.60	183.00	89.42
13.5岁	140.30	28.16	147.90	34.22	155.40	41.67	163.00	50.85	170.50	62.16	178.10	76.16	185.70	93.50
14岁	144.30	30.40	151.50	36.54	158.70	44.08	165.90	53.37	173.10	64.84	180.20	79.07	187.40	96.80
14.5岁	147.60	32.59	154.50	38.71	161.30	46.20	168.20	55.43	175.00	66.86	181.80	81.11	188.50	99.00
15岁	150.10	34.59	156.70	40.63	163.30	48.00	169.80	57.08	176.30	68.35	182.80	82.45	189.30	100.29
15.5岁	151.90	36.33	158.30	42.26	164.70	49.49	171.00	58.39	177.30	69.44	183.60	83.32	189.80	100.96
16岁	152.90	37.67	159.10	43.51	165.40	50.62	171.60	59.35	177.80	70.20	184.00	83.85	190.10	101.25
16.5岁	153.50	38.77	159.70	44.54	165.90	51.53	172.10	60.12	178.20	70.79	184.30	84.21	190.30	101.36
17岁	154.00	39.58	160.50	45.28	166.30	52.20	172.30	60.68	178.40	71.20	184.50	84.45	190.50	101.39
18岁	154.40	40.65	160.10	46.27	166.60	53.08	172.70	61.40	178.70	71.73	184.70	84.72	190.60	101.36

表2 0～18岁儿童青少年身高、体重标准差单位数值表（女）

	-3SD		-2SD		-1SD		中位数		+1SD		+2SD		+3SD	
	身高（cm）	体重（kg）	身高（cm）	体重（kg）	身高（cm）	体重（kg）	身高（cm）	体重（kg）	身高（cm）	体重（kg）	身高（cm）	体重（kg）	身高（cm）	体重（kg）
出生	44.70	2.26	46.40	2.54	48.00	2.85	49.70	3.21	51.40	3.63	53.20	4.10	55.00	4.65
2月龄	51.10	3.72	53.20	4.15	55.30	4.65	57.40	5.21	59.60	5.86	61.80	6.60	64.10	7.46
4月龄	56.70	4.93	58.80	5.48	61.00	6.11	63.10	6.83	65.40	7.65	67.70	8.59	70.00	9.66
6月龄	60.10	5.64	62.30	6.26	64.50	6.96	66.80	7.77	69.10	8.68	71.50	9.73	74.00	10.93
9月龄	63.70	6.34	66.10	7.03	68.50	7.81	71.00	8.69	73.60	9.70	76.20	10.86	78.90	12.18
12月龄	67.20	6.87	69.70	7.61	72.30	8.45	75.00	9.40	77.70	10.48	80.50	11.73	83.40	13.15
15月龄	70.20	7.34	72.90	8.12	75.60	9.01	78.50	10.02	81.40	11.18	84.30	12.50	87.40	14.02
18月龄	72.80	7.79	75.60	8.63	78.50	9.57	81.50	10.65	84.60	11.88	87.70	13.29	91.00	14.90
21月龄	75.10	8.26	78.10	9.15	81.20	10.15	84.40	11.30	87.70	12.61	91.10	14.12	94.50	15.85
2岁	77.30	8.70	80.50	9.64	83.80	10.70	87.20	11.92	90.70	13.31	94.30	14.92	98.00	16.77
2.5岁	81.40	9.48	84.80	10.52	88.40	11.70	92.10	13.05	95.90	14.60	99.80	16.39	103.80	18.47
3岁	84.70	10.23	88.20	11.36	91.80	12.65	95.60	14.13	99.40	15.83	103.40	17.81	107.40	20.10
3.5岁	88.40	10.95	91.90	12.16	95.60	13.55	99.40	15.16	103.30	17.01	107.20	19.17	111.30	21.69
4岁	91.70	11.62	95.40	12.93	99.20	14.44	103.10	16.17	107.00	18.19	111.10	20.54	115.30	23.30

续　表

	-3SD		-2SD		-1SD		中位数		+1SD		+2SD		+3SD	
	身高（cm）	体重（kg）	身高（cm）	体重（kg）	身高（cm）	体重（kg）	身高（cm）	体重（kg）	身高（cm）	体重（kg）	身高（cm）	体重（kg）	身高（cm）	体重（kg）
4.5岁	94.80	12.30	98.70	13.71	102.70	15.33	106.70	17.22	110.90	19.42	115.20	22.00	119.50	25.04
5岁	97.80	12.93	101.80	14.44	106.00	16.20	110.20	18.26	114.50	20.66	118.90	23.50	123.40	26.87
5.5岁	100.70	13.54	104.90	15.18	109.20	17.09	113.50	19.33	118.00	21.98	122.60	25.12	127.20	28.89
6岁	103.20	14.11	107.60	15.87	112.00	17.94	116.60	20.37	121.20	23.27	126.00	26.74	130.80	30.94
6.5岁	105.50	14.66	110.10	16.55	114.70	18.78	119.40	21.44	124.30	24.61	129.20	28.46	134.20	33.14
7岁	108.00	15.27	112.70	17.31	117.60	19.74	122.50	22.64	127.60	26.16	132.70	30.45	137.90	35.75
7.5岁	110.40	15.89	115.40	18.10	120.40	20.74	125.60	23.93	130.80	27.83	136.10	32.64	141.50	38.65
8岁	112.70	16.51	117.90	18.88	123.10	21.75	128.50	25.25	133.90	29.56	139.40	34.94	144.90	41.74
8.5岁	115.00	17.14	120.30	19.71	125.80	22.83	131.30	26.67	136.90	31.45	142.60	37.49	148.40	45.24
9岁	117.00	17.79	122.60	20.56	128.30	23.96	134.10	28.19	139.90	33.51	145.80	40.32	151.80	49.19
9.5岁	119.10	18.49	125.00	21.49	131.00	25.21	137.00	29.87	143.10	35.82	149.20	43.54	155.40	53.77
10岁	121.50	19.29	127.60	22.54	133.80	26.60	140.10	31.76	146.40	38.41	152.80	47.15	159.20	58.92
10.5岁	123.90	20.23	130.30	23.74	136.80	28.16	143.30	33.80	149.80	41.15	156.30	50.92	163.00	64.24
11岁	126.90	21.46	133.40	25.23	140.00	29.90	146.60	36.10	153.30	44.09	160.00	54.78	166.70	69.27

年龄	-3SD		-2SD		-1SD		中位数		+1SD		+2SD		+3SD	
	身高(cm)	体重(kg)	身高(cm)	体重(kg)	身高(cm)	体重(kg)	身高(cm)	体重(kg)	身高(cm)	体重(kg)	身高(cm)	体重(kg)	身高(cm)	体重(kg)
11.5岁	129.90	22.89	136.50	26.89	143.10	31.93	149.70	38.40	156.30	46.87	162.90	58.21	169.60	72.80
12岁	133.00	24.58	139.50	28.77	145.90	34.04	152.40	40.77	158.80	49.54	165.30	61.22	171.80	75.32
12.5岁	135.90	26.32	142.10	30.64	148.40	36.04	154.60	42.89	160.80	51.75	167.10	63.44	173.30	77.05
13岁	138.20	28.11	144.20	32.50	150.30	37.94	156.30	44.79	162.30	53.55	168.30	64.99	174.30	78.17
13.5岁	140.10	29.81	146.00	34.23	151.80	39.66	157.60	46.42	163.40	54.99	169.20	66.03	175.00	78.87
14岁	141.50	31.38	147.20	35.80	152.90	41.18	158.60	47.83	164.30	56.16	169.90	66.77	175.50	79.27
14.5岁	142.60	32.73	148.20	37.13	153.80	42.45	159.40	48.97	164.90	57.06	170.40	67.28	175.90	79.48
15岁	143.30	33.78	148.80	38.16	154.30	43.42	159.80	49.82	165.30	57.72	170.80	67.61	176.20	79.60
15.5岁	143.70	34.59	149.20	38.94	154.70	44.15	160.10	50.45	165.60	58.19	171.10	67.82	176.40	79.68
16岁	143.70	35.06	149.20	39.39	154.70	44.56	160.10	50.81	165.50	58.45	171.00	67.93	176.40	79.77
16.5岁	143.80	35.40	149.30	39.72	154.70	44.87	160.20	51.07	165.60	58.64	171.00	68.00	176.40	79.86
17岁	144.00	35.57	149.50	39.88	154.90	45.01	160.30	51.20	165.70	58.73	171.00	68.04	176.50	79.95
18岁	144.40	35.85	149.80	40.15	155.20	45.26	160.60	51.41	165.90	58.88	171.30	68.10	176.60	79.90

身高第3百分位数，但与之平行；此外，这些儿童多伴有青春发育延迟的倾向。以上因素共同导致儿童在青春期早期身高落后，青春期后出现追赶生长。体质性生长和青春期延迟的儿童多有骨龄延迟，其身高增长持续时间更长，因此成年终身高往往正常。此类儿童父母多有类似"晚长"的家族史。因此，遇到儿童身高偏矮的情况，家长们先不要着急，可先回忆下自己是否也有"晚长"的经历，必要时可就诊内分泌科门诊，请医生帮忙鉴别。

四、孩子怎样算"个子矮"

除上述生理性因素外，病理性因素也会对生长发育产生很大影响，如未完成追赶生长的小于胎龄儿、全身性基础疾病（营养不良、胃肠道疾病、风湿性疾病、慢性肾病、肿瘤、心脏疾病、代谢性疾病等）、内分泌功能异常（甲状腺功能减退、生长激素缺乏、库欣综合征、性早熟等）、骨骺发育不良或生长板异常，以及对身高有较大影响的特殊遗传性疾病〔如特纳（Turner）综合征、矮身材含同源异形盒基因（SHOX）基因变异、拉伦（Laron）综合征、努南（Noonan）综合征、普拉德–威利（Prada-Willi）综合征等〕。

作为家长，如孩子出现以下情况，包括孩子身材明显矮小，即"矮得多"（身高低于我国同年龄同性别平均身高2个标准差或以上），或生长速度显著下降等，应及时向内分泌科或儿科医生求助，由专科医生进行进一步评估。

健康的生活方式对儿童身高增长也有很好的促进作用，包括合理营养、适当运动、充足的睡眠等。家长在鼓励儿童养成健康生活方式的同时，应注意观察和记录孩子的生长轨迹，以便全面了解孩子的整体健康状态，及时发现孩子成长中遇到的问题。

（翟 笑 潘 慧）

参 考 文 献

［1］潘慧，朱惠娟，陈适. 标准化生长发育诊疗中心实施规范教程
　　［M］. 北京：高等教育出版社，2019.

［2］李辉，季成叶，宗心南，等. 中国0～18岁儿童、青少年身高、
　　体重的标准化生长曲线［J］. 中华儿科杂志，2009，47（7）：
　　6487-6492.

02 哪些生活方式能促进孩子长个

孩子的身高增长是许多家长最关心的话题之一，如何让孩子健康地成长呢？

一般来说，孩子有两个身高快速增长的阶段，即婴儿期和青春期。婴儿出生后第一年身高可增加25cm，第二年12cm左右，而在青春期，孩子身高平均每年增加7～10cm。

一、关于孩子长高的误区你一定要知道

1. 只要睡得多，一定长得高

1～3岁幼儿需要每天睡12～14小时；3～5岁儿童需要每天睡11～13小时；5～10岁的儿童需要每天睡10～11小时。睡眠时间长，并不等于质量高。孩子若有打鼾等睡眠问题，应及早治疗。所以，充足时间、高质量睡眠，缺一不可。

2. 晒太阳，长高个

家长都听说过一句话"多晒晒太阳，能长高"，这句话不假，但是家长需要注意晒太阳的时间。为有效利用太阳光，晒太阳的最佳时间是上午10点至下午2点。所以，在特定时间晒太阳，才能更好地促进皮肤合成维生素D，来促进长高。

3. 喝牛奶能变白

肤白貌美不能确定，但补钙是一定的。牛奶是富含蛋白质的优质食物，同时也是钙、锌的获取源之一。建议上幼儿园的孩子平均每人每天500ml牛奶，上小学的孩子平

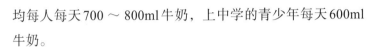

均每人每天700～800ml牛奶，上中学的青少年每天600ml牛奶。

4. 蹦得越高，长得越快

儿童运动很重要，运动能直接促进生长激素的分泌，对孩子长高有帮助。建议选择适合孩子的运动方式，培养良好的运动习惯。

二、健康的生活方式是根本

1. 养成运动的习惯

（1）推荐快走、慢跑、跳绳、游泳等长时间、不间断、有节奏的运动。

（2）运动要多样化，几种结合在一起，孩子不会感觉枯燥，容易坚持，体力上易耐受。

（3）做好运动前热身、整理运动及运动防护，要循序渐进。

2. 几点睡觉最合适

晚上10点至凌晨1点是生长激素脉冲分泌最多的时间，帮助孩子养成良好的作息。

（1）深度睡眠时生长激素高达3倍。

（2）保证孩子体力充沛，食欲良好。

（3）肌肉充分放松，利于骨骼生长。

3. 均衡膳食很重要

营养是影响青少年身高极为重要的因素。

（1）饮食：蛋白质是长身体的最佳"建筑材料"。不仅要保证蛋白质的数量，还要讲究质量。动物性食品如蛋、肉、鱼、乳类所含人体必需氨基酸比较完备，营养价值高；大豆及豆制品的蛋白质也是优质蛋白。要注意荤素搭配，如豆类、蔬菜与动物性食品搭配，可进一步提高蛋白质的营养价值，又可取长补短，增加人体对维生素和矿物质的吸收。

（2）正确选择牛奶：①看品牌。建议大家选择大品牌，质检品控体系更加完善。②看成分。每100克含有3.2克以上蛋白质。③看营养。常规牛奶是最经济实惠的选择。④看包装。常温奶和巴氏奶主要是杀菌方式不同，都最大限度保留了牛奶中的营养成分。

喝奶是长期的事，如出于各种原因不能喝奶的人，可以多吃蔬菜、豆制品、坚果，还要注意多晒太阳，补充维生素D，促进钙元素吸收。

由于全民生活质量的快速提高，作为家长，我们应该定期监测孩子的身高，及时了解生长速度，早期发现生长发育偏离，应帮助排查健康隐患，及时给予个体化的干预，促进孩子全面健康成长。虽然不一样的身高有不一样的精彩，但理想的身高，却能为孩子的人生锦上添花，希望家长们足够了解、足够用心，助力孩子拥有理想身高。

（李　楠　董颖越）

参 考 文 献

［1］蒋竞雄. 儿童身高管理实用手册［M］. 北京：北京出版社，2021.

03

把握春天长高季——孩子应该怎么吃

阳春四月，万物生长。春天也是孩子们的快速生长期，合理均衡饮食才能助力孩子们虎虎生威，健康成长。而怎样才能合理均衡饮食，让孩子们的成长"如期进行"呢？

一、是否有不健康的饮食习惯

边吃饭边看电视

并非一日三餐

不适当地吃零食、喝饮料

偏食、节食、暴饮暴食等

体力活动减少

……

经调查，我国孩子普遍存在以上不良饮食习惯。这些不良习惯均会影响食物摄入量或膳食结构，对健康及成长产生一定影响。家长们需要密切关注，主动引导，及时纠正，培养良好的饮食习惯。一些积极主动的方式能帮助孩子改掉坏习惯，比如，教会孩子认识食物、参与食物的挑选和制备、参与简单的园艺工作来获得食物等。同时家长们是孩子们的榜样，一定以身作则，建立良好饮食习惯。

二、合理膳食应该怎么吃

膳食总体要求每天从不同食物类别中选取多种营养丰富的食物。摄入食物中应含极少量的添加盐、添加糖或甜味剂。

脂肪摄入应以多不饱和脂肪酸和单不饱和脂肪酸为主。

2岁以下的儿童不限制脂肪和胆固醇的摄入量。2岁以上的儿童，应尽量减少反式或饱和脂肪酸的摄入。

蛋白质是孩子们能量的来源之一，通常由动物制品获得。在选择和制备肉类、家禽和其他高蛋白质食物时，应尽量选择低脂或无脂的肉食。

每日应提供多种颜色的水果和蔬菜。鼓励食用新鲜水果而不是果汁。果汁通常缺乏新鲜水果所含的纤维素，没有营养优势。每日推荐的水果食用量中，100%果汁的占比不得超过一半。果汁摄入过量可能导致龋齿、腹泻、营养不良等问题。

碳水化合物是重要的能量来源，摄入足够的碳水化合物有助于维生素、矿物质和微量元素的转运。推荐摄入谷物，且至少有一半是全谷物。全谷物包含纤维素、多种B族维生素、铁、镁和硒等矿物质。全谷物包括全麦或碎麦、燕麦或燕麦片、黑麦、大麦、玉米、糙米或野生稻及藜麦等。

奶制品包括动物奶和用奶制作的其他食品，比如牛奶和山羊奶。2～8岁的儿童每日应至少饮奶2～3杯（480～720ml），9～18岁的儿童和青少年每日应至少饮用3杯（约720ml），并多吃富含钙的食物。用酸奶代替牛奶时，可选择低糖或低脂酸奶等。在植物奶中，豆奶所含的营养素成分与牛奶最为相似。

健康零食包括新鲜水果、全麦饼干或面包制品、奶制品、生蔬菜、100%果汁、三明治。而糖果、饼干等添加糖制品与龋齿和肥胖的发生有关，2岁以下的儿童应该避免摄入。

除天然纯牛奶外，未调味的、未添加甜味剂和碳酸的普通白开水是儿童的最佳饮品。加糖饮料（如果汁饮料、加糖的茶和咖啡）是膳食中添加糖的主要来源，也是肥胖的重要原因，均不提倡饮用。5岁以下儿童避免饮用此类饮料，5岁及以上儿童的每周饮用量也不应超过240ml。不推荐5岁以下儿童饮用含咖啡因饮品。

生长情况正常、饮食多样化且日晒充足的健康儿童没有必要常规补充维生素和矿物质。如果家长希望给予儿童补充剂，建议专科咨询后规范使用标准小儿复合维生素补充剂。

三、食物合理组合搭配

中国儿童平衡膳食算盘形象描述了合理组合搭配和食物摄入基本份数（图1）。不同颜色代表不同食物类别，算

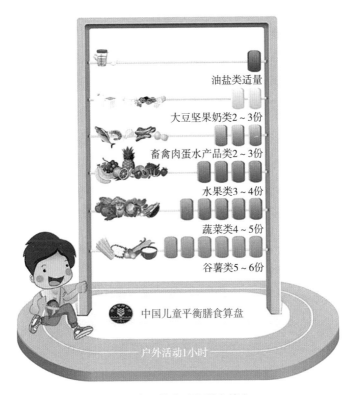

油盐类适量

大豆坚果奶类2～3份

畜禽肉蛋水产品类2～3份

水果类3～4份

蔬菜类4～5份

谷薯类5～6份

中国儿童平衡膳食算盘

户外活动1小时

图1 中国儿童平衡膳食算盘

珠个数表示膳食中食物份量。算盘分6层，从上往下依次为油盐类、大豆坚果奶类、畜禽肉蛋水产品类、水果类、蔬菜类、谷薯类。黄色表示谷物，每天应该摄入5～6份；绿色表示蔬菜，每天4～5份；蓝色表示水果，每天3～4份；紫色表示动物性食物，每天2～3份；香槟色表示大豆坚果奶制品，每天2份；红色表示油盐，每天1份。

鼓励孩子们喝白开水，保证每天至少活动60分钟，增加户外活动时间。

四、合理膳食口诀

认识食物，学习烹饪；

三餐合理，规律进食；

适量零食，足量喝水；

少吃甜点，多多运动！

把握春天长高季，建立良好饮食习惯，合理均衡膳食，让孩子们的成长"如虎添翼"！

（柯晓安　段　炼）

参 考 文 献

［1］马冠生. 学龄儿童膳食指南［J］. 中国学校卫生（7期）：961-
963.

［2］TERESA K D. 幼儿、学龄前儿童和学龄儿童的膳食推荐.（https：
//www.uptodate.com）

04 孩子做哪些运动有助于长高

一、身高"七分天注定，三分靠打拼"

除70%受遗传因素影响，运动、营养、睡眠等后天因素对于孩子的终身高也发挥重要作用。

二、一些关于儿童青少年运动的认识误区

（1）每天上下学走路20分钟，平时跑跑跳跳，运动量足矣。

（2）孩子还小，身体没完全发育，等孩子长大点再运动。

（3）学生阶段以学习为主，没有必要浪费时间做运动。

（4）我小时候也没有专门花时间做什么运动，运动能力一样杠杠的！所以孩子也不用。

（5）每次认真上体育课就够了，不用再运动了。

（6）只要有运动就可以了，无所谓什么项目。

然而，以上统统都是认识的误区。

三、春天是孩子长高的黄金季节

儿童的生长速度有显著的季节性，大多数孩子在春季身高增长速度比秋冬季更快。那么如何抓住长高的黄金季节，进行合理的运动帮助孩子长高呢？

四、运动锻炼会影响生长发育吗

人体在不断地进行着新陈代谢，在适当的营养保证

下，体育锻炼和体力劳动是促进身体生长发育的有利因素，尤其促进骨骼、肌肉和大脑发育。合理的锻炼有利于骨骼生长。有学者发现，儿童青少年进行体育锻炼时，其血液中生长激素水平升高，提示体育锻炼可以促进生长发育，通过促进血液循环、增加骨的血液供应，使正常生长的骨获得更多的养料，从而加速其生长过程。同时，合理的体育运动可以使骨承受适宜的应力，这种应力是促进骨生长和骨健康的有益因素。因此，在儿童青少年时期，即在骨骺软骨完全骨化前，积极地参加体育锻炼有助于长高。

五、所有的运动锻炼都能促进孩子们长高吗

目前很多家长和孩子们对于运动锻炼存在一些误解，如所谓的运动锻炼就是以竞技体育为主，甚至有的家长让孩子练马拉松、长跑、举重等。儿童青少年运动量要循序渐进，如参加一些专业的体育项目，比如练习举重则必须有专业教练指导，防止骨骼系统受到损伤。此外，运动不当或运动量过大，会让儿童过度疲劳甚至产生厌倦情绪，不利于运动的长期坚持。

六、哪些运动锻炼有助于孩子长高

目前认为有助于身高增长的运动包括弹跳运动，如跳绳、跑步等有助于四肢运动；伸展运动，如单杠、仰卧起坐、体操等则有助于骨骼伸展；全身性运动，如篮球、排球、羽毛球和游泳等，有助于全身骨骼伸展和生长。儿童、青少年的骨骼系统处于动态发育过程中，长期局限于单种运动项目、忽视对称性运动，易导致骨骼系统发育不平衡。丰富多彩的锻炼方式，伸展肢体和弹跳的运动，适当开展

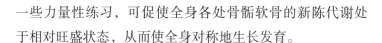

一些力量性练习，可促使全身各处骨骺软骨的新陈代谢处于相对旺盛状态，从而使全身对称地生长发育。

身体活动强度通常以代谢当量（MET）作为基本测量单位。MET为安静坐位休息时的能量消耗率，约定值为每千克体重每分钟消耗3.5ml氧气。低强度身体活动指引起呼吸频率以及心率稍有增加，感觉轻松的身体活动；强度为1.5～2.9MET；例如，在平坦的地面缓慢地步行、站立时轻度的身体活动（如整理床铺、洗碗等）、演奏乐器等。中等强度身体活动指需要适度的体力消耗，呼吸比平时较急促，心率也较快，微出汗，但仍然可以轻松说话；强度为3.0～5.9MET，相当于主观运动强度等级（RPE）量表的12～14级，如以正常的速度骑自行车、快步走、滑冰等。高强度身体活动指需要较多的体力消耗，呼吸比平时明显急促，呼吸深度大幅增加，心率大幅增加，出汗，停止运动、调整呼吸后才能说话；强度≥6.0MET，相当于RPE量表的15级及以上；如搬运重物、快速跑步、激烈打球、踢球或快速骑自行车等。

（1）跳远：立定跳远或助跑跳远均可。起跳时踏跳有力，在空中挺膝展髋，两臂上伸，充分展体；落下时前脚撑着地，屈膝缓冲。可根据自己体质情况进行，中间适当休息。

（2）仰卧起坐（两头翘）：身体仰卧在地毯或床上，用力收腹的同时，两腿、两臂伸直向上翘起，伴随低头、伸颈，两手尽量靠近两脚。根据自己体能每组做5～10次，3～5组为宜，组间适当休息。

（3）拉腰背：坐在垫上或床上，两腿前伸，双脚并立，收腹含胸，躯干尽量前屈，低头、伸颈，两臂同时前伸，摸到脚为好。每组5～10次，3～4组为宜。注意放慢动作幅度，循序渐进，以防韧带拉伤。

（4）摸高：原地或助跑（三五步）起跳，膝、髋充分挺直，立腰挺胸，两臂上伸，用手触摸吊在空中的物体，物体高度以尽力方可摸到为宜。左右各进行5次为一组，组间适当休息。可根据自己身体情况做3～5组。最好在开阔、平坦、软硬适度的场地上练习，避免摔倒。

（5）悬垂：可以每天晨起和晚睡前各练一次。双手正握杠，脚离地面，全身放松，腰、髋、腿做轻轻抖动；吊悬20～30秒后，休息30秒再做，2～3次后再做2次负重悬垂。要注意防护，避免摔倒。

青少年正值学习知识和升学考试的关键时期，不少孩子家长往往抱怨，没有时间运动，孩子已经参加体育课，一周一节就够了。事实上，每周至少3天的中高强度身体活动和增强肌肉力量、骨骼健康的抗阻活动，会带来更大的健康收益。此外，有多项国外指南提出休闲性屏幕时间限制，基本上都规定每天＜2小时。部分指南提出久坐时间限制介于60～120分钟/天。

总体而言，大部分孩子和家长对运动锻炼的认识仍有待提高，建议儿童及青少年可根据年龄、兴趣及科学指导选择合适的运动项目，在安全的前提下进行合理的体育锻炼，有益于生长发育健康。

（于　娜　阳洪波）

参 考 文 献

［1］潘慧，朱惠娟. 矮小症365个怎么办［M］. 北京：中国协和医科大学出版社，2010.

［2］张云婷，马生霞，陈畅，等. 中国儿童青少年身体活动指南［J］. 中国循证儿科杂志，2017，12（6）：401-409.

［3］关宏岩，赵星，屈莎，等．学龄前儿童（3～6岁）运动指南［J］．中国儿童保健杂志，2020，28（6）：714-720.

［4］郭海霞，饶思瑞．世界各国儿童青少年身体活动指南发展研究［J］．中国体育科技，2021，57（8）：61-71.

05 哪些小朋友需要生长激素治疗

生长和发育是儿童青少年不同于成年人的重要特点。现今，随着"恐矮"时代的到来，家长们对于孩子身高的关注度持续攀升，生怕错过长高的黄金干预期。但在门诊工作中，很多来就诊的小朋友，经过专科医生评估后，发现身高并不矮，只是家长过度焦虑了。因此，当小朋友出现哪些情况时，需要引起家长的警惕呢？而又有哪些小朋友需要注射生长激素呢？

首先，家长们要学会判断，您的孩子是否真的属于矮小症。矮小症是指小朋友的身高比同种族、同性别、同年龄的正常儿童身高的平均值低2个标准差（SD），或者身高低于第3百分位数。还有一种更简单的方法可以直接判断，就要借助于两个"法宝"了（表1、表2）。如果小朋友的身高位于表中对应年龄身高的−2SD以下，就要引起家长的警惕了。

此外，家长们还需要关注的就是生长速度。正常情况下，3岁至青春期开始前，小朋友的生长速度应该在每年5cm以上；在启动青春发育之后，生长速度通常为每年7～10cm，若生长速度每年小于6cm，需要引起家长的关注。如果原来身高正常的小朋友突然出现生长停滞，即使其身高可能尚未降至同性别、同年龄正常儿童身高均值的−2SD以下，也应尽早去医院就诊，由医生进行评估。因此，建议家长每3～6个月给小朋友测量1次身高，持续监测。

要做好以上两点，最重要的就是身高的测量。规律记录身高情况，可以帮助家长及时发现生长停滞或生长速度过慢等常见问题。测量身高的间隔时间不宜太长也不宜太短，3～6个月测量1次身高比较合适。过于频繁地给孩子测量身高，会加重其心理负担，不利于孩子的身心健康。另外，量身高时的姿势也十分重要。测量前应将鞋子脱掉，让孩子的后脑勺、背部、臀部、小腿以及足跟紧贴墙壁，双足跟并拢，双手放在身体两侧，平视前方，家长站在一旁可用直尺等接触头顶做一标记，然后测量高度，读数。很多家长可能会发现，小朋友早上的身高会比下午要高，这其实是一个非常正常的现象，由于重力的影响，早上的身高可能比下午高出0.5～1cm。因此，给孩子测量身高时，要注意尽量在同一时间段进行，从而减少误差。小朋友的身高会受到父母亲遗传身高、母亲孕期情况、内分泌激素水平、营养状态、环境因素、运动锻炼情况、疾病、心理状态等各种因素影响。

重组人生长激素最早被用来治疗疾病是在1958年，当时是将重组人生长激素用于治疗生长激素缺乏症。至今，重组人生长激素治疗的适应证已不再局限于生长激素缺乏症，美国食品药品监督管理局（FDA）目前已批准的重组人生长激素治疗的适应证包括：生长激素缺乏症、特发性矮小、小于胎龄儿、特纳（Turner）综合征、普拉德-威利（Prader-Willi）综合征、矮身材含同源异形盒基因（SHOX）缺陷、努南（Noonan）综合征、慢性肾病、艾滋病所引起的消耗状态、短肠综合征等。

对于这些小朋友，应用生长激素治疗是改善成年终身高的有效措施。但往往许多家长一听说小朋友需要打生长激素，便产生极大的顾虑，认为"生长激素"是"激素"，小朋友可以使用吗？其实，此"激素"并非彼"激素"，家长们平时听到的"激素"一般是指糖皮质激素。糖皮质激素是由肾上腺皮质合成并分泌的一种类固醇激素。"生长激素"虽然也叫"激素"，但与糖皮质激素完全不同。"生长激素"是由腺垂体分泌的一种蛋白质激素，是调控人体从出生到成人的正常生长所必需的物质，可促进骨骼的线性生长。而作为药物使用的"生长激素"，是通过基因重组技术人工合成的，具有人体内生长激素的同等作用。因此，正确规范地注射"生长激素"，及时复查随访，不会产生类似糖皮质激素的副作用。

当然，生长激素治疗也可能引发一些不良反应，常见的包括水肿、注射部位皮疹等，因此接受生长激素的小朋友，要定期复查相关指标，必要时调整剂量。

大多数小朋友的生长发育过程都是正常且不需要医学干预的，但某些情况还是要引起家长的警惕，切莫错失治疗的良机。因此，家长需要结合孩子自身的特点，及时发现孩子生长发育中出现的问题，有针对性地加以解决，从而使孩子能够发挥最大的生长潜能，达到理想的成年终身高。

（白　皙　段　炼）

参 考 文 献

［1］葛均波，徐永健. 内科学. 8版［M］. 北京：人民卫生出版社，2013.

［2］史轶蘩. 协和内分泌和代谢学［M］. 北京：科学出版社，1999.

［3］KRONENBERG H M，MELMED S，POLONSKY K S，et al. Williams Textbook of Endocrinology［M］. Eleventh Edition. Beijing：People's Military Medical Press，2011：1023.

［4］ALLEN D B，BACKELJAUW P，BIDLINGMAIER M，et al. GH safety workshop position paper：a critical appraisal of recombinant human GH therapy in children and adults［J］. Eur J Endocrinol，2016，174：1-9.

［5］BOGUSZEWSKI MARGARET C S. Growth hormone deficiency and replacement in children［J］. Rev Endocr Metab Disord，2021，22（1）：101-108.

06 个子不停地越长越高会有哪些问题

伴随社会经济发展和营养条件显著改善，中国人的身高一代更比一代高。不少家庭都卯足了劲儿希望让小朋友长得更高，生怕小朋友因为身高问题落后在起跑线上，但您是否知道，个子矮令人苦恼，个子长个不停也可能存在问题吗？

一、正常的身高增长

在长骨末端的骨骺和骨干之间存在一层生长板，生长板的细胞不断增殖，使得长骨纵向生长，身高增长。青春期后在性激素的作用下，骨骺闭合，生长板消失，身高增长终止，青少年达到终身高。女性通常在13～14岁长骨骨骺闭合，男性于16～18岁骨骺闭合。

二、身高异常过度生长

虽然父母们都希望自己的孩子是大高个儿，但凡事都要适度，身高显著高于同年龄、同性别正常儿童/青少年的正常范围可能是一种异常状态。对于过高身材的儿童/青少年，我们需要从以下几个方面评估是否存在异常：身高快速增长的时间、生长速度、青春期第二性征发育启动的时间，是否合并如视力异常以及心脏等其他器官、系统的异常。

三、哪些疾病会导致身高异常过度增长

较为常见的导致身高异常增长的内分泌疾病包括生长激素分泌过多、性激素缺乏或性激素生理作用不足。

顾名思义，生长激素能够促进生长，是脑内重要的内分泌腺体——垂体分泌的能够促进长个儿的激素，腺体内发生分泌生长激素的腺瘤能导致大量的生长激素持续分泌，发生于骨骺闭合前会导致垂体性巨人症，垂体性巨人症除高身材外，还可能有手足较大、鼻大、唇厚、头痛、出汗较多等症状。

骨骺愈合离不开性激素的作用，性激素缺乏/生理作用不足时骨骺可长期不闭合，使得身高持续增长。由于性激素缺乏，患者还表现为青春期不发育，如无第二性征发育、无月经来潮等。

此外，马方综合征、47，XYY综合征等较为罕见的综合征性疾病也会导致身高异常增长。

四、身高异常过度增长的评估与治疗

对于因身材过于高大而就诊的儿童/青少年，需要详细采集患儿的出生史、生长速度、第二性征发育情况、合并症及家族史等。除常规检查外，需对内分泌激素水平进行全面评估，包括生长激素、胰岛素样生长因子1（IGF-1）、性激素、甲状腺功能以及垂体分泌的其他激素水平和骨龄相。对于生长激素分泌过多的患者，还需要进行葡萄糖生长激素抑制试验和垂体MRI等检查，排查垂体生长激素瘤的可能。

因此，高身材固然是一件值得欣慰的事，但倘若偏离了正常的生长曲线，身高显著高于同龄儿童，长成了一个"小巨人"，则需要警惕是否存在疾病导致的身高异常增长，及时就医，进行相关的评估与检查，如确实发现了问题，建议及早干预，避免不良后果的发生。

（王诗蕊　朱惠娟）

参 考 文 献

［1］https：//www.uptodate.com/contents/zh-Hans/the-child-with-tall-stat-ure-and-or-abnormally-rapid-growth?

［2］林果为，王吉耀，葛均波．实用内科学［M］．北京：人民卫生出版社，2017.

07 生长激素，不只关乎生长

很多人都听说过生长激素。孩子身材矮小，生长激素治疗可能有效。其实，生长激素不仅和生长有关，还和人体肌肉含量、精神状态、骨骼质量有关系。

一、什么是生长激素

生长激素是大脑垂体合成和分泌的一种蛋白质，由191个氨基酸组成。生长激素主要通过刺激肝脏，合成胰岛素样生长因子（IGF-1）发挥作用。儿童期，垂体就分泌丰富的生长激素。到了青春期，生长激素分泌大大增加，孩子出现身高增长加速，每年增加6～10cm。在成年后，垂体还继续分泌生长激素。虽然数量少了一些，但依然重要。

二、生长激素除了促进身高，还有哪些作用

除了大家最熟知的促进生长的作用，生长激素还可促进蛋白质合成。蛋白质合成增多，就能够长肌肉。生长激素会促进脂肪分解，减少内脏脂肪。生长激素还可增加骨密度，保护骨骼。此外，生长激素还能提高免疫功能。所以，生长激素缺乏的患者，应该在医生指导下，决定是否需要酌情补充生长激素。

三、哪些因素影响生长激素的分泌

熟睡后，人体大脑产生的生长激素明显升高。运动也会促进生长激素分泌。所以，无论是青少年还是成年人，充足的睡眠和运动很重要。

四、生长激素缺乏有何临床表现

儿童缺乏生长激素，表现为身材矮小。成年人，如果做了垂体手术或者放疗，也会导致生长激素缺乏。他们表现为乏力、情绪低落、睡眠质量差。腹部脂肪明显堆积，四肢肌肉减少。患者总感觉乏力懒言，无精打采，容易感冒。遇到这种情况，一定要抽血化验，看看生长激素是否缺乏。

五、如何判断生长激素是否缺乏

生长激素是否缺乏，需要经过多个试验，经过多次抽血测定才能明确，过程比较复杂。但有一种方法，通过一次简单抽血，测定IGF-1的水平，就能大致推测出生长激素是否缺乏。胰岛素样生长因子基本上能反映体内生长激素的水平。

六、成人不需要长身高，是否还需要补充生长激素

多数生长激素缺乏的成年人都会问：我已经不需要长身高了，还要用生长激素吗？答案是"需要"。如前所述，生长激素能明显改善机体代谢。补充生理剂量生长激素，可促进脂肪分解，减少对葡萄糖利用。也就是说，将人体的能量消耗模式，从原来的"燃烧"葡萄糖提供能量模式，转变为"燃烧"脂肪的供能模式，从而减轻体重、改善腹型肥胖。此外，补充生长激素，还可提高体力，改善情绪，提高生活质量。

例如，我们门诊遇到一例颅咽管瘤术后出现肥胖的患者（身高162cm）。在未补充生长激素时，她的体重从62kg

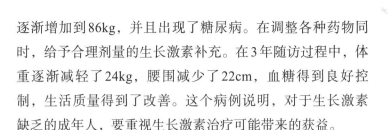

逐渐增加到86kg，并且出现了糖尿病。在调整各种药物同时，给予合理剂量的生长激素补充。在3年随访过程中，体重逐渐减轻了24kg，腰围减少了22cm，血糖得到良好控制，生活质量得到了改善。这个病例说明，对于生长激素缺乏的成年人，要重视生长激素治疗可能带来的获益。

七、补充生长激素会升高血糖吗

过量的生长激素治疗，会让人体减少对葡萄糖的利用，从而使血糖升高。但适当剂量（低剂量）生长激素替代，可消耗内脏脂肪，增加运动量，改善患者情绪，提高胰岛素敏感性，发挥改善血糖作用。这提示我们，应用合理剂量的生长激素非常关键。

八、肿瘤术后能不能补充生长激素

生长激素可促进细胞生长，也有促进肿瘤细胞增长的潜在可能。目前认为，合理剂量的生长激素不增加新发肿瘤风险。对于肿瘤术后患者，应用生长激素要慎之又慎。虽然目前无生长激素治疗促进肿瘤复发的证据，但在用药前，要进行全面评估，权衡用药获益和风险。生长激素替代治疗期间，谨慎而密切的长期随访必不可少。

（于冰青　茅江峰）

参考文献

[1] WERNER H, LARON Z. Role of the GH-IGF1 system in progression of cancer [J]. Mol Cell Endocrinol, 2020, 518: 111003.

[2] ATTANASIO A F, BATES P C, et al. Human growth hormone replacement in adult hypopituitary patients: long-term effects on body composition and lipid status—3-year results from the HypoCCS Data-

base［J］. J Clin Endocrinol Metab，2002，87：1600.

［3］TIMOTHY R S，DAVID J C，et al. Physiological growth hormone replacement and rate of recurrence of craniopharyngioma：the Genentech National Cooperative Growth Study［J］. J Neurosurg Pediatr，2016，18（4）：408−412.

［4］茅江峰，王曦，熊舒煜，等. 重组人生长激素替代治疗对颅咽管瘤术后成人患者代谢指标的影响［J］. 中华医学杂志，2017，97（42）：3286−3290.

［5］马婉璐，伍学焱. 生长激素与衰老的研究进展［J］. 中华医学杂志，2017，97（48）：3838−3840.

［6］刘兆祥，伍学焱. 小剂量生长激素治疗改善成人生长激素缺乏症及成人肥胖人群胰岛素敏感性的可能［J］. 中华医学杂志，2015，95（9）：716−718.

08 您了解垂体催乳素瘤吗

一、什么是垂体催乳素瘤

垂体催乳素瘤是发生在垂体（图2）的一种神经内分泌肿瘤，该腺瘤可以自主分泌过多的催乳素，导致机体出现相关症状，如女性月经紊乱、闭经、不孕或男性性功能降减。如果腺瘤体积过大还会影响垂体的其他正常生理功能，甚至压迫视神经出现视力下降或视野缺损。

不同年龄的男性和女性均可能发生催乳素瘤，但最常见于20～50岁育龄期女性。

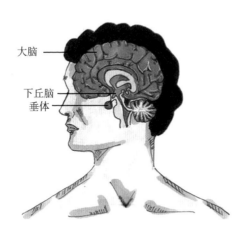

图2　垂体的解剖位置示意

二、催乳素瘤患者常见的临床症状是什么

催乳素瘤患者常见的临床症状见表3。

表3　催乳素瘤患者常见的临床症状

催乳素过多症状

女性：月经紊乱、闭经或不孕；触发或自发泌乳；骨量减少或骨质疏松　　男性：性功能低减；乳房发育甚至泌乳；骨量减少或骨质疏松

催乳素瘤压迫周围组织的症状

垂体其他激素分泌减少相关症状、视力视野障碍、头痛

三、如何诊断催乳素瘤

（1）对于出现闭经、性功能降低等可疑高催乳素血症相关症状的患者，需要检测血清催乳素和性激素水平。但并非所有的血清催乳素水平升高都是垂体催乳素瘤导致的，因此需要诊断的时候应除外其他原因导致的催乳素水平升高，如生理性（妊娠和哺乳期）、药理性（特别是精神科药物、胃肠道动力药物）、全身性疾病（肾衰竭）、内分泌疾病（原发性甲状腺功能减退、下丘脑垂体柄疾病）等。因此当检测出高催乳素血症时，还需要详细的询问病史、查体和实验室检查进行病因的鉴别。

（2）磁共振成像（MRI）是诊断垂体催乳素瘤最常用的影像学检查，可以帮助临床医生判断腺瘤的位置和大小等（图3）。

（3）诊断催乳素瘤后，经常还要评估垂体其他激素分泌水平，如甲状腺轴、性腺轴、肾上腺皮质轴激素以及生长激素、胰岛素样生长因子1等。

（4）血清催乳素临床检测注意事项：如果临床高度怀疑催乳素瘤的患者，测定的催乳素水平不高或轻微升高时，可以稀释血清后再次测定，避免因过高的催乳素水平导致的测定误差。

另外，还要警惕巨催乳素分子导致的测定结果与临床

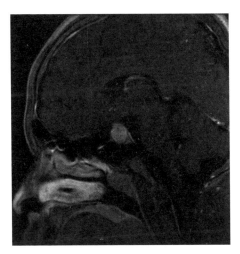

图3　垂体MRI

不一致现象。催乳素在血液循环中以单体、二聚体和巨催乳素等多种形式存在。10%～25%的高催乳素血症患者是因巨催乳素分子的比例异常升高。在这种情况下，需要进一步结合影像学和实验室检查，应用聚乙二醇预处理血清沉淀巨催乳素后进行催乳素单体的测定。

四、催乳素瘤如何治疗

治疗目标是降低催乳素水平，以期恢复正常的性腺轴功能，缩小肿瘤体积，缓解压迫。

1. 药物治疗

临床上催乳素瘤的首选治疗方法是药物治疗，多巴胺受体激动剂的疗效显著、耐受性好；溴隐亭和卡麦角林能使80%以上的患者催乳素水平显著下降，肿瘤缩小。用药过程中需要密切观察患者消化道等相关副作用。

2. 手术治疗

如果药物不敏感或无法耐受药物副作用的患者可选择

垂体瘤切除手术，术后需要监测催乳素水平，必要时仍需小剂量药物控制催乳素水平。若患者出现急性肿瘤坏死出血，导致视力视野障碍、上睑下垂等症状，也应首选手术治疗。

3. 其他治疗

放疗可以用于不能接受药物和手术的患者，或者经过上述治疗仍不能有效控制病情的患者；替莫唑胺可用于治疗难治性催乳素瘤和垂体癌。

五、女性催乳素腺瘤患者想要怀孕怎么办

大部分患者接受规范治疗后性腺轴功能得到恢复，可以生育。①建议女性催乳素大腺瘤的患者规范药物治疗后，待肿瘤显著缩小，再考虑生育，避免孕期出现肿瘤显著增大出现压迫视神经等情况。通常建议大腺瘤患者孕期继续药物治疗。②微腺瘤患者孕期相对安全，妊娠期应由内分泌专科医生随诊判断是否可暂时停用多巴胺受体激动剂，并在孕期定期进行密切随诊。整个孕期需警惕肿瘤生长，孕期规律地监测患者的症状、视野等有助于早期发现肿瘤生长，必要时采取有效干预措施。

（陈美平　朱惠娟）

参 考 文 献

［1］GLEZER A，BRONSTEIN M D．Prolactinomas［J］．Endocrinol Metab Clin North Am，2015，44（1）：71-78.

［2］MOLITCH M E．Diagnosis and Treatment of Pituitary Adenomas：A Review［J］．JAMA，2017，317（5）：516-524.

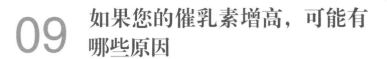

09 如果您的催乳素增高，可能有哪些原因

当您在医院就诊的时候，医生开了一套性激素六项检查，结果回报，发现催乳素（PRL）高了，这可怎么办？

一、什么是催乳素

催乳素是腺垂体分泌的一种激素，最直接的作用是刺激并维持乳汁分泌，还能促进乳房发育，抑制排卵。

1. 催乳素的脉冲节律

一天之中，催乳素的水平波动起伏，其生理峰值在睡眠觉醒前（早上4～6点），醒后下降，生理最低值通常出现在上午10～11点，因此不同时间段测量的催乳素值可能不同。

2. 催乳素的调节激素

正常情况下，催乳素受到下丘脑释放的催乳素抑制因子（PIF）和催乳素释放因子（PRF）的调节，当PIF和PRF的平衡被打破时，即出现高催乳素血症。需要注意的是，引起高催乳素血症的原因很多，可以是生理性升高，也可能是病理性原因所致。

二、高催乳素血症的影响因素

1. 生理性因素

在正常生理状态下，催乳素会在以下情况时升高：如妊娠或哺乳期、月经黄体期、应激状态（压力、运动）、进食高脂或高蛋白类食物（图4）。所以有时检测发现催乳素升高，先不必惊慌，有可能与上述生理情况有关。

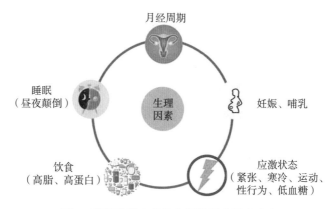

图4　高催乳素血症的生理性影响因素示意

2. 药物因素

服用某些药物可引起催乳素升高，但这种情况下催乳素水平通常不超过100ng/ml，引起催乳素升高的药物举例见表4。

表4　高催乳素血症的药物性影响因素

药物种类	举例
抗精神病药	氟哌啶醇、利培酮等
抗抑郁药	三环类抗抑郁药、5-羟色胺再摄取抑制剂、单胺氧化酶抑制剂
胃肠止吐剂	甲氧氯普胺、多潘立酮等
降压药	维拉帕米、甲基多巴
镇痛药	阿片类药物（可待因、吗啡）
雌激素药	口服避孕药
抗组胺药	西咪替丁等

3. 病理性因素

除生理性因素和药物外，以下疾病也可以引起催乳素水平升高。

（1）下丘脑性病因：下丘脑病变可打破PIF与PRF的平衡，导致催乳素升高，不过这种情况下的催乳素水平一般呈轻度升高。

（2）垂体疾病：患有垂体催乳素腺瘤时，催乳素水平通常会显著升高，可出现高催乳素血症相关的表现：女性患者可以出现月经紊乱、停经、不孕、泌乳、体重增加、骨量下降等；男性患者可表现为性欲减退、性功能降低、不育、乳房发育、泌乳等。多数患者为垂体微腺瘤，如为大腺瘤还会导致头痛、视力下降、视野颞侧偏盲等症状，少数垂体大腺瘤或者巨大腺瘤患者还会因肿瘤压迫正常垂体组织，导致其他腺垂体功能减退（如继发性甲状腺功能减退）。少数患者因为瘤体内出血、坏死发生垂体卒中而引起剧烈头痛、恶心、呕吐等紧急情况，严重时甚至危及生命。

（3）其他疾病：下丘脑和垂体以外的其他疾病也可以引起催乳素水平升高，如原发性甲状腺功能减退症、多囊卵巢综合征、慢性肾功能不全、胸壁或乳腺疾病等，因此临床上应结合患者有无相关病史、症状表现和生化检查等综合判断。

三、催乳素检测注意事项

为了保证催乳素测定的准确性，女性患者最好选择月经的第2～4天，抽血前尽量避免可能引起催乳素升高的诱因如剧烈运动、挤压乳头、性生活等，建议患者在抽血当天晨起进食碳水化合物为主的早餐后，10～11点抽血，抽血前需安静休息半小时。

由于引起催乳素水平升高的原因复杂多样，当检测发现催乳素升高时，请先不要紧张，及时就诊内分泌科，明

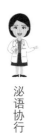
确原因，才是正确的选择。

（苗 卉 赵宇星）

参 考 文 献

［1］FREEMAN M E, KANYICSKA B, LERANT A, et al. Prolactin：structure, function and regulation of secretion ［J］. Physiol Rev, 2000, 80（4）: 1523−1631.

［2］MELMED S, CASANUEVA F F, HOFFMAN A R, et al. Diagnosis and treatment of hyperprolactinemia: an Endocrine Society clinical practice guideline ［J］. J Clin Endocrinol Metab, 2011, 96 （2）: 273−288.

［3］VILAR L, VILAR C F, LYRA R, et al. Pitfalls in the Diagnostic Evaluation of Hyperprolactinemia ［J］. Neuroendocrinology, 2019, 109（1）: 7−19.

10　催乳素瘤患者可以要孩子吗

　　刘女士与爱人结婚3年，因为月经持续不规律，一直未成功怀孕，近期还出现了乳房泌乳。她到医院就诊，通过完善相关检查后，医生告诉她患有垂体催乳素瘤，是引起她月经紊乱、泌乳和不孕的原因。医生为她开具了口服药物溴隐亭，刘女士一直按照处方规律服用，门诊随诊调整剂量，没有再出现泌乳，月经也恢复正常了，复查MRI发现垂体瘤也比原来缩小了。已经35岁的她，迫切想要孕育宝宝，但又迟迟不敢将怀孕计划提上日程。一方面担心用药影响宝宝发育，同时也害怕怀孕期间自身的病情加重。垂体催乳素瘤患者可以要孩子吗？

　　垂体瘤分泌过量催乳素可以使女性患者出现闭经、泌乳，影响正常排卵，引起不孕，因此一些育龄期女性患者通过药物治疗，恢复正常月经周期后，则有强烈的生育需求，那么，对于垂体催乳素瘤患者，怀孕会加重自身病情吗？孕期服药会对胎儿发育产生不良影响吗？孕期有哪些注意事项？生完宝宝后可以哺乳吗？接下来，让我们来对这些问题一一作出解答。

一、怀孕会加重垂体催乳素瘤患者自身病情吗

　　正常女性怀孕后垂体的体积会增大，催乳素的分泌也会增加，因此，怀孕期间做好病情监测是非常重要的。对于催乳素微腺瘤（直径≤10mm）患者来说，孕期瘤体增大的风险较小，文献报道为2.4%～3.0%；已经接受过手术或放疗的大腺瘤（直径＞10mm）患者，孕期瘤体增大风险

略微升高，约为4.7%；但对于没有接受过治疗的催乳素大腺瘤患者来说，孕期瘤体增大的风险就会大大增加了，可达21%～32%。因此，垂体催乳素微腺瘤患者，待催乳素水平降至正常，恢复规律月经后可以妊娠。对于有生育要求的大腺瘤女性，需在多巴胺受体激动剂规律治疗并复查腺瘤体积缩小后方可考虑妊娠，必要时妊娠期间需全程用药。

二、孕期服药会对胎儿发育产生影响吗

已报道的临床资料显示，与正常妊娠女性相比，孕期服用溴隐亭或卡麦角林并没有增加流产、早产或胎儿先天畸形等不良结局的发生，对出生后的孩子继续随访也没有观察到药物对孩子的远期发育造成不良的影响。孕期是否可以停药或需要继续药物治疗，应该结合病情控制情况、既往孕产史与医生充分沟通后决定。

三、催乳素瘤患者怀孕期间有哪些注意事项

对于病情控制稳定的微腺瘤患者，妊娠期间通常选择停用溴隐亭、卡麦角林等多巴胺受体激动剂治疗。怀孕期间需定期监测催乳素水平。此外，在孕期还要密切关注是否出现头痛和视力、视野的变化。如果出现以上症状，需要立刻去医院就诊，评估视力和视野。若检查结果符合视神经受压表现，需行平扫MRI，明确瘤体是否增大。

对于大腺瘤患者，建议在接受多巴胺受体激动剂治疗使腺瘤进一步缩小后再怀孕，并应根据病情和既往孕产史决定整个孕期是否维持药物治疗。孕期需监测催乳素水平，每3个月复查视野，注意有无头痛、视力下降等表现。如果服用溴隐亭期间，肿瘤仍继续增长，建议在怀孕中期，必

要时行经蝶窦垂体瘤手术治疗。

四、催乳素瘤患者生完宝宝后可以哺乳吗

目前尚没有明确证据表明催乳素瘤患者哺乳会引起肿瘤增大。未服用多巴胺受体激动剂的微腺瘤患者通常产后可以正常哺乳。由于多巴胺受体激动剂有抑制乳汁分泌的作用，对于正在服用多巴胺受体激动剂的患者不建议哺乳。如果患者有哺乳计划，应该结合病情并与医生充分沟通，选择产后是否哺乳或是继续维持药物治疗。

总之，催乳素瘤患者在得到有效治疗，经内分泌科医生评估病情稳定后，是可以怀孕的，但孕期要密切观察症状，门诊定期随诊评估。对于微腺瘤患者，怀孕期间瘤体增大的风险较小，孕期通常可以停药，但需要在内分泌医生指导下，进行严密随访；对于大腺瘤患者，怀孕期间面临瘤体增大的风险，因此孕期的治疗方案应根据病情和既往孕产史与内分泌科医生共同商议决定。

（白　皙　赵宇星）

参 考 文 献

［1］葛均波，徐永健. 内科学. 8版［M］. 北京：人民卫生出版社，2013.

［2］史轶蘩. 协和内分泌和代谢学［M］. 北京：科学出版社，1999.

［3］MOLITCH M E. Endocrinology in pregnancy：management of the pregnant patient with a prolactinoma［J］. Eur J Endocrinol，2015，172（5）：R205-R213.

［4］GLEZER A，BRONSTEIN M D. Prolactinomas in pregnancy：considerations before conception and during pregnancy［J］. Pituitary，2020，23（1）：65-69.

［5］HUYNH P P，ISHII L E，ISHII M. Prolactinomas［J］. JAMA，

2021，325（2）：195.

［6］汤绍芳，刘铭. 催乳素瘤患者的围妊娠期管理［J］. 国际内分泌代谢杂志，2021，41（6）：569-572.

甲状腺篇

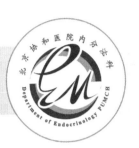

11 心悸、突眼、脾气急躁，我到底怎么了

在生活中，有些患者出现心跳快而强，心前区时而有不适感，一开始认为可能是由于缺乏休息或锻炼，然而，休息后心脏症状并未缓解，有时还会遇到一点小事情就大发脾气，伴有容易饥饿、体重明显下降，这时就要提高警惕了，很可能是甲状腺出了问题。

一、甲状腺具备哪些功能

甲状腺位于颈部，在气管的前方，正常成人的甲状腺呈蝴蝶状，由左右两个侧叶和中间的峡部组成，每个侧叶大约高5cm、宽2.5cm、厚2cm，峡部高宽各约2cm，女性的甲状腺稍大（图5）。

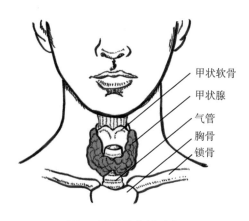

甲状软骨
甲状腺
气管
胸骨
锁骨

图5　甲状腺位置示意

甲状腺有合成并分泌甲状腺激素的功能，甲状腺激素对人体的许多生命活动都有着重要的调节作用，与人体的

生长发育、能量代谢、体温调节息息相关。人体存在多种调节机制以保证甲状腺激素水平相对稳定，其中，最重要的是下丘脑-垂体-甲状腺轴。下丘脑能够产生促甲状腺激素释放激素（TRH），TRH作用于腺垂体，促进腺垂体分泌促甲状腺激素（TSH），TSH是维持甲状腺功能正常的重要激素，能够促进甲状腺细胞的增殖，促进甲状腺激素的合成与分泌，同时，当人体内甲状腺激素水平过高时，会产生负反馈调节，即腺垂体和下丘脑会分别减少TSH和TRH的释放，从而减少甲状腺激素的生成（图6）。

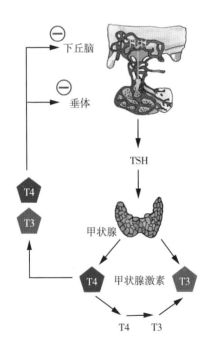

图6　下丘脑-垂体-甲状腺轴示意

二、甲状腺功能亢进有哪些表现

甲状腺功能亢进症，简称甲亢，是指由于甲状腺内或甲状腺外的多种原因引起的甲状腺激素分泌增多，进入循环血中，作用于全身的组织和器官，造成机体的神经、循环、消化等各系统兴奋性增高和代谢亢进为主要表现的疾病。

当出现甲状腺功能紊乱，甲状腺激素分泌增多时，一系列症状就可能出现，典型症状包括心悸、乏力、怕热、多汗、易激惹、烦躁、手抖、失眠等，这些都是甲状腺功能亢进症的征兆（图7）。有时还常伴有突眼，碰到这种情况就更加需要及时到内分泌科看病了。

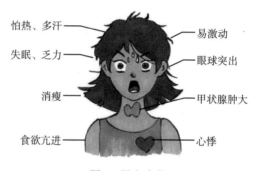

图7　甲亢症状

三、什么是Graves病

甲亢的病因有很多，包括毒性弥漫性毒性甲状腺肿（Graves病）、毒性结节性甲状腺肿和甲状腺自主高功能腺瘤等。在我国，80%以上的甲亢由Graves病引起。

Graves病，目前被认为是一种自身免疫性疾病，TSH受体抗体（TR-Ab）是Graves病的致病抗体，90%以上的患者可以在血液中检测到TR-Ab，TR-Ab刺激甲状腺的生长并使其功能增强。Graves病有显著的遗传倾向，具有明显的家族聚集性，感染、环境毒素、应激等都可能是诱因。

Graves病主要有代谢加快的表现，身体各系统的功能都可能出现相应表现。症状主要有易激动、烦躁、失眠、心悸、乏力、怕热、多汗、手抖、消瘦、食欲亢进、大便次数增多或腹泻、女性月经稀少，可伴发周期性麻痹和近端肌肉进行性无力、萎缩等。Graves病大多数有程度不等的甲状腺肿大，肿大程度与病情不一定平行，即肿大程度高并不一定代表病情更严重。眼部的突眼表现在Graves病中也很常见，眼部表现分为两类：一类是单纯性突眼，主要表现为眼球轻度突出，可以看到眼裂较前有增宽，眨眼的频率减低；另一类是浸润性突眼，主要表现为眼球明显突出，我国人群突眼度的参考值上限是女性16mm、男性18mm，浸润性突眼是指眼球突度超过参考值上限3mm，即Graves眼病。儿童和老年人患病后高代谢表现并不典型，相反表现为精神淡漠、倦怠、食欲缺乏、抑郁，即淡漠型甲亢，非常值得警惕。

当出现了甲亢相关的表现时，应及时就诊、规范治疗，尤其是甲亢患病率高的人群，更应该在相关症状出现时提高警惕，因此明确哪些人群更容易出现甲亢尤为重要。第一类是存在甲亢家族史的人，甲亢具有明显的家族遗传性，存在家族史的人有更高的罹患甲亢风险。第二类是长期精神压力大的人，我国80%以上的甲亢是由免疫相关的Graves病引起的，精神压力过大可能导致免疫功能紊乱，进而诱发甲亢。还需知道的是，在性别比例上，女性比男性患有甲亢的风险高。

（陈紫晗　李乃适）

参 考 文 献

［1］史轶蘩. 协和内分泌和代谢学［M］. 北京：科学出版社. 1999.

［2］葛均波，徐永健，王辰. 内科学. 9版［M］. 北京：人民卫生出版社. 2018.

［3］MICHELE M，VITTI P，CHIOVATO L，et al. Graves' Disease［J］. Endocrinology：Adult and Pediatric，2016，1500－1514.

［4］GOLDMAN L，SCHAFER AI. Goldman's Cecil Medicine［M］. Elsevier，2016.

12 得了甲亢，我该怎么办

老百姓常说的"甲亢"，包括毒性弥漫性甲状腺肿（Graves病）、毒性结节性甲状腺肿和甲状腺自主高功能腺瘤等多种类型，其中Graves病最为常见。今天，张女士、李先生和王阿姨带着化验单来到了我们的诊室。他们想知道，得了甲亢该怎么办？

案例1：张女士的疑惑

张女士：26岁，因发现甲状腺功能异常1个月来诊。患者平素间断有怕热，自觉有突眼、畏光，否认心悸、多汗、消瘦、腹泻。张女士1个月前体检查甲状腺功能：促甲状腺激素（TSH）＜0.008μIU/ml（0.38～4.31μIU/ml），游离甲状腺素（FT4）3.9ng/dl（0.81～1.89ng/dl），游离三碘甲腺原氨酸（FT3）8.12pg/ml（1.80～4.10pg/ml），TSH受体抗体（TR-Ab）4.84μIU/ml（＜2.5μIU/ml），TPO-Ab、TG-Ab（－）。甲状腺超声：甲状腺弥漫性病变，血流信号丰富，呈火海征。查体：突眼，甲状腺Ⅱ度肿大，质地软，无压痛，未及包块，可及血管杂音。心律齐，心率94次/分，肺、腹（－），双下肢无水肿，手抖征（－）。

张女士想知道，自己的甲亢应采取哪种治疗方法。她还想咨询医生，自己是否可以备孕。

案例2：李先生的选择

李先生：40岁，因心悸、易饥、消瘦2年来诊。李先生自2年前起出现心悸、易饥、体重下降5kg，于当地医院诊断Graves病，服用甲巯咪唑已2年。起始剂量20mg/d，甲状腺功能可控制至正常，药物减量过程中甲亢反复，目前甲巯咪唑剂量为10mg/d。查体：无突眼，甲状腺Ⅱ度肿大，质地软，无压痛，未及包块。心律齐，心率84次/分，肺、腹（－），双下肢无水肿，手抖征（＋）。辅助检查：肝功能：ALT 28U/L。促甲状腺激素（TSH）0.014μIU/ml（0.38～4.31μIU/ml），游离甲状腺素（FT4）1.73ng/dl（0.81～1.89ng/dl），游离三碘甲状原氨酸（FT3）5.08pg/ml（1.80～4.10pg/ml），TSH受体抗体（TR-Ab）5.86μIU/ml（＜2.5μIU/ml）。甲状腺超声：甲状腺弥漫性肿大，血流信号丰富。甲状腺吸碘率升高、高峰前移。

李先生自觉服抗甲状腺药物效果不佳，他想知道，除了药物治疗是否还有其他治疗方法可以选择。

案例3：王阿姨的烦恼

王阿姨：61岁，因发现颈部肿大半年来诊。王阿姨近半年发现颈部肿大，否认明显呼吸困难，平素怕热、易怒，体重下降3kg。查体：无突眼，甲状腺Ⅲ度肿大，左叶可及可疑结节，质韧，无压痛，手抖征（＋）。辅助检查：促甲状腺激素（TSH）＜0.008μIU/ml（0.38～4.31μIU/ml），游离甲状腺素（FT4）2.40ng/dl（0.81～1.89ng/dl），游离三碘甲腺原氨酸（FT3）8.81pg/ml（1.80～4.10pg/ml），TSH受体抗体（TR-Ab）1.12μIU/ml（＜2.5μIU/ml）。甲状腺超声可见甲状腺左叶一低回声结节，4.1cm×3.8cm，血流信号丰富。甲状腺^{99m}Tc显像提示甲状腺左叶结节为"热结节"，周围和对侧甲状腺摄锝被抑制，气管正侧位相提示气管受压向右移位。

王阿姨的颈部肿大很明显，她很着急，想咨询医生应该如何治疗。

医生首先建议张女士、李先生和王阿姨注意休息，低碘饮食，补充营养。如心悸、心率明显加快，可以服用β受体阻滞剂（如普萘洛尔）缓解症状。如有失眠、焦虑，可服用地西泮类药物镇静。

目前针对甲亢原发病的治疗方法有抗甲状腺药物、放射性碘治疗和手术治疗。医生向张女士、李先生和王阿姨分别介绍了这3种甲亢治疗方法的适应证和禁忌证（表5）。

表5 3种甲亢治疗方法的适应证和禁忌证

治疗方法	适应证	禁忌证
药物治疗	所有甲亢患者的初治治疗 甲亢危象 不愿接受放射碘治疗或手术治疗 妊娠期	已出现肝功能异常、粒细胞缺乏等抗甲状腺药物副作用
放射碘治疗	中度甲亢 使用抗甲状腺药物出现严重不良反应 长期使用抗甲状腺药物疗效差 甲亢复发 合并严重心、肝、肾等疾病不宜手术 既往手术治疗后病情复发 不愿手术	妊娠期、哺乳期 重度甲状腺相关眼病 甲状腺危象 甲状腺吸碘率低 诊断或疑诊甲状腺癌
手术治疗	长期使用抗甲状腺药物疗效差或甲亢复发 甲状腺巨大或伴有结节，有压迫症状 胸骨后甲状腺肿伴甲亢 结节性甲状腺肿伴甲亢	有心肺疾病、终末期肿瘤或其他终末期疾病，全身情况不能耐受手术 妊娠早期或晚期

那么，适合上文中3位患者的治疗方法分别是什么呢？

（1）张女士为初治的甲亢患者，同时她的突眼较为严重，放射性碘有加重甲状腺相关眼病的风险，因此医生建议她首选抗甲状腺药物治疗。

（2）李先生已经接受了2年的抗甲状腺药物，药物减量中病情复发，目前TR-Ab仍阳性，提示病情未缓解。因此医生建议他换用放射性碘治疗。

（3）王阿姨的甲状腺左叶有较大结节，甲状腺核素显像提示"热结节"，考虑甲状腺毒性腺瘤，同时存在气管受压，因此医生建议她可在甲状腺功能控制正常后行手术治疗。

案例1：张女士选择的是抗甲状腺药物治疗。

（1）药物种类：常用的抗甲状腺药物包括甲巯咪唑（商品名为他巴唑或赛治）和丙硫氧嘧啶。甲巯咪唑效力大，持续作用时间长，除孕早期和甲状腺危象外的绝大多数情况下，常推荐首选甲巯咪唑。而丙硫氧嘧啶胎盘透过率低，且具有抑制T4向T3转化的作用，因此在孕早期和甲状腺危象时首选丙硫氧嘧啶。

（2）服药剂量：甲巯咪唑半衰期长，可每日服用1次，但如用药剂量＞20mg/d，也可分多次给药。丙硫氧嘧啶半衰期短，每天需服用2～3次，根据甲状腺功能调整剂量。

（3）药物副作用：抗甲状腺药物的常见副作用有皮疹、肝功能损伤、粒细胞减少等。少数可出现严重的不良反应：包括粒细胞缺乏、重度肝损伤、血管炎等。因此，治疗期间，特别是治疗初始阶段应注意药物不良反应发生情况，定期监测血常规和肝功能等。

表6对比了甲巯咪唑和丙硫氧嘧啶的特点。

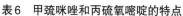

表6　甲巯咪唑和丙硫氧嘧啶的特点

	甲巯咪唑	丙硫氧嘧啶
药理机制	抑制甲状腺素合成	抑制甲状腺素合成 抑制T4向T3转化
作用时间	>24小时	12～24小时
给药频率	每日1～2次给药	每日2～3次给药
毒性	剂量相关	剂量无关
通过乳汁	低	很低（哺乳期可用）
通过胎盘	低	很低（孕期可用）
适用情况	除孕早期、甲状腺危象以外的所有情况	孕早期、甲状腺危象

　　结合张女士的情况，医生首先建议张女士注意休息，低碘饮食，避免剧烈运动，并为她制订了甲巯咪唑20mg每日1次的起始剂量。在起始治疗阶段，甲巯咪唑用药量大，医生提醒张女士需每周复查血常规，每2～4周复查肝功能。如果服药期间出现皮肤瘙痒、黄疸、大便发白，或出现发热、咳嗽、咽痛或关节疼痛，立即急诊就诊，同时停用抗甲状腺药物。另外，每2～4周需复查一次甲状腺功能，当甲状腺功能正常后药物剂量需相应下调。

　　同时医生提醒张女士，如在甲状腺功能控制正常前怀孕，发生不良妊娠结局的风险高。建议服药期间避孕，待甲亢缓解、药物减停后，在医生指导下计划妊娠。

案例2　李先生选择的是放射性碘治疗。

　　（1）准备工作：放射性碘治疗前，需在核医学科医生指导下，低碘饮食，避免进食富碘食物或使用富碘药物（包括含碘造影剂），需要停用抗甲状腺药物，可以服用β受体阻滞剂控制甲亢症状。

泌语协行　内分泌的秘密（第2辑）

（2）治疗过程：核医学科医生会根据估算的甲状腺质量和甲状腺摄碘率计算出 ^{131}I 治疗剂量，并指导患者服药。

（3）治疗后注意事项：接受放射性碘治疗后可能出现乏力、食欲缺乏、恶心、皮肤瘙痒、甲状腺肿胀，可观察或对症处理。

（4）监测指标：治疗后 1～3 个月开始复查甲状腺功能。如出现甲减则需开始加用左甲状腺素替代治疗。如随访半年以上未获痊愈，可再次行放射性碘治疗。

结合李先生的情况，他目前 FT4 为正常高限，医生建议他停用抗甲状腺药物，可服用普萘洛尔控制症状，尽快核医学科门诊就诊，行放射性碘治疗。医生特别提醒李先生，带有放射性的 ^{131}I 是治疗李先生甲亢的重要武器，但如果辐射到他人，却会对他人造成危害。因此在接受放射性碘治疗后，要在核医学科的指导下，在一段时间内避免与他人（特别是婴幼儿、孕妇）有近距离（1m之内）、长时间（3小时以上）接触。

案例3　王阿姨选择的是手术治疗。

（1）术前准备：甲状腺切除术的应激、术中麻醉和手术中对甲状腺组织的破坏，会带来甲状腺素的大量释放，引起危及生命的甲状腺危象风险。因此需在术前先开始服用抗甲状腺药物，待甲状腺功能控制至正常后再进行手术。此外，还可在术前开始服用卢戈氏液，以减少甲状腺的血流、减少术中出血。

（2）手术方式：为减少术后甲亢复发，Graves病的手术方式通常为甲状腺次全切除术，而甲状腺高功能腺瘤的手术方式为腺瘤切除术。手术的可能并发症包括甲状腺功能减退症、甲状旁腺功能减退症（低钙血症）、喉返神经损伤（声音嘶哑）以及术后出血等。

（3）术后注意事项：Graves病术后需复查甲状腺功能，如发生甲状腺功能减退症，需开始左甲状腺素替代治疗，定期复查甲状腺功能，调整剂量。

结合王阿姨的情况，她目前的FT3、FT4均升高，医生为她加用了甲巯咪唑20mg/d，告诉她待甲状腺功能控制正常后尽快基本外科门诊就诊，行甲状腺腺瘤切除术。医生还提醒王阿姨，术后需注意复查甲状腺功能，如出现甲状腺功能减退症，需及时内分泌科就诊，在医生的指导下，开始甲状腺激素的替代治疗。

（崔丽嘉　连小兰）

参 考 文 献

［1］DOUGLAS S R, HENRY B B, DAVID S C, et al. 2016 American Thyroid Association Guidelines for Diagnosis and Management of Hyperthyroidism and Other Causes of Thyrotoxicosis［J］. Thyroid, 2016, 26（10）: 1343−1421.

［2］中华医学会核医学分会. ^{131}I治疗格雷夫斯甲亢指南（2021版）［J］. 中华核医学与分子影像杂志, 2021, 41（4）: 242−253.

［3］王辰, 王建安. 内科学. 3版［M］. 北京：人民卫生出版社, 2015.

13 甲亢患者接受放射碘治疗需要注意什么

　　"甲亢"即甲状腺功能亢进症，是指甲状腺产生了过多的甲状腺激素并释放入血，产生一系列症状，典型症状包括易激惹、烦躁、失眠、心悸、乏力、怕热、多汗、消瘦、食欲亢进、大便次数增多等。甲亢最常见的原因是毒性弥漫性甲状腺肿（Graves病），其由TSH受体抗体（TR-Ab）刺激甲状腺，并使甲状腺功能增强所致。目前Graves病的治疗方式包括抗甲状腺药物（ATD）、放射性碘（^{131}I）治疗及手术治疗。放射性碘治疗是治疗Graves病所致甲亢的有效方法之一，其疗效确切、临床结局可预期、安全、方便。^{131}I被甲状腺摄取后，其释放的射线会损伤甲状腺组织，从而减少甲状腺激素的合成，达到治疗目的。^{131}I的治疗目标是使患者达到非甲亢状态，即恢复正常甲状腺功能，或发生甲减后补充甲状腺激素以达到或维持甲状腺功能，二者之一均为达到治疗目标。那么如果甲亢患者想要接受^{131}I治疗需要注意些什么呢？下面就给大家简单介绍一下^{131}I治疗过程中值得关注的问题。

一、治疗前

1. 明确^{131}I治疗的适应证和禁忌证

　　适应证：有ATD使用的禁忌；ATD疗效差或多次复发；有手术禁忌或增加手术风险的合并症；有颈部手术或外照射史；老年患者（特别是伴发心血管疾病）；合并肝功能损伤；合并血小板减少；合并骨骼肌周期性麻痹；合并心房颤动。

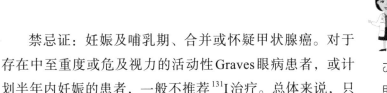

禁忌证：妊娠及哺乳期、合并或怀疑甲状腺癌。对于存在中至重度或危及视力的活动性Graves眼病患者，或计划半年内妊娠的患者，一般不推荐^{131}I治疗。总体来说，只要患者不具备^{131}I治疗的禁忌证，都可以选择进行^{131}I治疗。

2. 除外妊娠

对于育龄期女性，应在接受^{131}I治疗前的48小时内确定妊娠试验结果为阴性。

3. 甲巯咪唑（MMI）预治疗

由于^{131}I治疗可能导致短暂的甲亢加重，对于严重甲亢、老年人、不能耐受甲亢症状的重症患者（如T4超过正常值上限的2～3倍）及有其他可能使甲亢恶化风险增加的合并症（如心房颤动、心力衰竭、肺动脉高压、肾衰竭、控制不良的糖尿病等）的患者，可在^{131}I治疗前使用MMI预治疗4～6周。待血清T4和T3的浓度恢复正常或症状消退时，即可给予放射性碘，通常在治疗前2～3天停用MMI，对于老年人或合并心血管疾病的患者，可考虑在治疗3～7天后重新开始使用MMI。

4. 应用β受体阻滞剂

如无明显禁忌（如合并哮喘、明显心动过缓等），建议所有患者在^{131}I治疗前使用β受体阻滞剂，尤其是老年人、静息心率＞90次/分、合并心血管疾病等全身性疾病者。

5. 注意事项

^{131}I治疗前应低碘饮食，避免应用含碘造影剂和服用富含碘的药物。如有上述情况，建议推迟治疗。在^{131}I治疗前应优化各种合并症的药物治疗。

二、治疗中

^{131}I治疗多采用单次剂量法，为保证充分吸收，口服

^{131}I前至少禁食2小时，服^{131}I后应适量饮水，2小时后可以进食。

三、治疗后

（1）口服^{131}I后不要揉压甲状腺，注意休息，避免感染、劳累和精神刺激，以免病情加重。

（2）^{131}I治疗后患者多无明显不适，部分患者在短期内出现乏力、食欲减退、恶心、皮肤瘙痒、甲状腺肿胀等症状，建议观察并对症处理。少数患者可能会发生放射性甲状腺炎引起甲状腺疼痛、反跳性甲亢、诱发或加重Graves眼病，当出现上述情况时建议及时就诊治疗。

（3）大多数患者通常在4～8周内甲状腺功能恢复正常，且临床症状得到改善，一般在治疗后第1～2个月内应进行T4、T3和TSH的评估，之后每间隔4～6周检测1次并持续6个月，或直至患者出现甲减并经甲状腺激素替代治疗后达到稳定状态。一旦甲状腺功能正常，建议终生进行甲状腺功能监测，至少每年1次。

（4）部分患者在^{131}I治疗后最终发展为甲减，如监测T4低于正常范围，则应开始左甲状腺素替代治疗，后续需根据T4水平调整剂量。由于TSH可能在甲亢缓解后一段时间内仍处于抑制状态，因此不应使用TSH水平作为是否开始替代治疗的指标。

（5）^{131}I治疗后使用β受体阻滞剂可缓解症状、减少并发症的发生。

（6）在^{131}I治疗6～9个月后如果仍有持续甲亢，可考虑再次行^{131}I治疗。

（7）接受^{131}I治疗的男性和女性应采取避育、避孕措施至少6个月。^{131}I治疗的女性应待甲状腺激素水平正常后再

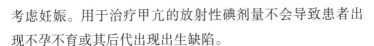

考虑妊娠。用于治疗甲亢的放射性碘剂量不会导致患者出现不孕不育或其后代出现出生缺陷。

（8）治疗剂量的^{131}I不会对患者及周围人群、环境造成辐射危害，建议根据使用的^{131}I剂量，患者应在一段时间内避免接触单位同事、家人及儿童，具体可向核医学科医生进行咨询。

综上，^{131}I可有效治疗Graves病所致甲亢，其相对安全、方便，治疗前需做好充分评估，完善饮食、药物准备，治疗后应定期监测甲状腺功能，在内分泌科或核医学科医生的指导下，长期监测，及时调整治疗，以保证甲状腺功能在正常范围内。

（高　雅　柴晓峰）

参 考 文 献

[1] 中华医学会核医学分会. ^{131}I治疗格雷夫斯甲亢指南（2021版）[J]. 中华核医学与分子影像杂志，2021，41（4）：242-253.

[2] ROSS D S，BURCH H B，COOPER D S，et al. 2016 American Thyroid Association Guidelines for Diagnosis and Management of Hyperthyroidism and Other Causes of Thyrotoxicosis [J]. Thyroid, 2016，26（10）：1343-1421.

[3] ROSS，D S. Radioiodine in the treatment of hyperthyroidism. In: UpToDate，Post，TW（Ed），UpToDate，Waltham，MA，2023.

14 青少年甲亢药物治疗有哪些难点

在生活中，有些家长逐渐发觉，孩子比以前好动、话多，甚至容易发脾气，学习成绩有下滑，回家食量较前明显增大，吃饭夹菜还时不时手抖，同时体重明显减轻，这时就要提高警惕了，这很可能预示着甲状腺出了问题。

一、什么是青少年甲亢

甲状腺功能亢进症，简称"甲亢"，简单来说，就是甲状腺生产了过多的甲状腺激素，导致人体的各个器官和系统加速工作。比如，心脏跳动明显加快，休息时心跳次数和正常人跑步后相似；再比如，神经系统加速工作导致大脑异常兴奋，失眠症状频频发生。青少年甲亢也具有这些特点。与成人甲亢相似，女孩出现甲亢的患病比例明显高于男孩。青少年甲亢在7～16岁高发，由于该年龄段处于心理状况不稳定阶段，部分学者认为，心理状况不稳定是甲亢发生的一个重要诱因，因此治疗往往比成年人更为困难。

二、青少年甲亢的临床表现

甲状腺激素能够为人体提供多方面的"动力"。当甲状腺激素分泌过多，人体会出现多种"运转过快"的表现。比如，情绪"运转变快"，青少年甲亢通常有情绪不稳定的表现，上课注意力不集中导致学习效率减低，日常易激惹、烦躁、焦虑，夜间失眠、翻来覆去等。再比如，胃肠道"运转变快"，青少年甲亢会出现易饿、食欲亢进、食量增大，但身体逐渐消瘦，大便次数可能会增多，这都是消化道"运转过快"的结果。此外，甲状腺肿大在青少年甲亢中较为典型，肿大程度因人而异，若程度较轻，不易被发觉。另外，眼球外突、眼睑闭合不严等眼部表现也可能伴随人体"运转过快"的情况一起出现，这些都在提示甲亢来袭。了解甲亢的一系列"变快"的征兆表现，出现病情征兆就要引起重视，及时就医。

三、青少年甲亢的药物治疗

青少年甲亢的治疗主要包括抗甲状腺药物（ATD）治疗、放射性碘治疗和手术治疗。在此主要介绍药物治疗。青少年甲亢的药物治疗存在多重难点。

1. 难点一：认清药物治疗的利弊

ATD代表着一大类治疗甲亢的药物，主要包括硫脲类和咪唑类，代表药物分别为甲巯咪唑（MMI）和丙硫氧嘧啶（PTU）。甲亢"运转过快"表现的发生源于甲状腺激素的过量产生，ATD治疗有利于降低甲状腺激素的生产速度，使甲状腺激素的合成和分泌恢复正常。此后通常使用较小的维持量持续治疗一段时间，如果病情不发生反复，一定条件下可以考虑停药。与放射性碘治疗和手术治疗相比，既没有暴露在放射性物质环境中的风险，也无需承担手术的创伤。然而，其缺点在于，青少年甲亢对ATD治疗的敏感性并不高，疗程长且疾病缓解率低，因此往往需要格外仔细。

2. 难点二：药物治疗类别的选择

根据MMI和PTU对于青少年甲亢的疗效及可能出现的不良反应，目前，青少年甲亢ATD治疗的首选药物是MMI。也就是说，大多数医生更加认可使用MMI来治疗青少年甲亢患者，当然在部分情况如甲状腺危象时使用PTU也是完全可行的。

3. 难点三：药物治疗的剂量和疗程

青少年甲亢的MMI使用原则包括低剂量、长时间、逐渐停药，剂量有时需要参考患者体重进行计算，疗程以"年"衡量，使用低剂量MMI时长1～2年后可逐渐停药，用药过程中观察病情是否缓解。若长时间无缓解趋势或逐渐出现对药物不耐受，必要时需考虑放射性碘治疗或手术治疗。如果药物耐受好，部分情况下可延长药物使用时间，也可能达到完全缓解的效果。在此，需要强调的是，患者要在有经验的内分泌科医生指导下，进行药物治疗，定期监测甲状腺功能，及时调整药量，切忌自行决定药物使用类型、剂量及疗程。

与成人甲亢相比，青少年甲亢的临床表现常并不典型，年龄越小可能表现越不明显，若是家长未能及时察觉，而孩子的表达能力又不强，就很容易耽误病情。青少年甲亢需要内分泌科医生长期随诊，严格督促，定期进行疗效评估，明确后续治疗方案。青少年甲亢药物治疗是一个漫长的过程，患者及家庭对于药物治疗的了解、与医生的配合度，是取得良好治疗效果的重要因素。

（陈紫晗　李乃适）

参 考 文 献

［1］史轶蘩. 协和内分泌和代谢学［M］. 北京：科学出版社，1999.

［2］葛均波，徐永健，王辰. 内科学. 9版［M］. 北京：人民卫生出版社，2018.

［3］ROSS D S, BURCH H B, COOPER D S, et al. 2016 American Thyroid Association Guidelines for Diagnosis and Management of Hyperthyroidism and Other Causes of Thyrotoxicosis［J］. Thyroid, 2016, 26（10）：1343–1421.

15 甲亢患者意外怀孕，该怎么办

毒性弥漫性甲状腺肿（Graves病）是甲状腺功能亢进症（简称"甲亢"）最为常见的病因，患者中育龄期女性占有很大比例，选择使用抗甲状腺药物治疗的患者占大多数。从医生的角度建议患者最好在甲亢药物治疗停药后，监测甲状腺功能与TSH受体抗体（TR-Ab）持续正常半年后，再考虑备孕。因此，育龄期女性在患甲亢期间，避孕是一件非常重要的事。但如果孕期诊断Graves病或者Graves病的患者在药物治疗过程中意外怀孕，该怎么办呢？

一、如果怀孕过程中甲亢没有得到很好的控制，会出现怎样的后果

甲亢控制不佳可能会让妈妈患上妊娠期高血压、心力衰竭等，而宝宝呢，则可能具有在子宫内生长缓慢、早产等风险增加，在甲状腺功能方面，宝宝可能出现甲亢或者出生后一过性的甲状腺功能减退。

二、怀孕期间可以停用治疗甲亢的药物吗

治疗甲亢的药物主要包括咪唑类和硫脲类，代表药物分别为甲巯咪唑和丙硫氧嘧啶。有些妈妈担心药物对宝宝的副作用从而想在孕期停药，如果目前仅使用小剂量甲巯咪唑或丙硫氧嘧啶，就可以把甲状腺功能控制在正常范围内，那么患者可以在医生指导和密切监测甲状腺功能的情况下，决定是否可以试着停用上述药物。

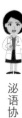

三、治疗甲亢的药物是否会对宝宝的发育产生不良影响

甲巯咪唑和丙硫氧嘧啶都有可能导致胎儿畸形，尤其在怀孕6～10周的时候。甲巯咪唑所致胎儿发育畸形主要是皮肤发育不全和"甲巯咪唑相关的胚胎病"，丙硫氧嘧啶相关畸形发生率与甲巯咪唑相当，只是程度较轻。

四、孕期应该如何选择抗甲状腺药物

孕早期首选丙硫氧嘧啶，妊娠中晚期如果仍然需要服药，继续应用丙硫氧嘧啶还是转换成甲巯咪唑，还需要由医生根据患者情况综合考虑决定。

五、孕期如果顾虑药物的副作用，可以选择其他治疗方式吗

除了药物治疗以外，甲亢还有两种治疗方式：手术和放射性碘治疗（放射性核素碘131治疗）。孕期原则上不采取手术治疗甲亢，如果确实需要，行手术的最佳时机是孕中期（4～6个月）。放射性碘治疗会损伤宝宝的甲状腺，对于孕妇来说，是绝对禁止的。

六、孕期多久需要抽血化验甲状腺功能

孕早期建议每1～2周监测一次甲状腺功能，妊娠中、晚期每2～4周监测一次，如果产检胎儿出现心跳加快等异常情况，妈妈需要随时复查甲状腺功能。

七、孕期是完全不能吃含碘的食物吗

孕期甲状腺激素合成增加需要更多的碘，孕妇从肾脏

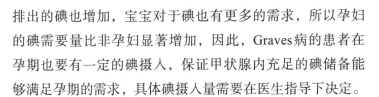

排出的碘也增加，宝宝对于碘也有更多的需求，所以孕妇的碘需要量比非孕妇显著增加，因此，Graves病的患者在孕期也要有一定的碘摄入，保证甲状腺内充足的碘储备能够满足孕期的需求，具体碘摄入量需要在医生指导下决定。

因此，女性患甲亢期间要注意避孕！已经确诊Graves病的女性最好在甲亢药物治疗停药后，监测甲状腺功能与TR-Ab持续正常半年后，再考虑备孕。一旦发现怀孕或者孕前甲状腺功能正常而在孕期发现甲状腺功能异常的患者，请及时去内分泌科就诊，及时诊疗，以促进母婴安全。

（高　雅　刘　赫）

参 考 文 献

［1］史轶蘩. 协和内分泌和代谢学［M］. 北京：科学出版社，1999.

［2］葛均波，徐永健，王辰. 内科学. 9版［M］. 北京：人民卫生出版社，2018.

［3］ROSS D S, BURCH H B, COOPER D S, et al. 2016 American Thyroid Association Guidelines for Diagnosis and Management of Hyperthyroidism and Other Causes of Thyrotoxicosis［J］. Thyroid, 2016, 26（10）：1343-1421.

16 哪些征兆提示甲状腺功能减退

一、什么是甲状腺功能减退

甲状腺功能减退症，简称"甲减"或"甲低"，是一种很常见的内分泌系统疾病。有数据表明，近年我国成人甲减的患病率为9.3%，这意味着可能有近1/10的成年人罹患甲减。

甲减患病率虽高，但许多人对它并不了解。那么，甲减到底是怎么一回事呢？概括来说，甲减就是甲状腺产生的甲状腺激素不足或作用减弱，由此导致全身代谢减低，产生一系列表现。如果把人体比作一部汽车，那么甲状腺激素就是燃油。燃油充足时，汽车动力充足、正常行驶；而甲减时燃油不足，汽车就跑得慢，也就是我们身体的各方面都会慢下来。

二、甲状腺功能减退的常见表现

首先需要注意的是，甲减在成年人和儿童中的表现大不相同。胎儿时期起病的先天性甲减，如果没有得到及时治疗，患儿会出现智力低下、生长迟缓等表现（图8），也就是所谓的"呆小症"，危害极大。此外，孕期甲减也应引起足够的重视。如未充分治疗，孕期甲减也可导致新生儿神经智力发育受损。读到这里，许多准妈妈可能会感到担忧。事实上，无论是先天性甲减还是孕期甲减，只要做到规范筛查、及时诊治，大多数可以减轻、避免宝宝的智力和生长发育缺陷。

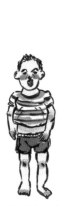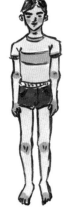

　　呆小症患者　　正常人

图8　呆小症患者身高与正常人身高对比图

　　接下来，我们来谈谈甲减在成年人中的表现。在成人患者中，甲减表现得更为"狡猾"，它往往悄无声息地起病，持续时间长，表现不一且不典型。许多病友在甲减早期没有察觉，等发现时已"深受其害"。那么，哪些征兆可以提示甲减呢？关键还在于"缺乏动力""变慢"的身体（图9）。

 容易疲劳，无精打采，昏昏欲睡

 反应慢、动作慢、表情呆、记忆力差

 心跳变慢，心脏收缩没有力气，查体时医生可能会对你说"心率慢、心音低"

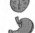 胃肠道变慢、蠕动差：食欲不好、便秘

 皮肤变差、干燥、粗糙、脱皮屑，出汗少，头发稀疏、干枯

 吃得少却发胖，怕冷穿得多，身体排水减少，出现脸、手、足等的水肿

 不易怀孕，性欲减退，女性可能会出现月经紊乱、过多，男性可能出现阳痿

 部分患者会出现甲状腺肿大，还有部分患者会出现眼睑水肿、鼻大、舌大、唇厚的特殊面容

图9　甲减征兆

三、甲状腺功能减退的两大严重并发症是什么

上问就是可能提示甲减的常见表现。如果不及时诊治，甲减可能会持续进展，我们身体的代谢会持续减低，上述表现也会逐渐加重，严重者会并发甲减性心脏病和昏迷，甚至死亡。

甲减性心脏病是指甲减患者出现了心肌改变或心包积液，主要危害在于导致心脏扩大、心力衰竭，导致活动时憋气、睡觉时不能躺平等一系列表现。

甲减性昏迷又称黏液水肿性昏迷，是甲减没有及时治疗、病情发展到晚期的表现，多发生于老年女性患者。本病虽然少见，但却可致命。多发生于寒冷冬季，突出表现为昏迷、叫不醒，体温低，不少患者体温降低，需用特殊体温计才能测量。甲减性昏迷是需要急救的疾病，一旦发现可疑患者，需立即送医，积极抢救。

四、什么是亚临床甲减

读到这里，许多病友可能会提出疑问："我已经诊断了甲减，但为什么上面提到的表现我都没有呢？"其实，大多数甲减患者仅有甲状腺功能化验存在异常，但没有明显症状，也就是所谓的"亚临床甲减"。只有极少部分患者属于"临床甲减"，出现上述一种或多种的表现。需要注意的是，部分未经治疗的"亚临床甲减"会发展为"临床甲减"。

最后，大家可能会问，如果出现了上面提到的表现，是不是就能诊断甲减？如果没有上面的表现，有没有必要查甲状腺功能，排除亚临床甲减？实际上，上文中提到的多种表现，有一些是不那么特异的，在其他疾病中也可以

看到。比如贫血时也会有易疲劳、头发干枯，抑郁症时也会无精打采、昏昏欲睡。因此笔者建议，如果出现上述征兆，尽快内分泌门诊就诊，完善甲状腺功能等检查，协助甲减的诊断；如果甲状腺功能正常，还需警惕罹患其他疾病的可能性。根据目前的部分共识，患自身免疫性疾病，既往做过甲状腺手术、既往做过颈部和甲状腺的放疗，既往有甲状腺疾病者，服用胺碘酮等特殊药物，一级亲属有甲状腺疾病者，高血脂、心包积液等为甲减患病的高危人群（图10）。如果属于高危人群，则建议进行甲状腺功能筛查。

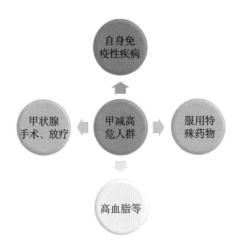

图10　甲减高危人群示意

成人甲减患病率高，但起病隐匿，不易被察觉。本问梳理了提示甲减的各种征兆，以及出现严重甲减并发症时的表现。需要强调的是，甲减并不可怕，在内分泌医生的指导下，及时规范地补充适量的甲状腺激素，绝大多数甲减均可得到控制，而延误诊治则可导致病情加重。因此，平日里留心自查，出现征兆尽早就医，才是甲减正确的应对之策。

（李圆梦　柴晓峰）

参 考 文 献

［1］史轶蘩. 协和内分泌和代谢学［M］. 北京：科学出版社，1999.

［2］中华医学会内分泌学分会. 成人甲状腺功能减退症诊治指南［J］.中华内分泌代谢杂志，2017，33（2）：167-180.

［3］JEFFREY R G，RHODA H C，HOSSEIN G，et al. Clinical practice guidelines for hypothyroidism in adults：cosponsored by the American Association of Clinical Endocrinologists and the American Thyroid Association［J］. Endocr Pract，2012，18（6）：988-1028.

［4］关云凤，陆征，姜鹏，等. 我国成人甲状腺功能减退症患病率的系统综述［J］. 中华地方病学杂志，2017，36（10）：772-776.

17 怀孕后发现甲减，该怎么办

甲状腺功能减退症，简称"甲减"，是一种较常见的内分泌疾病，主要由于体内甲状腺激素产生不足而引起的全身代谢减低，典型症状包括疲乏、便秘、嗜睡和体重增加等，但因其起病隐匿，发现甲减而不伴有上述症状者不在少数。女性相对多见。当怀孕遇上甲减，如果延误了就诊时机，甲减对孕妈妈和宝宝都会造成不利影响。及时发现，及时诊治，防患于未然，才能将优生优育落到实处。

一、孕期甲减的危害

孕期甲减如果没有得到很好的控制，可能增加流产、早产等风险，孕妈妈甲减如果较严重，可能会出现全身疲乏、记忆力下降、食欲缺乏、表情呆滞、皮肤干燥、体温偏低等表现。除了影响孕妈妈的健康，宝宝的发育也会受到威胁。由于甲状腺激素对胎儿期神经系统分化发挥重要的作用，孕期甲减会对宝宝神经系统的发育造成不利影响，导致宝宝智力下降。此外，孕期甲减还可能增加宝宝出现心脏、肾脏等脏器损害的风险。

二、孕期甲减的评估

孕前检查是能够及时发现问题并减少妊娠相关不良事件的重要途径。其实，患有甲减的育龄期女性本身就可能因为甲减而不易怀孕，如果孕前检查发现了甲减，及时进行治疗，评估疗效满意后备孕，才能促进优生优育。而孕前甲状腺功能正常的女性一旦发现怀孕，也建议孕早期完成甲状腺功能检查。甲减的诊断主要根据甲状腺功能检查，主要指标有促甲状腺激素（TSH）、游离甲状腺素（FT4），当TSH＞妊娠期参考范围上限，且FT4＜妊娠期参考范围下限时，诊断为孕期临床甲减。而当TSH＞妊娠期参考范围上限，但FT4仍在正常范围内时，诊断为孕期亚临床甲减。亚临床甲减的治疗药物、治疗目标和监测频率与临床甲减是一样的。而甲减的病因则多为甲状腺过氧化物酶抗体（TPO-Ab）等血清抗体指标升高引起的慢性淋巴细胞性甲状腺炎。

三、孕期甲减的应对措施

1. 药物治疗

当人体自身合成的甲状腺激素不足时，可以口服甲状腺素进行补充。一旦确诊孕期甲减，应立即开始甲状腺素替代治疗，治疗目标是将TSH控制在妊娠期特异性参考范围的中位数以下，一般是指控制在正常参考值下限至2.5mU/L之间。有些孕妈妈在怀孕后不敢使用药物，担心服药会影响宝宝的发育甚至引起胎儿畸形。一方面，目前并未发现在推荐治疗剂量下补充甲状腺素对胎儿具有不利影响；另一方面，我们临床是使用的左甲状腺素与体内甲状腺合成的甲状腺素是完全一致的。左甲状腺素能够有效调节TSH水平，降低流产、早产等不良妊娠结局的概率，减少孕期甲减对母婴生命健康的不利影响。具体的剂量需要正规医院的医生根据孕妈妈的甲状腺功能确定用药剂量及疗程，切忌自行用药或停药。

2. "食补"

碘是甲状腺激素的原料，孕期甲状腺激素合成、肾脏碘排泄以及胎儿碘需求都会增加，增加碘的摄入有利于孕早期合成更多甲状腺激素，供给宝宝的大脑发育，到了孕中晚期，宝宝已逐渐形成自身合成甲状腺激素的功能，这使得对碘元素的需求更大，且宝宝的碘摄入完全从母体获得，因此，孕妈妈需要注意补碘，一般孕妇的碘摄入应比正常人高约1/3。

需要明确的是，孕期保证碘营养是必要的，但是，对于出现甲减的孕妈妈，单纯的碘营养一般不能有效降低母婴出现不良事件的概率，因此孕期甲减的治疗还是要以左甲状腺素药物治疗为主。

3. 监测甲状腺功能

孕期妈妈和宝宝对甲状腺激素的需求在孕4～6周开始增加，以后逐渐升高，直至孕20周达到稳定状态，持续至分娩。所以，正在治疗中的甲减患者，在怀孕后左甲状腺素的剂量需要增加。同时，随着孕周的增大和孕妇体重的增加，对甲状腺激素的需要也会相应增加。为了维持孕期甲状腺功能正常，已经诊断甲减或亚临床甲减的孕妈妈应该密切监测甲状腺功能，在孕20周前建议每2～4周复查，根据控制目标调整左甲状腺素剂量，至妊娠中后期TSH稳定后可以每4～6周检测一次。孕期甲状腺激素的变化还是非常复杂的，最佳处理方案是备孕时即检查甲状腺功能，及时发现妊娠并立即复查甲状腺功能，此后遵医嘱定期复查甲状腺功能并调整左甲状腺素剂量。已经确诊临床甲减的女性，需要先调整左甲状腺素剂量，将TSH控制在正常参考值范围下限至2.5mIU/L后再备孕。总之，无论是正在备孕还是刚刚发现怀孕的甲减患者，或者是孕期新诊断甲减的孕妈妈，均需在正规医院就诊，由内分泌医生指导、随访和个体化调整药物治疗。

最后，祝所有正在备孕的女性和已经怀孕的准妈妈们

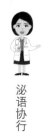

都能够顺利迎接健康的小宝宝。

（陈紫晗　刘　赫）

参 考 文 献

［1］史轶蘩. 协和内分泌和代谢学［M］. 北京：科学出版社，1999.

［2］葛均波，徐永健，王辰. 内科学. 9版［M］. 北京：人民卫生出版社，2018.

［3］ALEXANDER E K, PEARCE E N, BRENT G A, et al. 2017 Guidelines of the American thyroid association for the diagnosis and management of thyroid disease during pregnancy and the postpartum ［J］. Thyroid, 2017, 27（3）: 315−389.

［4］中华医学会内分泌学分会. 妊娠和产后甲状腺疾病诊治指南（第2版）［J］. 中华内分泌代谢杂志，2019，35（8）: 636−665.

18 哪些甲状腺结节要尽早手术治疗

近年来随着人们对健康体检的重视及超声技术的普及，甲状腺结节的检出率呈上升趋势，而甲状腺结节是内分泌系统的多发病和常见病，以女性和老年人多见，一般人群中通过触诊的检出率为3％～7％，借助高分辨率B超的检出率为20％～76％。多数甲状腺结节患者没有临床症状，当合并甲状腺功能异常时可出现相应临床表现，部分患者由于结节压迫周围组织，出现声音嘶哑、颈部压迫感、呼吸困难或吞咽困难等（图11）。

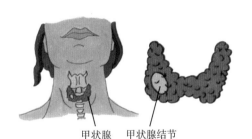

甲状腺　甲状腺结节

图11　甲状腺结节示意

虽然甲状腺结节的患病率很高，但大多数并不需要手术治疗。仅3种情况需要手术治疗：一种是结节被怀疑是恶性时，另外两种情况，虽然结节并无恶性征象，但结节体积较大出现压迫症状，或伴随功能异常等情况，也需要手术治疗。因此，对良恶性甲状腺结节进行鉴别十分重要。

实际上多数甲状腺结节为良性，仅有5％～15％为恶性，即甲状腺癌。而在甲状腺癌中，绝大多数为分化型甲状腺癌（DTC）。目前高分辨率超声检查是评估甲状腺结节的首选方法，推荐对已知或怀疑有甲状腺结节的所有患者行甲状腺及颈部淋巴结超声检查。如在超声中发现有实性低回声结节、边缘不规则、微钙化、纵横比＞1、组织延伸超出钙化边缘、甲状腺外延伸及颈部淋巴结异常等征象提示恶性结节可能性大。甲状腺细针穿刺活检（FNAB）是术前评估甲状腺结节良恶性灵敏度和特异度最高的方法，对于最大径≥1cm、超声高度或中度怀疑恶性的甲状腺结节可考虑行FNAB进一步明确。

一、良性结节什么情况下需要手术

多数良性甲状腺结节仅需定期随访，无需特殊治疗，当出现下述情况时，可考虑手术治疗：①出现与结节明显相关的局部压迫症状。②合并甲状腺功能亢进，内科治疗无效者。③肿物位于胸骨后或纵隔内。④结节进行性生长，临床考虑有恶变倾向或合并甲状腺癌高危因素。因外观或思虑过重影响正常生活而强烈要求手术者，可作为手术的相对适应证。对于复发、引起压迫症状或影响美观的囊性结节也可以考虑手术治疗。

良性甲状腺结节需要定期进行超声监测，在监测过程中，如超声检查提示结节显著生长（至少在2个切面增长20%且至少增加2mm或体积增加超过50%）或出现新的可疑恶性超声特征或因结节引发症状，需要考虑进行FNAB明确结节是否为恶性，根据随访结果，决定是否需要手术治疗。

二、分化型甲状腺癌什么情况下需要手术

作为一种实体肿瘤，肿瘤直径1cm以上的DTC患者，首选手术治疗。但是，对于DTC中的特殊亚型，肿瘤最大

直径≤1cm的甲状腺微小乳头状癌（PTMC），并非一定推荐手术。2014年世界卫生组织（WHO）公布的全球癌症报告指出，甲状腺癌新发病例中超过50%为PTMC。对于有符合下列任一条高危因素的PTMC患者均建议行手术治疗：①青少年或童年时期颈部放射暴露史。②甲状腺癌家族史。③已确定或高度怀疑颈部淋巴结转移甚至远处转移。④癌灶有腺外侵犯（如侵犯喉返神经、气管、食管等）。⑤病理学高危亚型。⑥穿刺标本检测BRAF基因突变阳性。⑦癌灶短期内进行性增大（6个月内直径增大超过3mm）。对于癌灶直径≥6mm、多灶癌，尤其双侧癌、患者心理负担大，要求手术及TSH水平持续高于正常为手术的相对适应证。对于低危PTMC患者可考虑密切观察，如密切观察过程中出现肿瘤直径增大超过3mm、发现临床淋巴结转移或患者改变意愿，要求手术，则应考虑手术治疗。

三、甲状腺结节的术式如何选择

良恶性甲状腺结节的手术方式是不同的。

DTC的甲状腺切除术式主要包括全/近全甲状腺切除术和甲状腺腺叶加峡部切除术。应根据病灶临床特性及危险评估合理选用术式。目前不推荐消融技术作为治疗PTMC的常规手段。DTC术后应采用TSH抑制治疗，一方面来补充DTC患者所缺乏的甲状腺激素，另一方面抑制DTC细胞生长。

良性甲状腺结节的手术原则为在彻底切除甲状腺结节的同时，尽量保留正常甲状腺组织。建议慎重使用全/近全甲状腺切除术式，术中应注意保护甲状旁腺和喉返神经。内镜甲状腺手术因其良好的术后外观效果，可作为良性甲状腺结节的手术手段之一。在手术治疗后如发生甲减，应及时给予左甲状腺素替代治疗。良性甲状腺结节术后不建议采用TSH抑制治疗来预防结节再发。

由此可见，如果发现甲状腺结节，无需过于紧张，大多数甲状腺结节并不需要手术治疗。如怀疑为恶性结节，或结节虽无恶性征象，但出现压迫症状，或伴随功能异常等情况，则需考虑行手术治疗，建议这部分患者可就诊内分泌科及外科门诊，指定治疗方案，必要时完成手术治疗。

（高　雅　柴晓峰）

参 考 文 献

［1］中华医学会内分泌学分会，中华医学会外科学分会内分泌学组，中国抗癌协会头颈肿瘤专业委员会，等. 甲状腺结节和分化型甲状腺癌诊治指南［J］. 中华内分泌代谢杂志，2012，28（10）：779-797.

［2］HAUGEN B R, ALEXANDER E K, BIBLE K C, et al. 2015 American Thyroid Association Management Guidelines for Adult Patients with Thyroid Nodules and Differentiated Thyroid Cancer: The American Thyroid Association Guidelines Task Force on Thyroid Nodules and Differentiated Thyroid Cancer［J］. Thyroid, 2016, 26（1）：1-133.

［3］GHARIB H, PAPINI E, GARBER J R, et al. American Association of Clinical Endocrinologists, American College of Endocrinology, and Associazione Medici Endocrinologi Medical Guidelines for Clinical Practice for the Diagnosis and Management of Thyroid Nodules—2016 Update［J］. Endocr Pract, 2016, 22（5）：622-639.

［4］高明，葛明华，嵇庆海，等. 甲状腺微小乳头状癌诊断与治疗中国专家共识（2016版）［J］. 中国肿瘤临床，2016，43（10）：405-411.

19 得了甲状腺乳头状癌怎么办

王女士前段时间体检，B超检查发现"甲状腺结节"，经过医院穿刺检查，得知患上了"甲状腺乳头状癌"，王女士和家人都非常紧张、着急、不知所措。甲状腺癌是什么样的疾病，会不会很严重，该如何治疗？

一、甲状腺癌的病因是什么

甲状腺癌的确切病因尚不清楚，目前认为可能与癌基因、促甲状腺激素、碘摄入情况、电离辐射、性别、家族遗传等因素相关（表7）。其中，促甲状腺激素可作用于甲状腺滤泡细胞，并对其增殖和分化产生影响，其对甲状腺乳头状癌的发展有促进作用。性别方面，女性发病率明显高于男性。其他一些甲状腺疾病，如腺瘤样甲状腺肿、甲状腺肿合并甲状腺功能亢进、甲状腺腺瘤、桥本甲状腺炎，该类患者甲状腺癌的患病率明显高于普通人。

表7　甲状腺癌的危险因素

头颈部放疗史或放射性尘埃接触史
全身放疗史
有分化型甲状腺癌、甲状腺髓样癌或多发性内分泌腺瘤病2型、家族性多发性息肉病等的既往史或家族史
年龄＜14岁或＞70岁
结节生长迅速
伴持续性声音嘶哑、发音困难，并可排除声带病变（炎症、息肉等）
伴吞咽困难或呼吸困难
结节形状不规则、与周围组织粘连固定
伴颈部淋巴结病理性肿大

二、甲状腺癌的临床表现有哪些

大多数患者并无症状，通常是在体检时由触诊或超声发现甲状腺结节，通过进一步的病理检查或手术确诊为甲状腺乳头状癌。少数患者可合并甲状腺功能减退或亢进，引起相关的临床症状。晚期乳头状癌可能出现局部肿块、疼痛，体积较大时出现局部压迫症状，如压迫气管、食管导致狭窄或移位。也可能出现局部侵犯症状，如侵犯喉返神经导致声音嘶哑，侵犯颈神经从而出现耳、枕、肩放射性疼痛。发生淋巴结转移者则可表现为相应颈部区域肿块。

三、如何诊断和治疗甲状腺癌

甲状腺超声是对甲状腺乳头状癌最具参考价值的辅助检查。超声检查操作简便、无创而廉价，高分辨率超声可检出甲状腺内直径＞2mm的微小结节。甲状腺结节恶性征象中特异性最高的为微小钙化、边缘不规则、纵横比＞1；其他恶性征象包括实性低回声结节、晕圈缺如、甲状腺外侵犯、伴有颈部淋巴结异常等。基于超声下结节包含的恶性征象数量，形成了甲状腺结节TI-RADS分类。其中1、2类均代表无恶性风险，3类表示良性可能结节，恶性风险＜2%。4类则定义为"可疑恶性结节"，根据恶性征象数目不同，分为4a、4b和4c级，对应的恶性风险分别为2%～10%，10%～50%，50%～90%。5类高度提示恶性，恶性风险＞90%。6类为经病理活检证实的恶性病变。

超声引导下细针穿刺活检（US-FNAB）是重要的术前诊断技术，其在超声辅助下利用细针对甲状腺结节进行穿刺，从中获取细胞成分，通过细胞学诊断对目标病灶性质进行判断。对于直径＞1cm的甲状腺结节，超声检查有恶性征象者，推荐进行US-FNAB；对于直径≤1cm的甲状腺结节，不推荐常规行穿刺活检。但若存在以下情况之一，可考虑US-FNAB：超声提示甲状腺结节有恶性征象；伴超声所见颈部淋巴结异常；童年期有颈部放射线照射史或辐射污染接触史；有甲状腺癌家族史或甲状腺癌综合征病史；^{18}F-FDG显像阳性；伴血清降钙素水平异常升高。

对于甲状腺结节的随访，通常应用甲状腺超声技术，对于未行手术治疗的患者超声随访中应注意原结节体积是否增大或是否出现前述恶性征象（图12）。

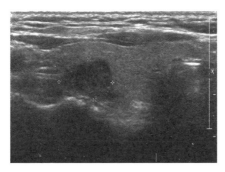

图12　右侧甲状腺超声图像

四、甲状腺癌的预后怎么样

总体原则上，甲状腺乳头状癌的治疗以外科手术治疗为主，术后辅以内分泌治疗、放射性核素治疗。所有患者的治疗方案应由专业的主诊医生制订，有以下常见方案可供参考。

1. 密切观察

谈癌色变是多数患者面对恶性肿瘤时的心态，然而如果是甲状腺乳头状癌，也许是不幸中万幸。研究发现，低危组甲状腺乳头状癌的癌灶增长和新发淋巴结转移率低；即使因为病灶增长或新发淋巴结转移的患者实施手术，也没有发生威胁生命的复发或者死亡。因此，在2020年日本内分泌外科学会发布的《甲状腺低危微小乳头状癌主动监测适应证和管理策略的共识声明》，明确提出主动监测的管理策略，具体如下。

适用人群：临床TNM分期为 $T_{1a}N_0M_0$ 的甲状腺微小乳头状癌，且无高危特征。高危特征包括：①有临床证据的淋巴结转移，或远处转移（罕见）。②临床考虑侵犯喉返神经或气管。③被诊断为不良亚型的乳头状癌（罕见）。④肿瘤邻近气管并且可能侵犯。⑤肿瘤位于喉返神经走行区域。⑥合并有其他甲状腺或甲状旁腺疾病需要手术者。⑦年龄<20岁。

监测频率：前1～2年每半年1次，如无进展此后可放宽至每年1次。

是否需促甲状腺素（TSH）抑制治疗：获益不明确，如治疗，维持TSH正常低值。

何时转为积极干预：最大径增长超过3mm或绝对最大径超过10mm（也可放宽至13mm）。

2. 手术

大多数甲状腺癌可通过手术切除癌症病灶得到根治性治疗。多数医院采用颈部4cm左右横行切口，也有部分医院做经乳房或腋窝的腔镜下甲状腺结节切除。切除范围包括部分或全部甲状腺，可能还包括附近的淋巴结。由于甲状腺邻近大血管、气管、喉返神经、甲状旁腺组织等，术后短期需关注有无局部肿胀、吞咽和呼吸困难、声音嘶哑、手足麻木或抽搐等症状。

3. 放射性碘

放射性碘能破坏大部分甲状腺组织。医生会结合手术病理结果、残余病灶情况和临床综合评估后判断您是否应使用放射性碘治疗。接受放射性碘治疗期间应注意家人尤其是婴幼儿的辐射防护。

4. 甲状腺激素

在手术或放射性碘治疗后，根据甲状腺癌风险分层，应用甲状腺激素药物，以抑制促甲状腺素的分泌并维持正常的甲状腺激素水平，减少复发风险。治疗持续时间5～10年，在此期间应注意心脏疾病及骨质疏松的风险。

甲状腺乳头状癌患者除了接受上述治疗外，还需接受长期的随访监测，并预防肿瘤复发。定期随访时，医生要进行体格检查、血液检查（检测促甲状腺素、甲状腺激素水平）和影像学检查（超声）。

总体来看，除晚期和特殊病理类型外，甲状腺乳头状癌预后良好，多数甲状腺乳头状癌患者不会因此而死亡。所以作为患者或家属，不必对此过度恐慌，放松心情、配合治疗，定期随诊即可。

（翟　笑　周　翔　柴晓峰）

参 考 文 献

［1］中华人民共和国国家卫生健康委员会. 甲状腺癌诊疗规范（2018年版）［J］. 中华普通外科学文献（电子版），2019，13（1）：7−21.

［2］HADDAD R I，NASR C，BISCHOFF L，et al. NCCN Guidelines Insights：Thyroid Carcinoma，Version 2. 2018［J］. J Natl Compr Canc Netw，2018，16（12）：1429−1440.

［3］SUGITANI I，ITO Y，TAKEUCHI D，et al. Indications and Strategy for Active Surveillance of Adult Low-Risk Papillary Thyroid Microcarcinoma：Consensus Statements from the Japan Association of

Endocrine Surgery Task Force on Management for Papillary Thyroid Microcarcinoma [J]. Thyroid, 2020 Nov 2. Epub ahead of print, 2021, 31（2）: 183-192.

泌语协行

内分泌的秘密（第2辑）

肾上腺篇

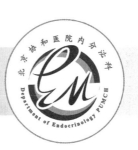

20 父母患有高血压，我们该如何面对

中国高血压调查最新数据显示，居民高血压患病率持续增高，且呈年轻化趋势，18岁及以上居民高血压患病率高达27.9%。小乔父亲30岁被诊断为高血压，母亲近期也被诊断为高血压，小乔今年23岁，担心自己将来也会患高血压，因此前往北京协和医院内分泌科咨询。

一、原发性高血压还是继发性高血压

医生告知小乔，其父亲起病年龄早，需要警惕继发性高血压，继发性高血压是指由于其他疾病或单基因突变引起的高血压，合并以下情况者需要警惕继发性高血压，包括起病年龄早，中、重度血压（血压多在160/100mmHg以上），血压较难控制（3种降压药物尚不能满意控制血压），合并低钾血症、肾上腺占位、性发育异常等。其中一部分继发性高血压是由基因突变导致，可遗传至下一代。小乔告知医生，其父母均曾就诊于北京协和医院内分泌科排查了继发因素，诊断为原发性高血压。

二、父母患有原发性高血压，子女得高血压的风险有多少

原发性高血压是遗传因素和环境因素相互作用的结果，其中遗传因素占60%，环境因素占40%。原发性高血压具有明显的遗传倾向，其遗传因素是由多种基因决定的，不同于上述的单基因突变。父母均患有高血压的子女患高血压的可能性比其他人高。有研究发现他们发生高血压的风

险是父母均无高血压者的2.4倍。从另一角度看，父母均患有高血压，子女患病的概率可达46%。医生告知小乔，她并不是一定会出现高血压，但日后患病的风险比一般人群高，因此要定期监测血压水平。

三、与高血压相关的其他危险因素有哪些

遗传因素不能改变，但可以控制与高血压相关的其他危险因素，改善生活方式，以预防或延缓高血压的发生。若已经诊断为高血压，改善生活方式也可协助控制血压。相关的危险因素包括：超重或肥胖，摄入钠盐过多，钾元素摄入不足，吸烟、饮酒，缺乏体力活动，长期精神应激，特别是长期从事精神紧张度高的职业，精神紧张可激活交感神经从而使血压升高。小乔体形肥胖，三餐以快餐、外卖居多。工作长期久坐，活动少。工作压力较大，经常熬夜，平时应酬较多。这些都是可增加日后患高血压风险的危险因素。

四、小乔应该怎么办

生活方式干预可以预防或延迟高血压的发生、控制血压、降低心血管病发生风险，建议小乔改变生活方式，包括以下几种。

1. 控制体重

推荐将体重维持在健康范围内（BMI＜24，男性腰围＜90cm，女性＜85cm）。

2. 减少钠盐摄入，增加钾元素摄入

减少烹调用盐及含钠高的调味品，如酱油、味精等，避免或减少高盐食品，如快餐、外卖、咸菜、火腿等。增加富钾食物，如新鲜蔬菜、水果和豆类，肾功能良好者可选择低钠富钾替代盐。

3. 合理膳食

推荐终止高血压膳食疗法（DASH）饮食，即多食用新鲜蔬菜、水果、豆类、低脂奶制品，减少零食、甜食、肉类、饱和脂肪酸及胆固醇摄入。

4. 戒烟、限酒

每日酒精摄入量男性不超过25g［酒精含量（g）＝饮酒量（ml）×酒精含量（%）×0.8］，女性不超过15g，每周酒精摄入量男性不超过140g，女性不超过80g。

5. 增加运动

推荐每周4～7天，每天进行累计30～60分钟的中等强度运动，如快步走、慢跑、骑自行车、游泳等。常用运动时最大心率来评估运动强度，中等强度运动是能达到60%～70%最大心率［最大心率（次/分）＝220-年龄］的运动。

6. 减轻精神压力，保持心态平衡

可通过冥想、瑜伽等方式减轻精神压力。

（崔云英　童安莉）

参 考 文 献

［1］WANG N Y, YOUNG J H, MEONI L A. Blood pressure change and risk of hypertension associated with parental hypertension：the Johns Hopkins Precursors Study［J］. Arch Intern Med，2008，168（6）：643-648.

［2］UNGER T, BORGHI C, CHARCHAR F. 2020 International Society of Hypertension Global Hypertension Practice Guidelines［J］. Hypertension，2020，75（6）：1334-1357.

［3］中国高血压防治指南修订委员会高血压联盟（中国），中华医学会心血管病学分会，等. 中国高血压防治指南（2018年修订版）［J］. 中国心血管杂志，2019，19（1）：24-56.

21 怎样测量血压才准确

　　血压测量是评估血压水平、诊断高血压、观察降压疗效的最有效措施。家庭血压测量是血压监测中必不可少的环节。王女士家庭中自测血压，但经常遇到这种情况，第一次测量血压计显示血压为150/90mmHg，随后再一次测量，血压计显示为120/80mmHg，王女士疑惑到底哪个数据代表了自己的真实血压水平，本文给王女士解答疑惑的同时，教大家如何准确测量血压。

一、家庭血压监测血压计如何选择

　　推荐使用经过国际标准方案认证的上臂式家用自动电子血压计（电子血压计认证结果可在网站查询https：//www.stridebp.org）。腕式血压计使用更加方便，不用脱去衣袖，但不同的腕式血压计测量方法差异大，如果选用需严格按照血压计的使用说明进行测量。水银柱血压计需要经过专门的训练才能熟练使用，因此不建议应用于家庭血压监测。此外，推荐应用具有自动传输功能的电子血压计，以方便记录血压及医生进行血压远程管理。电子血压计使用期间应定期校准，每年至少1次。

二、如何选择合适的袖带

　　应根据上臂周长选择大小合适的袖带，以袖带气囊宽度约为上臂周径的40%，气囊的长度约为被测肢体周径的80%为宜。多数患者采用标准规格的袖带即可，对于上臂围大于31cm的肥胖患者需选择大袖带，对于儿童、青少年及其他上臂围过细者应使用小袖带。

三、如何正确测量血压

测量前准备：选择安静、舒适的环境。膀胱内有尿液会暂时升高血压，测量前应排空小便。吸烟、饮用咖啡、运动、进食均可引起血压升高，测量血压前30分钟内应避免上述行为。

测量姿势：研究表明测量血压时如果背部无支撑，舒张压可平均高出6mmHg。如果双腿交叉，收缩压会高5～8mmHg。若手臂下垂无支撑，测得的血压值会升高10～12mmHg。因此测量血压需要坐在有靠背的椅子上，背靠椅背，双脚平放于地面，测量时应支撑手臂与心脏位于同一水平，上肢放松不用力。

袖带的绑定：袖带应该置于裸露的手臂上或薄衣袖上。不应卷起衣袖，也不应该放置在较厚衣袖上进行测量，否则会导致血压测量值偏高。血压袖带气囊中线应放置于肱动脉搏动处。袖带下缘应该在肘前窝上方2～3cm。研究表明，袖带过紧可导致患者收缩压被高估，在肥胖患者高估多达10～50mmHg，相反袖带过松会低估血压值，因此袖带松紧应适宜，以能放进一个手指为宜。

测量：测量前应坐位休息至少5分钟以上（可提前把袖带绑好），每次至少测量2次血压，每次测量间隔1分钟，以便上肢静脉充分回流。如果第2次与第1次测量值相差大于5mmHg，则需要继续测量直至获得稳定数值。计算最后2次测量的平均值并记录（图13）。

测量血压时交谈可使血压测量值虚高多达8～15mmHg，因此，测量及测量间期应保持安静。

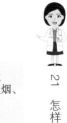
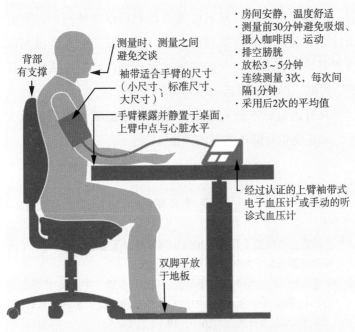

· 房间安静，温度舒适
· 测量前30分钟避免吸烟、摄入咖啡因、运动
· 排空膀胱
· 放松3～5分钟
· 连续测量3次，每次间隔1分钟
· 采用后2次的平均值

测量时、测量之间避免交谈

背部有支撑

袖带适合手臂的尺寸（小尺寸、标准尺寸、大尺寸）[1]

手臂裸露并静置于桌面，上臂中点与心脏水平

经过认证的上臂袖带式电子血压计[2]或手动的听诊式血压计

双脚平放于地板

1. 对于手动的听诊式血压计，袖带的气囊袋必须覆盖手臂周围的75%～100%。对于电子血压计，请根据设备说明使用袖带。
2. 经过认证的电子血压计名单，见www.stridebp.org。

图13　血压测量正确方法
（引自参考文献［3］）

四、监测血压的频率及如何记录血压

根据2019年中国家庭血压监测指南推荐，应每日早、晚测量血压，每次测量2～3次，每次间隔1分钟。初诊患者治疗早期或近期调整治疗方案的患者，应在就诊前，连续测量5～7天。血压控制良好者，每周测量至少1天。通常在晨起后1小时内、服用降压药物前、早餐前、剧烈活动前测量。晚间血压推荐在晚饭后、睡前进行测量。

具有自动传输功能的血压计会将测量结果发送到智能

手机App或相应的管理网站，相关App会记录每一次血压值、计算平均血压及显示血压变动趋势以方便回顾。若血压计无此功能，则需要自己记录，以方便医护人员根据血压调整治疗方案。记录的内容除血压外，还应包括测量日期、时间、脉搏、用药、用药时间等。

　　只有通过标准流程测定的血压值才能准确代表血压水平，以正确指导降压方案的调整。

（崔云英　童安莉）

参 考 文 献

［1］中国高血压联盟委员会. 2019中国家庭血压监测指南［J］. 中国医学前沿杂志，2019，11（5）：21-25.

［2］中国高血压防治指南修订委员会，高血压联盟（中国），中华医学会心血管病学分会，等. 中国高血压防治指南（2018年修订版）［J］. 中国心血管杂志，2019，19（1）：24-56.

［3］UNGER T, BORGHI C, CHARCHAR F. 2020 International Society of Hypertension Global Hypertension Practice Guidelines［J］. Hypertension，2020，75（6）：1334-1357.

［4］GEORGE T. 成人高血压诊断和管理时的血压测量. Uptodate. https：//www.uptodate.com/contents/zh-Hans/blood-pressure-measurement-in-the-diagnosis-and-management-of-hypertension-in-adults#!（Accessed on Sep 12 2022）.

22 哪些心态有利于高血压得到控制

高血压是常见的一种心血管疾病，然而其危害很大，虽然表面上只有些头晕、头痛，但实际上极其危险，一旦发病可使患者的身心都遭受伤害。

引起高血压的原因很复杂，其中心理因素十分重要。高血压是最常见的循环系统疾病，血压长期超过标准值，可能诱发严重的心脑血管疾病，甚至引起猝死。临床研究表明，容易患高血压的人，往往都有一些特殊的心理特征或性格特征。

所以下面我们要和大家一起聊聊高血压患者的心态问题。

一、正确认识疾病，主动配合治疗

首先要摆正看待疾病的心态，高血压虽是需要长期治疗的慢性疾病，但并非不治之症，只要坚持长期合理的有效治疗，血压可以控制，并能减少严重并发症发生。我们应树立信心，积极配合治疗，增强遵嘱服药、定期检查的自主性。

二、掌握哪些心理因素对高血压造成影响

在高血压发病的有关因素中，心理因素占有重要地位。例如，自我成功的追求高，对事物的期望值高，对未来生活的不确定性。或是工作职业的失败和危机感，这些心理状态都会给人们带来强烈的痛苦、愤怒和恐惧。

痛苦、愤怒会使血管外周阻力增加，舒张压突然上

升；恐惧会使心输出量增加而导致收缩压升高。若有高血压遗传因素的人，调节血压气抑制就造成障碍而引起高血压，有时不良的心理状态，如抑郁、苦闷、焦虑均会引发高血压。

三、塑造健康人格，打造阳光心态

良好的心态和健康人格是躯体疾病和精神疾病的辅助治疗方法，要塑造健康人格，并打造阳光心态需要做到如下两点。

（1）学会交友。想要获得良好的心理状态就要拓宽人际关系，结识知心朋友，心胸开阔。心情不好时，也要合理评价自己的言行，学会换位思考。

（2）学会交流。多读书多看报，多与语言表达能力强的人交流，多看新闻，从而掌握语言沟通技巧，丰富自己的知识面，加强自身素质的培养。遇到令人难堪的处境时，幽默风趣的话语常可以帮我们摆脱窘境，增强自信心。

四、避免不良刺激，保持心情愉快

一些不良的情绪会通过增加有关激素的分泌，促使小动脉痉挛收缩而使血压产生波动、升高，甚至发生心脑血管并发症。而愉悦、轻松的心境有益于稳定血压。因此，高血压患者遇到这些负性刺激，应学会"冷静处理"。

五、培养业余爱好，丰富精神生活

为了缓解来自工作、生活的压力，要适时放松紧张的精神状态。可有目的地培养一些清闲、优雅、陶冶情趣、宁静心神的个人爱好和业余活动，如观察花卉鱼草、欣赏轻松的音乐、练习书法绘画等。并可根据自己的体力情况，

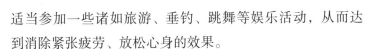

适当参加一些诸如旅游、垂钓、跳舞等娱乐活动，从而达到消除紧张疲劳、放松心身的效果。

人生百态，喜怒哀乐，我们要抛开心理上的负担，保持心理平衡，适时地调整自己的情绪。让自己情绪处于平衡状态，所以，高血压患者一定要通过改变自己的行为方式，培养对自然环境和社会的良好适应能力，避免生活中的一些紧张、焦虑及情绪激动等，使自己生活轻松愉快，从而维持稳定的血压。

（张晓培　李　妍）

参 考 文 献

［1］汪双凤. 高血压病人的心态调整［J］. 母婴世界，2015（2）：233.

［2］刘庆伟，姚海云. 高血压病患者心态及心里护理后依从性改变的分析［J］. 山东医药，2005，45（16）：84.

［3］夏玲玲. 高血压老龄患者的心态分析与护理干预［J］. 中国医疗器械杂志，2016，29（13）：107.

［4］治疗高血压需要有轻松的心态［J］. 人人健康，2013（1）：35.

23 "心潮澎湃"与"惊涛骇浪"——血压波动的故事

1700年前的一个秋天，北上征伐乌桓获得决定性胜利的曹操来到碣石山侧，眼见着怒潮汹涌的大海，写下了《观沧海》："东临碣石，以观沧海。水何澹澹，山岛竦峙。树木丛生，百草丰茂。秋风萧瑟，洪波涌起。日月之行，若出其中。星汉灿烂，若出其里……"这首诗，流传千古，为人传颂。常言道：诗以言志，这时的曹操看到惊涛骇浪的大海，想到不久前的大胜，一定心潮澎湃，不能自已。但是，谁又能知道，这种类似天人合一、惊涛骇浪下的心潮澎湃，其实可能给曹操带来疾病和伤害呢？心潮澎湃下，情绪的急剧波动，常能引起血压的剧烈波动，而血压的剧烈波动又会引起心脑血管问题的发生。果然，曹操在历史上以频发头痛而著名。据历史记载，曹操的首次头痛正发生于他45岁时，官渡之战前的高度紧张状态下。第一次头痛时的曹操，突感眩晕，以至于瞬间头痛欲裂、目眩神迷、耳不能听。此后，紧张的生活，复杂的朝堂，连年的战争，曹操的头痛越发频繁，以至最终因头疾而死。那么，现在的我们，一定想要知道，"心潮澎湃"下的血压波动如何引起健康的"惊涛骇浪"呢？我们从血压波动开始，和大家一起说说这个故事。

一、血压波动的含义为何

提到血压，想必大家都不陌生，我们在日常体检或就医时都需要测量血压，而测量出的数值反映的是此时此刻的血管压力。事实上，血压并不是一个定值，而在随着身体的昼夜节律和不同的生理状态有规律地波动。血压的生理性波动，可以根据不同器官的灌注需求调整血压水平。这与河流灌溉农田的道理相似：农田缺水时需要拓宽河道、增加水流，不需要时则限制水流。而人体内的血管犹如一个可伸缩的河道，通过调节血压来改变各个器官的血流灌注。

正常情况下，人的血压波动在一天之中呈现"双峰双谷"的变化规律，即晨起后逐渐升高，在上午8点至10点血压达到波峰，即"血压晨峰"；之后不断下降形成波谷，然后继续上升，在下午4点至6点再次达到波峰；接着血压继续下降，在凌晨2点至3点达最低值，故呈现一个"杓型"血压波动曲线。

二、血压波动的危害有哪些

我们为什么要了解血压波动？事实上，保证血压在相对稳定的范围内自主调节，对人体的健康十分重要。血压的异常波动，犹如来势迅猛的河水冲击大坝，对人体的重要脏器造成直接损害。异常波动的血压引起人体自主神经系统、内分泌系统的紊乱，激活炎症因子造成动脉内皮的炎症和损伤，长期异常波动将增加心血管疾病及死亡风险。以"血压晨峰"为例：晨起血压波动正处峰值，是心脑血管事件的危险时刻，容易导致动脉粥样硬化斑块破裂、冠心病、脑卒中等急性事件的发生。

三、血压波动的机制为何

既然血压波动可能对我们的生命健康造成威胁，那我们有必要好好了解一下血压波动的机制。血压波动根据时间的跨度分为短时变异和长时变异。短时变异的时间跨度较短，多指几分钟、几小时以及一天内血压的波动变化，通常是由于人的生理活动改变引起血压的波动。例如，人突然站立、剧烈运动或者情绪激动时，血压会出现短暂地上升，但之后会迅速恢复正常。长时变异则体现在数日、数月以及数年间血压波动的整体情况，往往与年龄、基础疾病、生活方式、季节更替等因素密切相关。

1. 短时变异

节律性：为什么人们普遍早上血压高而晚上血压低呢？前面提到的"双峰双谷"波动，其实是人体昼夜节律的一种体现，与之相关的是体内"神经-体液"双重调节。伴随人们早晨从睡眠中清醒，体内交感神经迅速兴奋，血浆的皮质醇和醛固酮等激素水平升高至峰值，引起人体收缩血管、增加血容量，进而升高血压，激活全身各个脏器。

对于有心血管疾病的患者，血压的迅速上升给原本结构或功能较差的血管带来较大的压力负荷，并加重心脏负担。因此建议晨醒后不要立刻起床，可以待卧床5～10分钟后缓慢起身，并且避免起床后立刻做剧烈动作。

体位：不知道您是否有过这样的经历——久坐或久蹲后突然站立，瞬间感到两眼发黑、脑袋沉沉？这种现象称为"直立性低血压"，即由卧位变为直立体位的3分钟内，舒张压下降≥10mmHg或收缩压下降≥20mmHg，但也有一些老年人直立时间超过3分钟才出现明显的血压下降。这是因为当人突然站立时，血液受重力作用向下肢聚集，导致心脏给大脑的供血不足，加上人的脑血管和眼的视网膜对血压的降低最为敏感，所以会立刻感到头晕眼花。

若您也出现类似症状，建议在站立前先稍微活动四肢，从坐位缓慢站立；若站立后晕眩严重，应立刻坐下或躺下，便于血压回升、大脑血流灌注。

餐后：饱餐之后困意不散？这是出现了餐后低血压，指餐后2小时内收缩压较餐前下降幅度≥20mmHg；或餐前收缩压≥100mmHg，而餐后＜90mmHg。当消化道充满食物时，为了加快消化和吸收，大量血液供应肠道，导致大脑的供血量减少，进而产生困意。三餐中早餐和午餐后血压下降的幅度比晚餐明显，症状多发生于餐后30～60分钟，持续30～120分钟，可表现为头晕、视物模糊、乏力、晕厥、跌倒、嗜睡等。不同食物从胃排入小肠的快慢有所不同：碳水化合物＜蛋白质＜脂肪。像米饭、馒头等碳水化合物含量高的食物，能快速地通过胃进入小肠，引起血压明显降低。因此，建议餐后低血压患者少食多餐、适量增加蛋白质和减少碳水化合物摄入，并且在餐前可以适量饮水（不超过500ml）。

　　运动与情绪："气得脸红脖子粗"的说法有何依据？运动后为何血压升高？人在情绪激动或者剧烈运动时，交感神经兴奋，引起血压上升、心率加快、体温上升、呼吸气促，进而皮肤毛细血管扩张、充血，所以看上去脸色变红。建议心功能不全的患者选择强度较小的有氧运动，如游泳、慢跑、骑车等。

　　2. 长时变异

　　随着人的年龄增长，心血管系统的生理功能减退，尤其是老年群体，出现心血管的弹性减弱、自主神经功能失调、肾脏排泄能力减弱、内分泌功能减退等问题，导致血压异常波动范围增大。性别也是一个血压波动的重要因素：雌激素具有促进血管扩张的功能，所以成年女性的平均血压要低于男性；随着更年期女性雌激素水平的下降，其血压波动范围也会增加。

　　季节变化也会影响血压波动，其中温度是引起血压季节性波动的主要因素。寒冷的天气会激活人体的交感神经系统和肾素-血管紧张素-醛固酮系统（RAAS），引起小血管收缩，减少水钠排泄并增加心输出量，继而血压上升。

此外，一些心血管及内分泌疾病会造成血压较大波动，如嗜铬细胞瘤导致阵发性血压升高。长时间的血压波动异常可能预示着严重的血管病变，如小动脉重构、动脉粥样硬化、动脉纤维性硬化等。遇到这种情况应提高警惕，建议到医院做详细检查。

四、如何预防血压的"惊涛骇浪"

血压的波动，既要有心脏作为动力泵，又要有通畅、有弹性的血管为血流"保驾护航"。日常生活注意营养均衡、作息规律，保持心情舒畅，均对心血管起到保护作用。当血压波动过大时，应首先考虑患有继发性疾病的可能，包括原发性醛固酮增多症、肾血管性高血压、阻塞性睡眠呼吸暂停、嗜铬细胞瘤等。通常在治疗原有疾病后，血压波动异常有所改善。老年人或患有长期慢性病患者平时应密切检测血压波动情况。

（孙宇欣　陈　适）

参 考 文 献

［1］中国老年医学学会高血压分会. 老年人异常血压波动临床诊疗中国专家共识［J］. 中国心血管杂志，2017，22（1）：1-11.

［2］张维忠. 血压变异研究进展和临床意义［J］. 中华心血管病志，2011，39（1）：23-24.

［3］黄绮芳，李燕，王继光. 血压晨峰［J］. 中华心血管病杂志，2008，36（1）：91-93.

［4］陈盼盼，黄建凤. 24小时血压波动性的研究进展［J］. 中国循环杂志，2011，26（2）：156-158.

［5］CHARKOUDIAN N，HART E C J，BARNES J N，et al. Autonomic control of body temperature and blood pressure：influences of female sex hormones［J］. Clin Auton Res，2017，27：149−155.

［6］卢凤玲，刘宇，肖竹，等. 老年人餐后低血压的影响因素研究进展［J］. 中国实用护理杂志，2020，36（20）：1597−1601.

24 给您说说不一样的高血压

您是否有过这样的经历？血压间断骤然升高，可高达180/110mmHg以上，伴或不伴随下列症状：头痛、心悸、大汗、面色苍白/潮红、胸痛、胸闷、恶心、呕吐、腹痛、焦虑、恐惧感等。症状持续数分钟至数小时不等，反复出现，发作频率从每日数次至数月1次不等。发作间期监测血压正常或稍高水平。如果您有上述经历需要考虑以下情况。

一、阵发性血压升高应首先除外哪种疾病

引起阵发性高血压的原因很多，在众多病因中，首先需要除外一种以阵发性高血压伴头痛、心悸、大汗作为典型特征的内分泌肿瘤——嗜铬细胞瘤/副神经节瘤。其中，大部分肿瘤位于肾上腺，即起源于肾上腺髓质，称为嗜铬细胞瘤，小部分生长在肾上腺外（腹部、盆腔、胸部、颈部等）称为副神经节瘤，两者可被视为同一种疾病。嗜铬细胞瘤/副神经节瘤可持续或间断分泌释放大量儿茶酚胺引起血压升高等一系列临床表现，严重者可造成心、脑、肾和血管等严重并发症甚至导致患者死亡。血/尿中儿茶酚胺或其代谢产物升高、影像学检查发现占位可明确诊断。尽早明确诊断并及时手术治疗是良好预后的关键。多数患者通过手术可得到治愈，手术前必须进行充分的药物准备，以避免围手术期出现血压大幅度波动而危及生命。10%～17%的患者罹患恶性肿瘤，可出现转移，因此术后患者需终生随访。

二、还会有哪些疾病会引起血压骤然升高

除嗜铬细胞瘤／副神经节瘤外，一些内科疾病或精神心理疾病也能导致血压阵发性升高，如心绞痛发作、偏头痛，又如惊恐障碍或更年期综合征。上述病因导致血压升高与交感神经系统过度兴奋激活，或心血管系统对儿茶酚胺敏感性增高相关。其中，近40%的患者为惊恐发作导致。

惊恐发作是指突然出现强烈的恐惧感或强烈的不适感，并在几分钟内达到高峰，至少伴随下列症状中4种：①心悸。②出汗。③胸痛、胸闷或胸部不适。④呼吸急促或窒息感。⑤哽噎感。⑥发抖或震颤。⑦恶心或腹部不适。⑧头晕、不稳、头晕目眩或昏眩。⑨发冷或发热感。⑩肢体感觉异常（麻木或麻刺感）。⑪感觉不真实或感觉脱离了自己。⑫失控或"发疯"。⑬濒死感。惊恐发作时通常伴有一定程度血压升高，反复惊恐发作则称为惊恐障碍，以女性多见，多数患者有精神、情绪改变等发作诱因。治疗包括心理疏导及抗焦虑、抑郁药物治疗。

不稳定性高血压患者多见于焦虑、应激、频繁自测血压的患者，血压升高多与情绪相关，通常不伴随躯体化症状，少部分患者也可伴随心悸、潮红、头痛等症状。治疗方面，需缓解不良情绪及应激；对于平时血压得到控制的不稳定性高血压患者，不调整降压药方案；平时血压未得到控制的不稳定性高血压患者，可以增加降压药，酌情加用β受体阻滞剂和α受体阻滞剂。

三、发作性高血压的其他病因为何

发作性高血压的其他病因还包括甲状腺功能亢进症、过度通气综合征、哮喘发作、心律失常等。上述疾病通常

还伴随其他典型的临床特征，容易鉴别。

对于阵发性高血压患者，建议首先就诊于内分泌科除外嗜铬细胞瘤/副神经节瘤，并进行仔细的鉴别诊断，必要时在内分泌科完成术前准备后，泌尿外科行手术治疗。在除外器质性病变后，如患有过度通气综合征或惊恐发作等疾病，建议心理医学科或呼吸科就诊，给予针对性的治疗。

（崔云英　童安莉）

参 考 文 献

［1］中华医学会内分泌学分会肾上腺学组. 嗜铬细胞瘤和副神经节瘤诊断治疗专家共识（2020版）［J］. 中华内分泌代谢杂志，2020，36（9）：737-750.

［2］MAMILLA D，GONZALES M K，ESLER M D，et al. Pseudo-pheochromocytoma［J］. Endocrinol Metab Clin North Am，2019，48（4）：751-764.

［3］American Psychiatric Association. Diagnostic and Statistical Manual of Mental Disorders，Fifth Edition（DSM-5），Arlington，VA 2013.

［4］MANN S J. Labile and Paroxysmal Hypertension：Common Clinical Dilemmas in Need of Treatment Studies［J］. Curr Cardiol Rep，2015，17（11）：99-107.

25

乏力、软瘫，您是否想到还有低钾血症这种病

钾离子是维持细胞正常生理活动，调节渗透压及维持机体酸碱平衡的主要阳离子之一，对于维持神经、肌肉细胞的兴奋性至关重要。正常饮食可满足日常钾需求，随饮食摄入的钾被肠道吸收，体内的钾98%分布在细胞内，2%分布在细胞外。钾主要经肾脏随尿液排出体外，消化道及汗液亦可排出少量的钾。正常情况下，机体对钾的摄入和排出达到平衡状态，血中钾的浓度稳定。

一、什么是低钾血症

正常情况下，体内血清钾离子浓度保持在3.5～5.5mmol/L。当各种原因，如摄入减少、钾在细胞内外分布异常或排出增多导致血清钾离子浓度低于3.5mmol/L时，我们称之为低钾血症。当血清钾离子浓度在3.0～3.5mmol/L时，为轻度低钾血症；当血清钾离子浓度在2.5～3.0mmol/L时，为中度低钾血症；当血清钾离子浓度小于2.5mmol/L时，为重度低钾血症。

二、如何识别低钾血症

低钾血症患者的临床表现的严重程度与血清钾降低的程度及速度有关。轻度低钾血症时患者多无不适症状；长期低钾血症，即使程度为中度甚至重度的患者中有部分亦可因机体耐受而无明显症状。

短时间内血钾明显下降或中重度低钾血症会引起患者出现典型的临床表现：乏力是最常见的症状，多从下肢开

始，逐步进展至躯干及上肢，严重者可出现暂时性瘫痪或因呼吸肌受累导致呼吸衰竭而危及生命。除乏力、软瘫外，患者还可出现横纹肌溶解（表现为肌痛、茶色尿）等。当累及消化道时，肠道蠕动减慢或消失可引起恶心、呕吐、食欲缺乏、腹胀，严重者引起肠梗阻。严重低钾血症患者可出现各种类型的心律失常，表现为心悸、头晕、晕厥等，严重者可出现室性心动过速、心室颤动等恶性心律失常而危及生命。长期低钾血症可导致肾脏浓缩功能障碍、低钾性肾病等，表现为多尿、烦渴、夜尿增多等。

因此，出现乏力、软瘫等上述症状时需要到医院检测血钾，以明确是否存在低钾血症。

三、导致低钾血症的原因有哪些

1. 进食少导致摄入减少

进食减少，含钾食物减少，导致血钾降低。

2. 钾离子在体内的分布异常

细胞外钾离子暂时进入细胞内，发病时存在低钾血症，发病间期血钾正常，多见于低钾性周期性麻痹等。

3. 排出增多

包括经肾脏、消化道、汗液丢失。长期大量呕吐、腹泻、胃肠道引流及大量出汗等可引起低钾血症。经肾脏丢失是低钾血症最常见的病因。正常情况下，体内缺钾后肾脏会通过减少尿钾排泄以提高血钾浓度；而由于肾排钾增加导致低钾血症时，尿中钾离子排出不会相应减少。当血钾＜3.5mmol/L时，24小时尿钾＞25mmol，或当血钾＜3.0mmol/L时，24小时尿钾＞20mmol时判断为经肾脏丢钾导致低钾血症。经肾脏丢钾的原因很多，常见于使用排钾利尿药（如呋塞米、氢氯噻嗪、吲达帕胺等）和甘草制剂，食用棉籽油等。

4. 疾病导致的低钾血症

包括以下疾病。①低钾血症伴正常血压。肾小管性酸中毒、巴特（Bartter）综合征、家族性低钾低镁血症（Gitelman综合征）等。②低钾血症伴高血压。原发性醛固酮增多症、肾动脉狭窄等。

四、发现低钾血症后怎么办

化验检查发现血钾低的患者应到内分泌科门诊就诊，通过检查明确引起低钾血症的病因，并给予相应处理。如果为中重度的低钾血症或伴症状，应该立即到医院急诊就诊进行紧急诊治。就诊时注意向医生提供目前使用的药物和饮食情况。

五、怎么治疗低钾血症

1. 对症补钾治疗

对于轻中度低钾血症，可给予口服药物补钾，常见的补钾药物包括氯化钾缓释片、枸橼酸钾颗粒/口服液等。由于口服补钾有胃肠道刺激，可饭后服用以减少刺激。对于中重度低钾血症或症状明显的低钾血症患者，可经静脉补钾尽快纠正低钾血症。此外，还应密切监测患者的生命体征，以免出现恶性心律失常、呼吸肌受累而危及生命。

2. 对因治疗

一旦明确为低钾血症，应尽快明确导致低钾血症的基础疾病后进行对因治疗，以免延误疾病的诊治。部分低钾血症可通过根治原发病而得到治愈，如肾上腺腺瘤导致的原发性醛固酮增多症、肾动脉狭窄等。部分低钾血症虽不能得到根治，但亦有针对性药物控制血钾，如肾上腺增生导致的原发性醛固酮增多症、里德尔（Liddle）综合征、肾小管性酸中毒等。

低钾血症往往是其他疾病引起的临床表现之一，当存在低钾血症时，建议到内分泌科进一步就诊，寻找低钾血症背后的原因。部分低钾血症可通过根治原发病痊愈；对于无法根治的原发病，通过治疗原发病及补钾治疗，低钾血症可得到完全或部分缓解，预后良好。

（崔云英　童安莉）

参 考 文 献

［1］UNWIN R J，LUFT F C，SHIRLEY D G．Pathophysiology and management of hypokalemia：a clinical perspective［J］．Nat Rev Nephrol，2011，7（2）：75-84．

［2］KIM M J，VALERIO C，KNOBLOCH G K．Potassium Disorders：Hypokalemia and Hyperkalemia［J］．Am Fam Physician，2023，107（1）：59-70．

26 发现血钾低，可能有哪些原因呢

有时我们在门诊会碰到因为"血钾低"来就诊的患者，那么什么是血钾低呢？血钾低又称低钾血症，让我们了解下低钾血症吧。

一、低钾血症是什么

钾是人体内一种非常重要的电解质，可以协助肌肉、心脏和消化系统的工作。98%的钾离子分布于细胞内液，细胞内液、外液钾离子互相交换保持动态平衡，故血钾能够反映体内钾的含量。低钾血症是指血液中的钾含量低，当我们的身体丢失了太多的钾，没有从食物中吸收足够的钾或者钾离子向细胞内转移时，就会发生低钾血症。

二、什么原因会导致低钾血症呢

包括以下原因：①钾在胃肠道丢失：腹泻或呕吐。②饮酒过多，出汗过多。③进食过少，没有摄取足够的钾。④药物使用：如利尿药、降压药、抗生素、胰岛素、质子泵抑制剂；过量使用甘草、泻药。⑤疾病导致血钾减低：肾脏或肾上腺相关疾病，如伴随有高血压的原发性醛固酮增多症、库欣综合征和里德尔（Liddle）综合征，（又称假性醛固酮增多症），不伴随高血压的肾小管疾病如家族性低钾低镁血症（Gitelman综合征）、巴特（Bartter）综合征和范科尼（Fanconi）综合征等。⑥部分甲状腺功能亢进症、周期性麻痹（以周期性发作的弛缓性瘫痪为特点的肌肉疾病）患者会出现发作性低钾血症。⑦有些患者是因为长期食用棉籽油导致的低钾血症。

三、低钾血症的表现是什么

如果您有轻度低钾血症，可能没有明显迹象或症状。如果中重度低钾血症，可能有以下表现：①乏力。②便秘，严重时可出现麻痹性肠梗阻。③排尿频繁或排尿量大。④肌肉抽筋或皮肤刺痛。⑤肌肉无力，在锻炼过程中，您可能会出现肌肉无力。在严重低钾血症，肌肉无力可能导致瘫痪和呼吸衰竭。⑥心跳加快或不规则。⑦发作性低钾血症往往表现为四肢软瘫、呼吸费力。

四、如何诊断低钾血症

诊断依据：①血清学检查如电解质可以直接反映血液中钾的水平。②心电图可以记录您的心率和心跳的快慢，低血钾可以出现心律失常、特征性U波（图14）。

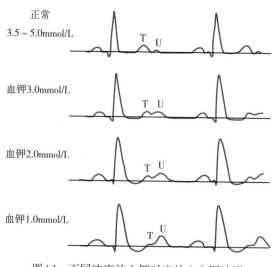

图14 不同浓度的血钾对应的心电图波形

五、低钾血症怎么治疗

在补钾之前，一定要去内分泌科医生那里进一步检查，寻找低钾血症的原因。①药物或食物补钾：富含钾的食物包括香蕉、橙子、西红柿、土豆、瘦肉、酸奶和牛奶等，但食物补钾效果较慢。您可以通过口服药物补钾，如氯化钾缓释片、枸橼酸钾口服溶液。严重的低钾血症也可以经过医生医嘱通过静脉补钾。②治疗引起低钾的原发病：如果您的低血钾经过检查明确了病因，对因治疗才能解决问题。如果您的低钾血症来源于利尿药或者过量的泻药，应该停止应用。③对于肾功能不好的患者或者合并肾上腺皮质功能不全的患者，如何补充钾要询问肾内科或内分泌科医生，避免药物使用不当导致过多的钾在体内堆积，可能会导致高钾血症

总之，低钾血症的病因复杂，如果出现低钾血症，不要慌张，可至内分泌科就诊，通过检查明确病因，并进行进一步的治疗。

（孙　旭　卢　琳）

参 考 文 献

［1］UNWIN R J，LUFT F C，SHIRLEY D G. Pathophysiology and management of hypokalemia：a clinical perspective［J］. Nat Rev Nephrol，2011，7（2）：75-84.

［2］KIM G H，HAN J S. Therapeutic approach to hypokalemia［J］. Nephron，2002，92（Suppl 1）：28-32.

［3］FERREIRA J P，BUTLER J，ROSSIGNOL P，et al. Abnormalities of Potassium in Heart Failure：JACC State-of-the-Art Review［J］. J Am Coll Cardiol，2020，75（22）：2836-2850.

27 当高血压和低血钾这两种情况同时出现时，究竟是巧合还是另有玄机

我国高血压患者已超3亿，每3～4个成年人就有1个高血压患者。部分高血压患者检测血钾降低，对这些患者需要仔细鉴别导致低血钾的病因，高血压和低血钾可为共同疾病导致，也可以是药物等因素导致高血压患者出现低血钾。下面给大家讲解一下高血压合并低血钾这一临床常见情况的病因。

高血压是一种常见的疾病，但是很多患者会同时合并低血钾，您有没有见过呢？

高血压是指患者在3个非同日测量血压，收缩压≥140mmHg和/或舒张压≥90mmHg。低血钾指血清钾离子浓度低于3.5mmol/L，患者常有乏力、多尿、夜尿增多等症状。如果患者出现这些症状，需要到医院检测一下血电解质。

一、当高血压和低血钾 这两种情况同时出现时，究竟是巧合还是另有玄机

其实，当高血压合并有低血钾的时候，既有可能是两种不同病理生理状态的重叠，也可以是一种疾病的表现。最重要的是首先要明确病因。

当一名高血压患者的化验结果中出现低血钾时，我们首先要考虑引起低血钾可能的原因，最常见的原因包括：患者进食不足、呕吐、腹泻，亦或是服用排钾利尿药，如氢氯噻嗪或呋塞米。另外，服用甘草类制剂、食用棉籽油

也可导致血钾降低。这些病因很容易通过询问患者的病史明确，且其导致的低血钾是可逆性的，停用药物或消除病因后患者血钾水平能够很快恢复正常。

二、如果高血压和低血钾是由一种疾病引起的，有哪些疾病和病因

引起高血压和低血钾最常见的病因是盐皮质激素，即醛固酮分泌过多。醛固酮是机体一种重要的维持水钠平衡和电解质稳定的激素，主要功能是减少水分和钠离子从机体排出，增加钾的排出。因此，当各种因素引起机体醛固酮分泌增多时，钾离子通过尿液排出体外，进而会引起低血钾。同时，因为醛固酮的钠水潴留作用，使体内循环血容量增多，进而引起高血压。

三、什么疾病会引起人体醛固酮分泌过多

最常见的是原发性醛固酮增多症。人体的肾上腺皮质是分泌醛固酮的主要部位，如果肾上腺皮质发生腺瘤或增生，这些腺瘤或增生组织分泌醛固酮增多，即能引起患者出现原发性醛固酮增多症。原发性醛固酮增多症是最常见的引起高血压和低血钾的疾病，也是最常见的继发性高血压的病因，在高血压患者中的患病率为5%～10%，在难治性高血压患者中的患病率高达20%。但并非所有原发性醛固酮增多症患者均存在低血钾，低血钾在原发性醛固酮增多症患者中的发生率仅为9%～37%，更多的患者是以难治性高血压为主要临床表现，血钾在正常偏低的范围。对于腺瘤患者，手术切除腺瘤后患者的血钾可以完全恢复正常，血压也能恢复正常或较手术前明显下降；对于增生的患者，可以加用阻断醛固酮作用的药物如螺内酯进行治疗，将患

者的血压和血钾控制好。

除了原发性醛固酮增多症导致醛固酮激素分泌过多外，肾素瘤、肾动脉狭窄或其他原因引起的肾动脉缺血会引起肾脏分泌肾素增多，肾素分泌增多直接引起醛固酮的分泌增多，进而引发高血压和低血钾。

四、还有哪些激素的分泌会引起高血压和低血钾

那么，除了醛固酮分泌过多外，还有哪些激素的分泌会引起高血压和低血钾呢？答案是另一种肾上腺皮质分泌的激素——糖皮质激素，即皮质醇。皮质醇在肾脏局部能起到与醛固酮相似的作用，如果皮质醇分泌增多，临床疾病为皮质醇增多症或称库欣综合征，患者除了高血压和低血钾外，还可以出现更容易识别的临床特征，如向心性肥胖、满月脸、水牛背、皮肤紫纹等（图15）。此外，醛固酮在肾上腺细胞内合成需要经过很多酶的催化，生成一系列中

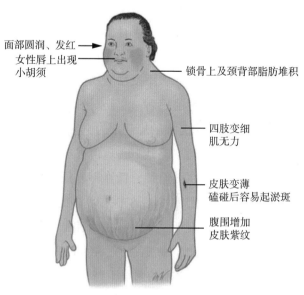

面部圆润、发红
女性唇上出现小胡须
锁骨上及颈背部脂肪堆积
四肢变细肌无力
皮肤变薄磕碰后容易起淤斑
腹围增加皮肤紫纹

图15 库欣综合征患者的临床特征

间产物（醛固酮前体物质），最终产生醛固酮。一些前体物质也能产生类似醛固酮样的作用。另一个罕见的肾上腺疾病——先天性肾上腺皮质增生症即能引起这些前体增加。这些患者常幼年起病，有高血压和低血钾，此外，患者会出现性分化或性发育异常，如女性患者出现男性化表现，或者男性患者出现性早熟，或者外表为女性的患者第二性征不发育、原发性闭经等。

除了激素分泌异常外，有一些常染色体显性遗传病也可引起高血压和低血钾的临床表现，如里德尔（Liddle）综合征等，患者常为幼年或青少年起病，表现为严重高血压和低血钾。

通过本文的讲解，大家是否对高血压、低血钾有了更深的了解呢？当我们出现了高血压、低血钾后，建议内分泌科及时就诊，进一步查找原因，并给予针对性的治疗，才能够最大限度减轻疾病给我们带来的困扰。

（马晓森　童安莉）

参 考 文 献

［1］中华医学会内分泌学分会. 原发性醛固酮增多症诊断治疗的专家共识（2020版）［J］. 中华内分泌代谢杂志，2020，36（9）：727-736.

［2］EL-MAOUCHE D，ARLT W，MERKE D P. Congenital adrenal hyperplasia［J］. Lancet，2017，390（10108）：2194-2210.

［3］CUI Y，TONG A，JIANG J，et al. Liddle syndrome：clinical and genetic profiles［J］. J Clin Hypertension，2017，19（5）：524-529.

28 全身的皮肤越来越黑，到底怎么了

一、什么是肾上腺皮质功能减退

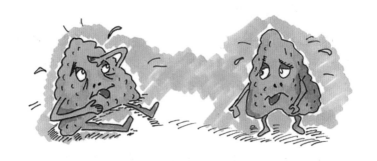

顾名思义，当肾上腺皮质不能产生足够的激素就会发生肾上腺皮质功能减退症。那么肾上腺皮质在哪里呢？肾上腺是位于肾脏上方的内分泌腺体，这个三角形的腺体外层是皮质，内层是髓质。肾上腺皮质可以分泌好几种类固醇激素，如糖皮质激素、盐皮质激素、性激素。

肾上腺受到"上级腺体"下丘脑、垂体分泌的促肾上腺皮质激素释放激素（CRH）、促肾上腺皮质激素（ACTH）调节。因此肾上腺皮质功能减退可分为两种情形，第一种是肾上腺本身的问题，即使上级腺体努力输出指令，肾上腺也没法足量合成所需激素，即原发性肾上腺皮质功能减退，患病率为（82～144）/百万。第二种情况是下丘脑、垂体没有下达足够的CRH、ACTH指令使肾上腺合成激素，即继发性肾上腺皮质功能减退，患病率为（150～280）/百万。

二、肾上腺皮质功能减退的病因有哪些

分为原发性和继发性两大类。

1. 原发性肾上腺皮质功能减退的病因

（1）肾上腺本身的损害：常见于自身免疫性疾病、结核、获得性免疫缺陷综合征（AIDS）等。自身免疫性疾病是指机体产生了攻击自身肾上腺皮质的抗体，导致肾上腺萎缩，发达国家中80%的原发性肾上腺功能减退症是此种病因（图16），而在中国更需要关注结核导致肾上腺皮质功能减退。其他少见病因有肾上腺脑白质营养不良、转移性肿瘤。

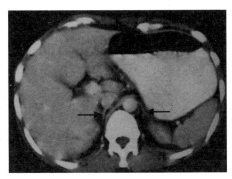

图16　自身免疫性肾上腺炎CT检查
注：提示肾上腺萎缩。

（2）激素合成障碍：主要病因是先天性肾上腺皮质增生症，其次是DAX1基因缺陷等。

2. 继发性肾上腺功能减退的病因

来源于CRH、ACTH分泌不足，常见病因为垂体瘤、垂体炎、垂体感染等导致垂体的损伤。此外，对于长期大剂量使用糖皮质激素的患者，由于外源性糖皮质激素可以负反馈抑制下丘脑垂体分泌CRH、ACTH，突然停药后会产

生急性肾上腺皮质功能不全的表现。

三、肾上腺皮质功能减退有哪些临床表现

肾上腺皮质功能减退可表现为乏力、低血压、腹痛、恶心、呕吐、抑郁、女性月经紊乱、性欲减退等。体征上，原发性肾上腺皮质功能减退的特征性表现是皮肤黏膜色素沉着（图17）。在应激状态，如感染、损伤、手术时，对肾上腺皮质激素需求量增加，甚至会表现为致命的疾病状态——肾上腺危象，患者可出现严重呕吐、腹泻、低血压、晕厥、低血糖、低血钠、高血钾等。

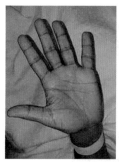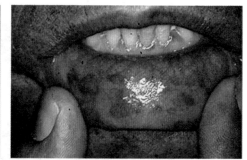

图17　原发性肾上腺皮质功能减退患者的皮肤黏膜色素沉着

四、肾上腺皮质功能减退如何治疗

主要治疗手段是补充生理替代剂量的肾上腺类固醇激素，包括糖皮质激素、盐皮质激素替代治疗。此外，所有患者都应做好应对肾上腺危象的准备，比如在应激情况下，主动将糖皮质剂量加量2～5倍，以防止肾上腺危象所造成的严重后果，必要时，到内分泌科就诊，在医生的指导下，进行监测及药物剂量的调整，以确保患者健康、安全。

（苏　婉　卢　琳）

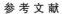

参 考 文 献

［1］CHARMANDARI E，NICOLAIDES N C，CHROUSOS G P. Adrenal insufficiency［J］. Lancet，2014，383（9935）：2152-2167.

［2］MARTIN-GRACE J，DINEEN R，SHERLOCK M，et al. Adrenal insufficiency：Physiology，clinical presentation and diagnostic challenges［J］. Clin Chim Acta，2020，505：78-91.

［3］BANCOS I，HAHNER S，TOMLINSON J，et al. Diagnosis and management of adrenal insufficiency［J］. Lancet Diabetes Endocrinol，2015，3（3）：216-226.

29 体检发现肾上腺小结节怎么办

有些患者在健康体检或检查其他疾病期间，影像学检查偶然发现了肾上腺小结节，往往会特别紧张，拿着体检报告到医院咨询医生：肾上腺结节是肿瘤吗？良性还是恶性？有没有危险？需要做哪些检查？需要手术吗？其实，在接受CT检查的健康人中，肾上腺结节的检出率约为4%，且随着年龄的增长而增加，20多岁年轻人的肾上腺结节检出率<1%，而在70岁以上老年人中可达7%。因此，检查出肾上腺结节，又被医学上称为"肾上腺意外瘤"，并不少见。本文就带大家来聊一聊发现肾上腺结节后我们该如何应对。

一、肾上腺在哪里？是干啥的

肾上腺是人体非常重要的内分泌器官，由于位于两侧肾脏上方，就像是肾脏上戴的小帽子，故名肾上腺。

肾上腺由功能不同的皮质和髓质构成。肾上腺皮质从

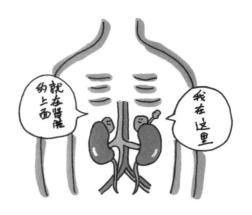

外到内又可以分为球状带、束状带和网状带。球状带分泌盐皮质激素，主要调节人体的水和电解质平衡；束状带分泌糖皮质激素，对机体维持血压、进食、应对应激、调节多种代谢物质和免疫反应等均有重要的作用；网状带分泌少量性激素前体，在青春期前发挥少量的维持性征的作用。肾上腺髓质分泌儿茶酚胺，包括肾上腺素、去甲肾上腺素和多巴胺，主要进行血压的调控（图18）。

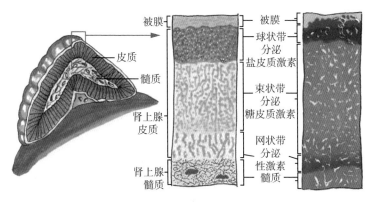

图18　肾上腺解剖结构及功能示意

二、肾上腺小结节是肿瘤吗？为什么要做功能评估

内分泌科医生在初次接诊时会让患者进行肾上腺激素的检测以评估结节是否存在分泌功能，患者常会有这样的疑问：评估激素是看结节的良恶性吗？某项激素水平高意味着结节是癌？答案当然是否定的。对于肾上腺结节的评估，功能性和良恶性是两个完全不同的方面。

从功能性来看，70%以上的肾上腺结节均为无异常分泌功能的，但也有30%可能提示以下内分泌疾病，如原发性醛固酮增多症（盐皮质激素分泌过多）、皮质醇自主分泌（糖皮质激素分泌过多）和嗜铬细胞瘤（儿茶酚胺分泌过多）等，是否存在功能性主要通过肾上腺激素水平检测以及内分泌功能性试验等来筛查和诊断（表8）。

表8 肾上腺结节的功能性评估

疾病类型	常见症状	主要激素检查方法
原发性醛固酮增多症	高血压、伴或不伴低血钾	晨起立位血醛固酮浓度，醛固酮/肾素比值，卡托普利试验、坐位盐水试验等
皮质醇自主分泌	多为亚临床库欣综合征，少数可见高血压、满月脸、多血质、向心性肥胖等典型库欣综合征表现	血皮质醇和ACTH浓度，24小时尿游离皮质醇，1mg过夜地塞米松抑制试验，经典小剂量地塞米松抑制试验等
嗜铬细胞瘤	阵发性或持续性高血压，阵发性头痛、心悸、大汗三联征	血或尿儿茶酚胺代谢产物

从良恶性来看，90%以上的肾上腺结节是良性的，包括增生、腺瘤、囊肿、髓样脂肪瘤和神经节细胞瘤等，而肾上腺皮质癌、转移癌、淋巴瘤等属于恶性病变，需结合病史、影像学特征、核素显像甚至肾上腺病变活检来进一步明确（表9）。

表9 肾上腺意外瘤的病因分类及占比

病因分类	占比/%
根据有无功能	
无功能	77.7
有功能	22.3
根据良恶性	
良性（增生、腺瘤、囊肿、髓样脂肪瘤等）	92.3
恶性（肾上腺皮质癌、肾上腺转移癌、淋巴瘤、神经母细胞瘤等）	7.7

三、肾上腺结节需要手术切除吗

大多数体检发现的肾上腺结节为良性且无功能，对人体危害不大，这一类结节无需手术。手术指征为有激素分泌功能和有恶性征象的病灶。另外，直径＞5cm的结节不能完全除外恶性可能，可结合患者具体临床特点、年龄、健康状况和自身意愿来制订治疗方案，必要时可考虑手术。

四、如果不手术，如何定期复查

如果相关检验和检查结果经医生评估后初步认为肾上腺结节是良性且无功能的，暂时又没有手术指征，那后续也不必再管它了吧？其实不然。专家建议在诊断后每1～2年随访一次，主要以影像学检查（如CT平扫）观察肿瘤大小和形态的变化。如出现新的临床表现如高血压、低血钾或新发症状，可进一步复查肾上腺相关激素的生化检测以评估结节分泌功能。

近年来，健康体检的普及和影像学检查的广泛应用使得肾上腺结节的发现率越来越高，但绝大多数肾上腺结节还是属于无内分泌功能的良性肿瘤。再次提醒大家，当拿到体检报告时先别过度担心，请先到内分泌科就诊，评估肾上腺结节的功能性及良恶性，经过医生判断，明确是否需要手术治疗，或暂时观察，定期随访。

（高寅洁　卢　琳）

参 考 文 献

［1］肾上腺意外瘤多学科管理专家组. 肾上腺意外瘤多学科管理专家共识［J］. 中华内分泌外科杂志，2021，15（4）：325-336.

［2］MARTIN F，WIEBKE A，IRINA B，et al. Management of adrenal

incidentalomas: European Society of Endocrinology Clinical Practice Guideline in collaboration with the European Network for the Study of Adrenal Tumors [J]. Eur J Endocrinol, 2016, 175 (2): G1-G34.

[3] DANIEL I G, WILLIAM W Mayo-Smith. Management of incidental adrenal masses: an update [J]. Abdom Radiol (NY), 2020, 45 (4): 892-900.

[4] NUSRET Y, ESIN A, GOKHAN T, et al. Clinical characteristics and follow-up results of adrenal incidentaloma [J]. Exp Clin Endocrinol Diabetes, 2021, 129 (5): 349356.

糖代谢篇

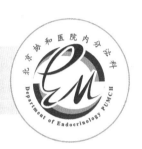

30 您知道怎样测血糖才更准确吗

随着生活水平的逐渐提高，糖尿病的患病率越来越高，良好的血糖控制有助于延缓或避免并发症的发生。作为血糖管理的五驾马车之一，您知晓如何准确测量血糖吗？一定要上医院测量吗？是测得越频繁越好吗？也有些患者从来不监测自己的血糖，总是凭感觉。

作为血糖测量的方法，目前临床上监测血糖方法主要包含全自动生化分析仪测定、快速血糖仪测定、实时动态血糖监测系统、反映 2～3 周平均血糖水平的糖化血清白蛋白（GA%）和 2～3 个月平均血糖水平的糖化血红蛋白（HbA1c）的测定。其中患者进行自我血糖测定是血糖监测的基本形式，HbA1c 是反映长期血糖控制水平的标准，而动态血糖测定和 GA% 则是上述监测方法的有效补充。

自我血糖测定是最基本的评价血糖控制水平的手段，可以实时反映血糖水平，有效评估空腹血糖和餐后血糖，以及生活事件（锻炼、用餐、运动及情绪应激等）和降糖药物对血糖的影响，有助于为患者制订个体化生活方式干预和优化药物干预方案，提高治疗的有效性和安全性。

自我血糖测定需要选择一款足够精准、操作简便、易学易用且有良好售后服务保障的血糖仪。此外，在实际的自我监测过程中，操作技术也是影响血糖测量结果精准性的关键因素，建议通过以下 3 个步骤规范操作。

1. 测试前的准备

清洁采血部位（如指腹侧面），可用肥皂和温水将手，尤其是采血部位清洗干净，并用干净的纸巾擦干，清洁后

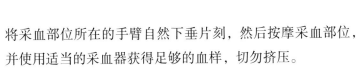

将采血部位所在的手臂自然下垂片刻，然后按摩采血部位，并使用适当的采血器获得足够的血样，切勿挤压。

2. 测试中的要求

建议一次性吸取足量的血样量，在测试中不要按压或移动血糖试纸、血糖仪等。

3. 测试后的要求

记录血糖结果，如果测试结果可疑，可重复测定。当怀疑血糖仪不准确时，应及时进行仪器校准。

那么，何时该进行血糖测定呢？越频繁越好吗？答案自然不是，过于频繁的监测血糖容易产生焦虑的心理，针刺采血也会引起不适感。首先需要了解每个时间点测定血糖的意义，其次针对自身降糖方案的特点选择合适的监测时机（表10）。例如，血糖稳定的非胰岛素治疗患者的餐时配对血糖监测方案，每周选择3天，分别配对监测早餐、午餐和晚餐前后的血糖水平。但胰岛素强化治疗（多次胰岛素注射或胰岛素泵治疗）的患者，在治疗开始阶段应每天监测血糖5～7次，覆盖空腹、三餐前后、睡前。

表10　各时间点血糖的适用范围

时间	适用范围
餐前血糖	血糖水平很高；或有低血糖风险时（老年人、血糖控制较好者）
餐后2小时血糖	空腹血糖已获良好控制，但HbA1c仍不能达标者；需要了解饮食和运动对血糖影响者
睡前血糖	注射胰岛素患者，特别是晚餐前注射胰岛素患者
夜间血糖	胰岛素治疗已接近达标，但空腹血糖仍高者；或疑有夜间低血糖者
其他	出现低血糖症状时应及时监测血糖；剧烈运动前宜监测血糖

对于每一位糖尿病患者来说，准确测量血糖十分重要，这是一件简单而且常见的事情，平时监测血糖时建议注意以上细节，保证血糖测量准确性，有助于血糖控制，预防及延缓糖尿病并发症的发生发展。

（肖　诚　于　淼）

参考文献

［1］中华医学会糖尿病学分会. 中国血糖监测临床应用指南（2021年版）［J］. 中华糖尿病杂志，2021，13（10）：936-948.

31 您了解该如何科学监测血糖吗

一、为什么要监测血糖

糖尿病是一种慢性疾病，除根据个人情况配合药物或胰岛素治疗外，患者对自我生活方式的管理能力也是糖尿病控制是否成功的关键所在。血糖监测是糖尿病患者自我管理中的重要一环。血糖过高、过低或波动过大都会对身体造成伤害。患者自己的感觉并不能准确反映血糖的变化情况，因此，规律、科学地进行血糖监测可以帮助患者及时了解血糖控制情况，防止血糖过高引发并发症或者血糖过低发生晕厥。在血糖监测过程中，当发现血糖控制情况良好时，可以增强患者战胜糖尿病的信心；当发现血糖波动较大时，可以提示患者及时查找原因，并予以相应治疗。

血糖监测与记录的结果还能协助医生为糖尿病患者调整治疗方案。诊疗时抽血化验的结果和血糖监测结果是医生为糖尿病患者制订和调整个体化治疗方案的强有力依据。

二、监测血糖的技术有哪些

1. 自我血糖监测

指的是糖尿病患者用血糖仪检测的手指尖毛细血管全血葡萄糖，所测得的是患者某个时间点的血糖值。基本监测点为空腹、三餐前和餐后2小时，如患者存在夜间低血糖风险，可根据情况加测睡前和夜间血糖。

2. 持续葡萄糖监测（CGM）

通过植入皮下像硬币大小的探测器监测组织间液葡萄

糖浓度。每5分钟生成1个记录，全天288个记录，3天超过800个血糖值构成一幅整体的血糖图谱。CGM就像摄像机一样，可以全面记录糖尿病患者的血糖变化，并及时发现高血糖和低血糖的情况，从而为选择个体化的治疗方案提供更多依据。但CGM相对昂贵，且由于存在可靠性问题以及大多数CGM仪器都需要校正，使用CGM时至少偶尔还是需要测定指尖血糖。

3. 糖化血红蛋白（HbA1c）

HbA1c是临床上用以评价长期血糖控制情况的金标准，是调整治疗方案的重要依据。对于HbA1c未达标的患者，建议每3个月检测1次。一旦达标后，可每6～12个月检测1次。但HbA1c也存在一定的局限性，如难以反映低血糖风险、无法捕捉低血糖事件等。

对糖尿病患者来说，自我血糖监测为最简单、方便快捷与实用的监测血糖方法，也是目前大部分糖尿病患者选取的监测血糖方法。建议糖尿病患者最好家中能配备一台血糖仪（图19），以便更好地了解自我血糖波动情况，更好地控制血糖。

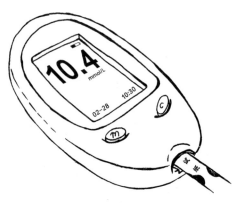

图19　指尖血糖测定

三、如何科学监测血糖

1. 何时测定血糖

常用的血糖监测时间点有空腹、三餐前、餐后2小时、睡前、夜间等。当血糖水平很高时应首先关注空腹血糖；当有低血糖风险或注射基础、餐时或预混胰岛素时可监测餐前血糖；如果是注射胰岛素的患者，特别是晚餐前注射胰岛素则可以监测餐后2小时血糖；睡前血糖一般在夜间10点左右测定，主要是为指导夜间合理用药，以避免夜间发生低血糖；夜间血糖一般在凌晨3点左右测定，加测夜间血糖一方面可以明确是否存在夜间低血糖，另一方面可以帮助分析晨起空腹高血糖的原因，有助于根据实际情况及时调整胰岛素的注射剂量。

2. 每天测几次血糖

血糖测定次数根据糖尿病患者情况不同而不同：如果血糖控制非常差，则应每天监测血糖4～7次或根据治疗需要监测血糖，直到血糖控制趋于平稳；如果在使用口服降糖药且血糖控制平稳，则可每周监测2～4次空腹或餐后血糖，或在就诊前1周内持续监测血糖，分别是三餐前后和睡前；如果在使用胰岛素治疗，则可根据胰岛素治疗方案进行相应的血糖监测（表11）。自我血糖监测还可以实施个体化测量，如想了解特殊饮食或饮食量、运动量等对自身血糖的影响，或出现低血糖症状、怀疑低血糖时都可以进行血糖监测。

3. 如何记录监测血糖的信息

科学监测血糖不仅仅包含血糖的测定，还包括详细地记录与备注。监测血糖时应注意记录以下问题：①血糖测定的结果。②血糖测定的日期、时间，最好精确到几点几分。③血糖测定与进餐的关系，即是餐前还是餐后。④血糖测定前是否摄入口服降糖药或注射胰岛素，这些治疗的时间、种类、剂量分别是什么。⑤影响血糖的因素，如进食的食物种类、数量、运动量、心情、生病情况等。⑥当出现低血糖时，应详细记录低血糖症状出现的时间，与药物、进食或运动的关系，当时的症状等。

表11　血糖监测频率图例

监测时间	4次	5点法	7点法	8点法
空腹	√	√	√	√
早餐后2小时		√	√	√
午餐前	√		√	√
午餐后2小时		√	√	√
晚餐前	√		√	√
晚餐后2小时			√	√
睡前	√	√	√	√
凌晨2～3点				√

4. 如何判断血糖是否达标

制订2型糖尿病患者综合调控目标的首要原则是个体化，应根据患者的年龄、病程、预期寿命、并发症或合并症病情严重程度等进行综合考虑。根据2020年《中国2型糖尿病防治指南》推荐的血糖控制目标水平，空腹血糖应控制在4.4～7.0mmol/L，餐后2小时血糖在10mmol/L以下。如果您是年轻人则适当再严格些，理想状态是空腹血糖应控制在6.0mmol/L以下，餐后2小时血糖在8.0mmol/L，但也不要将血糖控制得太低，应在4.4mmol/L以上，避免发生低血糖。

同时HbA1c也是反映长期血糖控制水平的主要指标之一，合理的HbA1c控制目标为＜7.0％。更严格的HbA1c控制目标（如＜6.5％），适合于病程较短、预期寿命较长、无并发症、未合并心血管疾病的2型糖尿病患者，其前提是无低血糖或其他不良反应。相对宽松的HbA1c目标（如＜8.0％），可能更适合于有严重低血糖史、预期寿命较短、有显著的微血管或大血管并发症，或有严重合并症、长糖尿病病程和一些尽管使用了很多治疗手段仍难达到常规治疗目标的患者。

总之，若您是一名糖尿病患者，鉴于科学监测血糖对糖尿病管理的重要性，建议您在充分了解监测血糖的意义和目的的基础上，做好血糖的监测和记录，帮助医生为您调整个体化方案，及时发现并治疗低血糖并防止或延缓糖尿病并发症的产生，这将协助您更好地控制糖尿病。

（丁　露　肖新华）

参 考 文 献

［1］史轶蘩. 协和内分泌和代谢学［M］. 北京：科学出版社，1999.

［2］中华医学会糖尿病学分会. 中国2型糖尿病防治指南（2020年版）［J］. 中华糖尿病杂志，2021，13（4）：315-409.

［3］国家老年医学中心，中华医学会老年医学分会，中国老年保健协会糖尿病专业委员会. 中国老年糖尿病诊疗指南（2021年版）［J］. 中华糖尿病杂志，2021，13（1）：14-46.

［4］LEROITH D，BIESSELS G J，BRAITHWAITE S S，et al. Treatment of Diabetes in Older Adults：An Endocrine Society* Clinical Practice Guideline［J］. J Clin Endocrinol Metab，2019，104（5）：15201574.

32 空腹血糖正常或轻度升高就一定不是糖尿病吗

当您拿到体检报告的时候，一定很注意自己的体检数据哪些是不合格的，而对于那些在正常范围内的或者只是轻度超标的数据，则常常会忽略掉。其中空腹血糖的数据可能就是一个容易被忽视的指标。

一、糖尿病诊断的标准有哪些

目前，糖尿病诊断依据主要由空腹血糖、口服葡萄糖耐量试验2小时血糖、糖化血红蛋白、随机血糖4个指标构成。我们国家的诊断标准及糖代谢状态分类如表12、表13。

表12　糖尿病诊断标准

糖尿病的诊断标准	静脉血浆葡萄糖（mmol/L）/ HbA1c（%）
典型糖尿病症状（烦渴多饮、多尿、多食、不明原因体重下降）	
加上随机血糖	≥11.1mmol/L
或加上空腹血糖	≥7.0mmol/L
或加上OGTT 2小时血糖	≥11.1mmol/L
或加上HbA1c	≥6.5%
无糖尿病典型症状者，需改日复查确认	

注：空腹状态指至少8小时没有进食热量；随机血糖指不考虑上次用餐时间，一天中任意时间的血糖不能用来诊断空腹血糖受损或糖耐量异常。

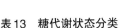

表13 糖代谢状态分类

糖代谢分类	静脉血浆葡萄糖（mmol/L）	
	空腹血糖 （FPG）	糖负荷后2小时血糖 （2小时PPG）
正常血糖（NGR）	＜6.1	＜7.8
空腹血糖受损（IFG）	6.1～＜7.0	＜7.8
糖耐量减低（IGT）	＜7.0	7.8～＜11.1
糖尿病（DM）	≥7.0	≥11.1

二、糖尿病诊断指标的意义各有哪些不同

虽然上述指标满足其一就可诊断糖尿病，但对于同一个糖尿病患者，却并非4个指标都一定同时超标。4个指标的临床意义各有侧重，例如，空腹血糖相对稳定，不太受到短期内饮食及运动的影响，能较好地反映夜间肝糖输出的多少；口服葡萄糖耐量试验（OGTT）2小时血糖则反映的是胰岛处理餐后血糖升高的能力，很多患者早期仅表现为餐后血糖升高，而这时空腹血糖可能还处于正常范围内，因此该指标对糖尿病前期的患者诊断的敏感性较好；糖化血红蛋白反映的则是最近3个月的平均血糖水平，当空腹和餐后血糖都有显著升高时才会升高，因此对高血糖诊断的特异性较好，但对糖尿病前期的患者则敏感性不够，另外在分析时也要注意到一些影响血红蛋白寿命的疾病对该指标的影响；随机血糖则是方便用于对那些血糖已经显著升高的患者的诊断。总结一下，对于诊断糖尿病前期的价值，OGTT 2小时血糖＞空腹血糖＞随机血糖＞糖化血红蛋白。

三、哪些人应尽早筛查糖尿病

筛查对象为糖尿病高危人群。

成年高危人群包括：①有糖尿病前期史。②年龄≥40岁。③体重指数（BMI）≥24和/或向心性肥胖（男性腰围≥90cm，女性腰围≥85cm）。④一级亲属有糖尿病史。⑤缺乏体力活动者。⑥有巨大儿分娩史或有妊娠期糖尿病病史的女性。⑦有多囊卵巢综合征病史的女性。⑧有黑棘皮征者。⑨有高血压史，或正在接受降压治疗者。⑩高密度脂蛋白胆固醇＜0.90mmol/L和/或甘油三酯＞2.22mmol/L，或正在接受调脂药治疗者。⑪有动脉粥样硬化性心血管疾病史。⑫有类固醇类药物使用史。⑬长期接受抗精神病药物或抗抑郁症药物治疗。而2022年美国糖尿病学会（ADA）糖尿病指南，已将糖尿病筛查的年龄提前至35岁，这也是为目前糖尿病发病年龄越来越年轻化采取的应对措施。

儿童和青少年罹患糖尿病的高危人群包括：BMI≥相应年龄、性别的第85百分位数，且合并以下3项危险因素中至少1项，即母亲妊娠时有糖尿病（包括妊娠期糖尿病）；一级亲属或二级亲属有糖尿病史；存在与胰岛素抵抗相关的临床状态（如黑棘皮征、多囊卵巢综合征、高血压、血脂异常）。应定期检查，警惕糖尿病的发生。

（李　伟）

参 考 文 献

［1］中华医学会糖尿病学分会. 中国2型糖尿病防治指南（2020年版）［J］. 中华糖尿病杂志，2021，13（4）：315-409.

［2］American Diabetes Association Professional Practice Committee.

Classification and Diagnosis of Diabetes: Standards of Medical Care in Diabetes-2022 [J]. Diabetes Care, 2022, 45 (Suppl 1): S17-S38.

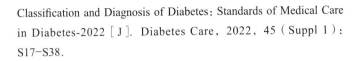

33 除了2型糖尿病，您还听说过这几种糖尿病吗

您或您的亲朋好友是否患有糖尿病？您知道是属于哪种类型的糖尿病吗？除了常见1型和2型糖尿病，您是否了解其他神秘类型糖尿病？

接下来将带领您初步探索神秘类型糖尿病的领域。目前我国的糖尿病诊断和分类标准仍然参考1999年世界卫生组织分类标准，广为人知的常见类型糖尿病包括1型糖尿病（T1DM）、2型糖尿病（T2DM）和妊娠期糖尿病。而由其他病因引起的糖尿病则称为特殊类型糖尿病，因为其种类繁多、发病率低、病因复杂，故而蒙上了一层神秘的面纱。但由于我国糖尿病人口基数庞大，特殊类型糖尿病实际上患病人数并不少，揭开这层神秘的面纱不但有助于您对神秘类型糖尿病的了解，更加有助于糖尿病的准确分型、精准治疗。

简单的说来，特殊类型糖尿病可分为8类，包括胰岛B细胞功能遗传缺陷、胰岛素作用遗传性缺陷、胰腺外分泌疾病、内分泌疾病、药物或化学物质诱导、感染、免疫介导糖尿病及糖尿病相关的遗传性综合征。接下来，将为大家详细介绍一下特殊类型糖尿病中的常见类型，希望大家知道糖尿病除了1型和2型，还有其他很多类型，结合自身或周围亲朋好友所患糖尿病的特点，定位自己的分型，减少诊治过程中的弯路。

一、胰岛B细胞功能遗传缺陷

由于某些特定的基因突变而使胰岛素分泌减少，主要

包括青少年发病的成年型糖尿病（MODY）、线粒体糖尿病，需基因检测才能明确。

1. 线粒体糖尿病

如果患者40岁以下起病、非肥胖体型，有神经性聋、伴中枢神经系统、心肌、骨骼肌受累表现，以及视网膜色素变性、眼外肌麻痹或乳酸性酸中毒的表现，并且有母系遗传糖尿病家族史，需要重点考虑线粒体基因突变糖尿病，同样可以完善基因检测。

该类患者应避免使用影响线粒体功能的药物及耳毒性药物，不宜服用双胍类降糖药，确诊后应及早进行胰岛素治疗。

2. MODY

目前至少发现有14种类型MODY，MODY 1、2、3、5是MODY中最为常见的类型。

MODY2是由葡萄糖激酶（GCK）基因突变所致，在出生时即可出现空腹血糖水平轻度升高。临床症状不明显，一般在体检时发现，除妊娠等特殊时期外，可通过运动或饮食可控制血糖。微血管并发症风险低，且高血压、冠心病等发生率也较低。

血糖不高时即出现尿糖阳性是MODY3的早期表现，MODY3由肝细胞核因子-1α（HNF1α）基因突变。常有糖尿病家族史，不依赖胰岛素，易发生如糖尿病视网膜病变、糖尿病肾病、糖尿病周围神经病变等微血管并发症，服用磺脲类药物控制血糖疗效显著。

MODY1由肝细胞核因子-4α（HNF4α）基因突变，该类患者一般肾糖阈正常、少见尿糖阳性。部分患者高密度脂蛋白、脂蛋白水平偏低，可用于该疾病的筛查。同样可以采用口服磺脲类药物控制血糖。

MODY5由肝细胞核因子-1β（HNF1β）基因突变引起。HNF1β主要在胚胎发育的早期阶段，表达于胰腺、肾脏、肝脏和生殖道，因此，HNF1β基因突变的个体可能出现上述器官的发育异常。患者有糖尿病家族史，出生体重较低，早发糖尿病且肾脏、肝脏、胰脏等器官异常。少数患者可以通过饮食治疗控制，多数患者需胰岛素治疗。

二、内分泌疾病引起的特殊类型糖尿病

身体内一些激素如生长激素、肾上腺皮质激素、儿茶酚胺、甲状腺激素、胰高血糖素等激素在引起相应内分泌疾病的同时也会导致血糖升高。部分情况下，血糖升高会先于疾病特征性的临床表现发生。

1. 库欣综合征

糖皮质激素具有增加糖原分解、减少肝糖原合成，导致高胰岛素血症和胰岛素抵抗的作用，进而导致血糖升高。库欣综合征患者常表现为脸圆红、四肢纤细、腹型肥胖、皮肤菲薄等特征（图15）。该病糖尿病症状较轻，极少有酮症酸中毒。临床上可通过外科手术治疗库欣综合征，愈后糖尿病症状可消失。

2. 肢端肥大症

生长激素过多而引起胰岛素抵抗。糖尿病可能是部分肢端肥大症患者的首发临床表现。因生长激素瘤而出现面容改变的患者，其空腹血糖和餐后血糖明显高于一般T2DM患者。

3. 甲状腺功能亢进

甲状腺功能亢进导致细胞功能受损，对葡萄糖刺激的胰岛素分泌反应降低，导致胰岛素分泌减少和血糖升高。对于甲状腺功能亢进患者中的糖尿病患者，常规进行胰岛

自身抗体检测。通过药物、手术或¹³¹I治疗甲状腺疾病，治疗前可口服磺脲类药物或胰岛素治疗控制血糖。

4. 胰高糖素瘤

胰高糖素瘤患者因瘤体自主性分泌过量的胰高糖素，可拮抗胰岛素的降糖作用，使得体内胰岛素/胰高糖素比值降低，导致血糖升高。糖尿病患者伴特征性皮疹是本病重要线索，当血浆胰高糖素＞500ng/L时可以确诊为胰高糖素瘤。确诊后首选手术治疗，术前注意使用胰岛素控制血糖。

三、胰腺外分泌疾病

1. 急慢性胰腺炎伴糖尿病

急慢性胰腺炎因累及胰岛细胞，导致胰岛素生成及分泌减少，进而造成血糖升高。急性胰腺炎患者常见一过性血糖升高，治愈后症状可消失。慢性胰腺炎是导致糖尿病的主要原因之一，临床上胰腺炎患者常出现腹痛、消瘦、营养不良或糖耐量异常等症状，通过CT、MRI、超声内镜等影像学检查或胰腺病理活检可确诊。可口服降糖药治疗，营养不良的患者首选胰岛素治疗。

2. 胰腺癌

由肿瘤堵塞胰腺管或本身引起胰腺组织破坏，或胰腺癌治疗药物对胰岛B细胞的伤害所致。临床识别：糖尿病是胰腺癌的危险因素，也可能是首发症状，胰腺癌患者在确诊前及发病后较短时间内即出现血糖升高。治疗上必须严格控制血糖，以胰岛素治疗为主。手术后糖代谢可有改善，未手术患者可随肿瘤恶化而加剧。

3. 自身免疫性胰腺炎

目前该病发病机制尚不明确，但普遍认为与自身免疫有关。国际胰腺病协会将自身免疫性胰腺炎（AIP）分为Ⅰ型和Ⅱ型。Ⅰ型AIP多发于中老年男性，伴黄疸，80%的Ⅰ型AIP患者伴血清IgG4相关性胆管炎，临床上常以IgG4高于正常值上限2倍作为诊断依据；临床使用糖皮质激素治疗AIP反应良好。

四、药物或化学物质诱导的糖尿病

临床上患者血糖的升高可能与服用某些药物相关，应该注意患者以前的用药史，结合患者临床表现区别用药相关的一过性血糖升高与糖尿病病情进展。钙调磷酸酶抑制剂如环磷酰胺、他克莫司可引起胰岛B细胞分泌不足，同时周围组织会出现胰岛素抵抗。抗精神病药物如氯氮平、奥氮平会引起胰岛素抵抗，且其引起的体重增加可能导致T2DM发病率进一步上升。高剂量和长时间使用糖皮质激素会导致高血糖（类固醇糖尿病）和胰岛素抵抗。降压药如噻嗪类利尿药及β受体阻滞剂会增加糖尿病患病风险。

介绍了如此多的特殊类型糖尿病，大家是否又更加了解了糖尿病呢？总之，凡是觉得您可能有上述特殊类型糖尿病的特点，建议您就诊内分泌科，医生会综合您的病史、家族史、体格检查以及辅助检查等多方面，甚至是基因检测的结果，为您提供更为专业的指导。准确地识别特殊类型糖尿病，减少漏诊、误诊，有助于制订合理的治疗方案，改善血糖控制，减缓并发症的发生发展。

（肖　诚　于　森）

参考文献

［1］虞睿琪，付俊玲，肖新华. 特殊类型糖尿病的临床识别［J］. 中

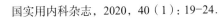

国实用内科杂志，2020，40（1）：19-24.

［2］American Diabetes Association. 2. Classification and Diagnosis of Diabetes：Standards of Medical Care in Diabetes-2021［J］. Diabetes Care，2021，44（Suppl 1）：S15-S33.

34 诊断了糖尿病，医生为什么建议我做基因检测

在2011年之后，我国成为世界上糖尿病患者数量最多的国家。所以说起糖尿病，大家不仅并不陌生，很多人还知道糖尿病有1型糖尿病和2型糖尿病之分。但是有的人确诊了糖尿病后，医生说他可能既不是1型糖尿病，也不是2型糖尿病，还建议他做基因检测，这是为什么呢？也有的患者觉得，既然已经诊断了糖尿病，同样要吃降糖药或者注射胰岛素控制血糖，做基因检测还有什么意义呢？这就要提到特殊类型糖尿病中一个非常重要的组成部分——单基因糖尿病。

什么是单基因糖尿病？什么样的糖尿病患者可能是单基因糖尿病？如何准确诊断糖尿病的类型？诊断以后又会给治疗选择带来什么影响？下面将为您——介绍。

一、什么是单基因糖尿病

单基因糖尿病是由于胰岛B细胞发育、功能或胰岛素信号通路中起关键作用的基因中一个或多个变异导致的疾病。常见的单基因糖尿病包括青少年起病的成人型糖尿病（MODY）、新生儿糖尿病、线粒体糖尿病和糖尿病相关遗传综合征等。目前确诊的糖尿病患者中，有部分患者实际上不是1型糖尿病或者2型糖尿病，而是单基因糖尿病。单基因糖尿病是早发糖尿病中的重要的组成部分。英国的研究发现，在45岁前确诊糖尿病的成人患者中，约有5%的患者是MODY1、MODY2或MODY3。亚洲也有研究表明，5%～10%的早发糖尿病患者实际上是MODY。

二、哪些患者可能是单基因糖尿病

MODY是最常见的单基因糖尿病，常染色体显性遗传病一个等位基因突变就会导致疾病的发生。如果父母一方患病，子女患病的概率通常为50%。在血糖升高的年龄较早的患者当中，如果最初诊断的是1型糖尿病，但1型糖尿病相关自身抗体阴性，有糖尿病家族史，而且诊断3年之后胰岛功能仍然存在，就需要除外是MODY的可能。如果临床上诊断2型糖尿病的患者，有糖尿病家族史，而且家系中糖尿病患者起病年龄都比较早，体形不胖，同样需要排除MODY的可能。目前共发现了14种MODY亚型，其中最常见的MODY致病基因有GCK、HNF1α和HNF4α。不同的基因突变导致的MODY有不同的临床特点。比如说，GCK-MODY（MODY2）的患者表现为从出生起就存在的轻度血糖升高，这些患者出现糖尿病并发症的风险不高，一般不需要用药物治疗。HNF1A-MODY（MODY3）的患者会在血糖升高之前就出现尿糖的阳性。

新生儿糖尿病同样是由单基因缺陷导致的，发病率为1/（9万～16万）。新生儿糖尿病可以分为永久性新生儿糖尿病、暂时性新生儿糖尿病及相关临床综合征。国际儿童青少年糖尿病协会建议对所有出生6个月以内诊断为糖尿病的患者。如果在1岁以前诊断了糖尿病，而且1型糖尿病自身抗体阴性患儿，也建议进行新生儿糖尿病的基因检测。此外，糖尿病合并聋或者神经系统症状的患者，需要考虑线粒体糖尿病的可能。

三、为什么要正确诊断单基因糖尿病

1. 单基因糖尿病的治疗方案与1型或2型糖尿病有很大区别

单基因糖尿病中，不同的基因突变导致的亚型具有不同的特点。比如，MODY2患者一般不需要用药，仅需要通过饮食、运动干预，也很少会出现并发症。而MODY1和MODY3患者对磺脲类药物反应较好，诊断后大部分患者可以停用胰岛素，改为口服降糖药治疗。因此，医生会建议可能患MODY的患者做基因检测，并根据具体的基因突变情况，结合患者的病情选择合理的治疗方案。准确的诊断可以为选择治疗方案提供依据。

2. 单基因糖尿病有很强的家族遗传性

MODY患者有50%的概率会将疾病遗传至下一代，女性线粒体糖尿病患者的子女均可患病。所以，对于单基因糖尿病患者家系内的其他成员进行基因检测，可以帮助其他家庭成员尽早得到正确的诊治。比如，当一个患者诊断MODY2后，不仅患者本人不需要再用药物治疗，由于他的一级亲属有一半的可能也有基因突变。对亲属进行基因检测后，如果发现所患的也是MODY2，同样也可以改为饮食、运动治疗，不用继续用药。因此，当患者诊断了单基因糖尿病后，应及时对该患者的兄弟姐妹或父母、子女等人进行筛查，及时发现其中的单基因糖尿病患者，更早开始治疗。

四、如何诊断单基因糖尿病

单基因糖尿病的最终确诊需要做基因筛查。目前的检测方法较多，一代测序是检测的金标准，但仅限于已经怀

疑有突变基因的患者，难以应用于发现新基因和大规模筛查。二代测序既可以发现目前已知的致病基因，还可以识别出未知的致病基因，在MODY等单基因糖尿病中表现出巨大优势。

单基因糖尿病患者中，有一些患者只需要通过饮食控制或者口服降糖药治疗，血糖就可以得到很好的控制，所以正确诊断单基因糖尿病非常重要。基因检测是诊断单基因糖尿病的金标准，所以对于那些没有典型1型糖尿病和2型糖尿病特征，但是有明确糖尿病家族史的糖尿病患者，应该进行基因检测来明确诊断，并指导疾病的精准治疗。

（虞睿琪　肖新华）

参 考 文 献

［1］ZHANG H，COLCLOUGH K，GLOYN A L，et al. Monogenic diabetes：a gateway to precision medicine in diabetes［J］. J Clin Invest，2021，131（3）：e142244.

［2］肖新华. 实用糖尿病治疗学［M］. 北京：科学出版社，2021.

［3］SANYOURA M，PHILIPSON L H，NAYLOR R. Monogenic Diabetes in Children and Adolescents：Recognition and Treatment Options［J］. Curr Diab Rep，2018，18（8）：58.

［4］BRUNEROVA L，RAHELIĆ D，CERIELLO A，et al. Use of oral antidiabetic drugs in the treatment of maturity-onset diabetes of the young：A mini review［J］. Diabetes Metab Res Rev，2018，34（1）.

［5］饶翀，肖新华，于淼. 二代测序在单基因糖尿病中的应用［J］. 中国糖尿病杂志，2017，25（2）：178-180.

［6］PLENGVIDHYA N，BOONYASRISAWAT W，CHONGJAROEN N，et al. Mutations of maturity-onset diabetes of the young（MODY）genes in Thais with early-onset type 2 diabetes mellitus［J］. Clin Endocrinol（Oxf），2009，70（6）：847-853.

[7] NG M C, COCKBURN B N, LINDNER T H, et al. Molecular genetics of diabetes mellitus in Chinese subjects: identification of mutations in glucokinase and hepatocyte nuclear factor-1alpha genes in patients with early-onset type 2 diabetes mellitus/MODY [J]. Diabet Med, 1999, 16 (11): 956-963.

[8] YU D M, LI M Z, LIU D M. Study on the mitochondrial DNA mutations in patients with early-onset diabetes mellitus [J]. Zhonghua Yi Xue Yi Chuan Xue Za Zhi, 2005, 22 (1): 14-17.

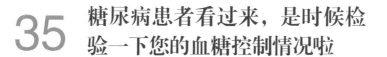

35 糖尿病患者看过来，是时候检验一下您的血糖控制情况啦

糖尿病是"静悄悄的杀手"，长期泡在"糖分超标"的血液中等同于"温水煮青蛙"，各种慢性并发症会悄然而至，如糖尿病肾病、糖尿病视网膜病变、糖尿病足、心肌梗死等，这些并发症可致残致死，严重影响糖尿病患者的生活质量和寿命，一旦出现则无法逆转，因此糖尿病慢性并发症预防重于治疗，预防的关键在于良好的血糖控制。在这场与糖尿病的终生战斗中，及时检验血糖控制的成效，有助于糖尿病患者及时调整治疗并掌握适合自身的控制血糖的方法，做到从容抗"糖"，百战不殆！亲爱的糖尿病患者，让我们一起了解哪些指标表明血糖控制良好吧！

一、何谓糖化血红蛋白

相信广大糖尿病患者对糖化血红蛋白（HbA1c）并不会感到陌生，它是反映血糖控制状况的最主要指标，已成为评估长期（3个月）血糖控制状况的金标准，因此所有糖尿病患者均需进行HbA1c测定。在治疗之初、血糖不稳定、治疗调整后建议每3个月检测1次，血糖且治疗方案稳定期间可适当拉长间隔至每6个月。HbA1c是对未来糖尿病慢性并发症发生风险的风向标，HbA1c持续过高未来发生糖尿病慢性并发症的风险将明显升高。对于大多数未怀孕的成年2型糖尿病患者来说（图20），HbA1c＜7.0%且没有明显低血糖提示血糖控制良好，但HbA1c目标的设定应避免"一刀切"，需综合考虑糖尿病患者的年龄、病程、合并症、并发症、药物不良反应风险等多重因素来灵活处理。

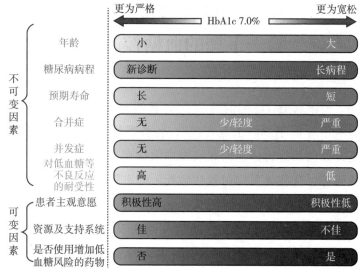

图20　成人2型糖尿病患者个体化糖化血红蛋白（HbA1c）控制目标设定的主要影响因素

（来源：参考文献［1］）

对于老年（65岁以上）糖尿病患者，HbA1c的目标可适当放宽至7.0%～7.5%；对于合并症或并发症多的老年糖尿病患者，HbA1c则可进一步放宽至＜8.0%即可。对于大多数儿童，HbA1c＜7%则提示血糖控制良好；对于无明确低血糖症状、无法规律监测血糖的儿童HbA1c目标可适当放宽至＜7.5%。需要注意的是，若存在贫血和血红蛋白异常疾病，HbA1c检测结果不可靠。

然而，HbA1c反映的是血糖平均水平，无法提供关于血糖波动情况或低血糖发生情况的信息。对于血糖波动大的患者，尤其是1型糖尿病或胰岛B细胞功能衰竭的长病程2型糖尿病患者，单纯HbA1c无法全面反映血糖控制情况，需要通过日常指血血糖监测和持续葡萄糖监测（CGM）来弥补HbA1c的不足，综合评估血糖控制情况。

二、何谓自我指血血糖监测

HbA1c无法反映即刻的血糖水平，指血血糖监测可帮助我们对饮食、运动等生活方式进行及时调整，也是广大糖尿病患者日常必备。指血血糖的监测频率应根据糖尿病患者的实际病情需要来决定，做到既有效又便利。成年2型糖尿病患者空腹血糖4.4～7.0mmol/L和非空腹血糖＜10.0mmol/L提示血糖控制良好。与HbA1c类似，指血血糖的控制目标也需要充分考虑年龄、病程、合并症、并发症、药物不良反应风险等多重因素进行弹性设定，对于老年、容易出现低血糖、有严重并发症或合并症的糖尿病患者的要求可适当放宽。

三、何谓持续葡萄糖监测

CGM是指通过葡萄糖传感器连续监测皮下组织间液的葡萄糖浓度变化的技术，目前已有多种CGM设备逐渐进入糖尿病患者的生活，为糖尿病患者的血糖控制提供有力武器。借助CGM设备，糖尿病患者减少了频繁扎手指的痛苦，可以了解3～14天不等的全天血糖情况，通过图表报告的形式让糖尿病患者直观地了解血糖变化的规律，并可通过扫描仪随时了解即刻的血糖数值，以及时调整饮食和运动、了解血糖波动的情况并及早发现并预防低血糖，弥补了HbA1c和指血血糖监测的不足（图21）。在CGM过程中，多个指标与血糖控制情况密切相关，其中葡萄糖目标范围内血糖3.9～10.0mmol/L时间（TIR）与糖尿病慢性并发症发生风险显著相关，是CGM最重要的血糖控制指标，如TIR＞70%且血糖低于目标范围（血糖＜3.9mmol/L）＜4%和血糖低于＜3.0mmol/L的时间＜1%，则提示血糖控

泌语协行　内分泌的秘密（第2辑）

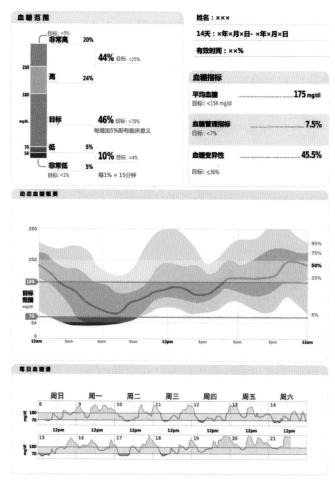

图21　CGM报告示意
（改编自参考文献［2］）

制良好。血糖变异性＜36%提示血糖波动不大，也是血糖控制良好的提示之一。1型糖尿病、长病程的使用胰岛素的2型糖尿病是低血糖好发人群，部分患者（尤其是频繁低血糖已耐受者、老年人等）发生低血糖可能完全无症状，这种情况会降低糖尿病患者对低血糖的警觉性，血糖进一步降低可能直接使人昏迷甚至丧命，需提高警惕，借助CGM

来识别无症状性低血糖将大有帮助。CGM的出现对饱受扎手指煎熬的广大糖尿病患者来说无疑是福音，但需要注意的是，CGM是通过测定皮下组织液的葡萄糖浓度来间接反映血糖水平，与实际的血糖水平有滞后和偏差，且在血糖快速变化、血糖很低或很高时的准确性下降，无法完善替代日常的指血血糖监测和HbA1c。

不难看出，多种指标都与糖尿病患者的血糖控制情况息息相关，但单一指标对血糖控制情况的评价都存在一定不足，因此，充分结合HbA1c、指血血糖、CGM有助于糖尿病患者全面了解血糖控制情况。最后，要提醒亲爱的糖尿病患者，血糖管理是贯穿终身的，充分利用以上多种血糖控制指标来作为治疗调整的武器，您的血糖控制良好指日可待！

（刘艺文　李玉秀）

参 考 文 献

［1］中华医学会糖尿病学分会. 中国2型糖尿病防治指南（2020版）［J］. 中华糖尿病杂志，2021，13（4）：315-409.

［2］American Diabetes Association Standards of Medical Care in Diabetes-2022［J］. Diabetes Care，2022，45（Suppl1）：S1-S264.

36 为糖尿病患者开启降糖锦囊

一、血糖监测需要精细化管理

指尖血糖和糖化血红蛋白是广大糖尿病患者都习以为常的血糖监测手段。指尖血糖的基本监测点为空腹、三餐前和餐后2小时，如存在夜间低血糖风险，可酌情加测睡前和夜间血糖。糖化血红蛋白是评价长期血糖控制情况的金标准，建议每3个月监测一次。近年来，持续葡萄糖监测技术开始大展拳脚，逐渐走进糖尿病患者的生活，为广大糖尿病患者提供了更精细化的血糖监测手段。通过植入皮下的硬币大小的探测器可以每隔数分钟监测一次血糖，可持续佩戴长达两周，洗澡、游泳等活动均不受干扰，既减轻频繁扎手指的痛苦，又能全面记录血糖变化规律，为个性化治疗方案的制订提供更多依据。然而，目前持续葡萄糖监测暂时还无法完全替代常规的指血血糖测定，其准确性、稳定性容易受到干扰，因此适当结合指血血糖监测也是必要的。目前部分血糖仪还开发了自动上传并储存血糖数据的功能，糖尿病患者可通过相应的手机App随时回顾过往的血糖数据，使血糖管理更为便捷。

二、慢性并发症及合并症监测需要综合管理

眼底、肾脏、心血管、神经系统因长期"泡"在"糖分超标"的血液中会逐渐出现病变，称为糖尿病慢性并发症，是真正影响糖尿病患者生活质量和寿命的罪魁祸首。为了及早发现这些并发症，每年应进行1次评估：通过尿白

蛋白/肌酐比、肾功能、肾脏超声可评估糖尿病肾病，通过眼底检查可评估糖尿病视网膜病变，通过大血管超声、心脏彩超可评估大血管并发症，通过肌电图、残余尿超声可评估神经病变。糖尿病和高血压、高血脂、高尿酸血症常"拉帮结派"共同作案，所以也别忘了定期复查血压、血脂和尿酸。

三、饮食运动需要个性化管理

"管住嘴"并不代表糖尿病患者与好吃的食物完全绝缘了。营养科医生是糖尿病患者高效管理饮食运动的好帮手，应定期与营养科医生沟通调整饮食方案。最近"生酮饮食""轻断食"等一些特殊的饮食模式掀起一股热潮，但并不适合糖尿病患者，糖尿病患者不应盲从，各种营养素的摄入应均衡。主食可选择升血糖速度较慢的碳水化合物，少吃粥等流质主食，高纤维食物如非淀粉类蔬菜、粗粮应适当多吃，减少精加工谷类的摄入，尽量少油少盐（图22）。近年来，食物相关的手机App可帮助糖尿病患者查询不同食物的热量及升血糖速度、记录饮食数据，也为糖尿

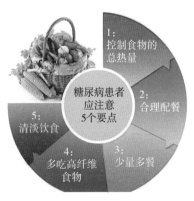

图22　糖尿病患者饮食方案应注意的5个要点

病患者的饮食管理提供了强有力的武器。近年来，"无糖食品""0糖0卡0脂肪饮料"因"自带口感＋健康两不误的光环"迅速走红，成为深受广大糖尿病患者喜爱的"养生"网红食品。所谓的"无糖食品"是不含蔗糖、葡萄糖、麦芽糖等成分的食品，因为加入了木糖醇、山梨醇等甜味剂可产生甜味。"无糖"并不意味着不含糖，是指固体或液体食品中每100g或每100ml的含糖量不高于0.5g。如果不加节制地大量食用，仍可能导致血糖升高且不易控制，还可能引起腹泻等危害。另外，不少无糖食品虽是低糖，却可能高脂高热量，也会使血糖明显升高。因此，不能直接将"无糖"与"不升血糖"划上等号。

迈开腿不意味着坚持运动是困难重重的，我们可以循序渐进，并根据个人喜好对运动类型、持续时间、强度和频率进行个性化的规划，有利于长期坚持（图23）。建议每周至少保持150分钟中等强度有氧运动，如健步走、太极拳、骑车、乒乓球、羽毛球和高尔夫球等（图24）。不同运动交替、配合音乐、选择多人互动性运动等方式有利于增加运动的趣味性。利用手机运动App、运动手环等可穿戴设备及时反馈运动数据，也有利于长期坚持。即使1次进行短时的运动（如10分钟），累计每天30分钟，也是有益的，因此利用零碎时间运动也是不错的选择。别忘了随身携带食物以防低血糖，必要时需酌情临时调整饮食和药物方案。然而，并非所有糖尿病患者都适合运动，严重低血糖、糖尿病酮症酸中毒等急性并发症、合并急性感染、增殖性视网膜病变、严重心脑血管疾病等情况应禁止运动，待病情控制稳定，专科医生评估无禁忌后才可逐步恢复运动。

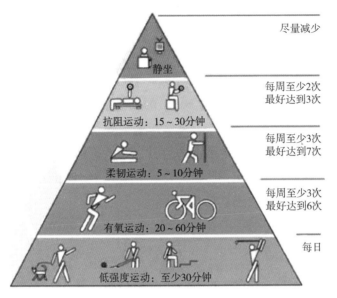

图23　糖尿病患者不同运动方案参考

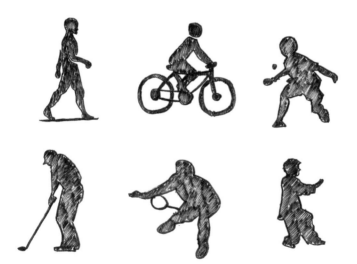

图24　中等强度运动的类型

四、降糖药物使用需要规范化管理

降糖药物非常丰富，为广大糖尿病患者提供了多样化选择，需根据个体特征（如体形、胰岛功能、血糖升高程度及规律等）进行个性化选择，但这有很强的专业性，应在专科医生的指导下进行用药的规范化管理，切勿盲目选择或更换药物（图25）。突然减药会导致血糖波动，严重时可出现酮症酸中毒等危及生命的急症，因此切勿自己盲目减药或停药。应用降糖药物后仍需坚持饮食和运动管理，否则降糖药物的效果将大打折扣。

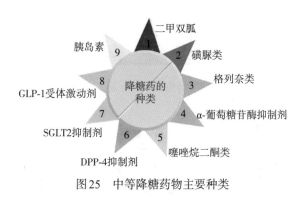

图25　中等降糖药物主要种类

五、糖尿病健康管理的发展新方向——智能化管理

随着信息化和人工智能技术的发展，多种糖尿病管理的智能化手段纷纷涌现，为改善糖尿病健康管理提供了更多的办法。从智能手环等可穿戴设备，到可自动上传并统计血糖数据的智能化血糖仪，从远程监控血糖管理的大数据云平台，到可实现胰岛素自动输注的人工胰腺，都是糖尿病健康管理智能化的典型代表，越来越多糖尿病患者从中受益。未来智能化应用将全方位地渗透至糖尿病健康管

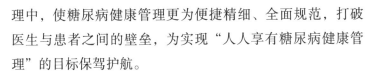

理中，使糖尿病健康管理更为便捷精细、全面规范，打破医生与患者之间的壁垒，为实现"人人享有糖尿病健康管理"的目标保驾护航。

当您的血糖升高时，别紧张，让我们在医生的帮助下，开启健康饮食、科学运动、合理药物治疗和智能化管理策略，良好控制糖尿病，拥有健康的体魄和幸福的生活！

（刘艺文　李玉秀　肖新华）

参 考 文 献

［1］中华医学会糖尿病学分会. 中国2型糖尿病防治指南（2020年版）［J］. 中华糖尿病杂志，2021，13（4）：315-409.

37 糖尿病患者能喝饮料吗

"管住嘴"是糖尿病患者最常听到的生活管理方式，不仅仅要管住"吃什么"，也要同时管住"喝什么"。节日团聚、朋友聚餐，难免会面对饮料诱惑。糖尿病患者能喝饮料吗？市面上的饮料形形色色，甚至也有号称"低糖"或"无糖"的饮料，这些饮料对血糖有影响吗？糖尿病患者能喝吗？针对这些糖尿病患者的问题，接下来我们——解答。

一、"友好饮料"哪里寻

糖尿病患者并非不能喝饮料，而是要有选择地喝。对于不会明显升高血糖，且有益健康的饮料是可以喝的。接下来我们通过科学数据来评判哪些饮料可以喝。

1. 茶

使用水泡制的绿茶、红茶、白茶、花茶等自制茶饮料可以喝。自制茶饮料不但不会升高血糖，还可降低糖尿病对人体的危害。研究表明，每天饮用3杯茶水可使2型糖尿病患病风险降低42%。对糖尿病患者来说，每天饮茶可明显降低糖尿病微血管并发症及全因死亡率。这可能与茶中含有茶氨酸、茶多酚等多种天然物质有关，这些成分具有抗氧化和抗炎的作用，可以减少自由基对人体的损害。

2. 咖啡

咖啡也是糖尿病患者可以选择的饮料之一。咖啡中含有的绿原酸等物质具有抑制血糖上升的作用。研究表明，经常喝咖啡的人患糖尿病的概率更低，并且喝咖啡也会降低2型糖尿病患者的死亡风险。但是也并非所有咖啡都有

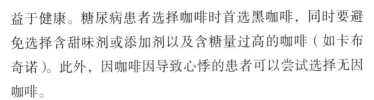

益于健康。糖尿病患者选择咖啡时首选黑咖啡，同时要避免选择含甜味剂或添加剂以及含糖量过高的咖啡（如卡布奇诺）。此外，因咖啡因导致心悸的患者可以尝试选择无因咖啡。

3. 纯乳制品及豆制品饮料

纯的牛奶和豆浆中含有丰富的钙、维生素D、蛋白质等营养成分，对血糖影响较小，且有利于补钙，是糖尿病患者的首选饮品之一。但是饮用过程中也有一些注意事项。除了避免加糖外，高血脂或超重患者最好饮用脱脂奶。若患者出现肾功能下降或合并痛风，则不宜大量饮用豆浆。此外，也可以饮用酸奶，但是要注意酸奶中的含糖量，选择含糖量少的原味酸奶最佳。

4. 自制柠檬水

如果白开水过于单调，自制柠檬水也是糖尿病患者的不错选择。柠檬不但富含维生素C，可以抵抗体内自由基的损伤，同时其提取物也可以改善胰岛素抵抗，有助于调节体内葡萄糖代谢。但是要注意在自制过程中避免添加大量的糖和蜂蜜。

5. 椰子汁

椰子汁不仅含糖量较低，对血糖影响小，还富含大量人体所需维生素和矿物质，也是糖尿病患者一个不错的选择。

二、"良好口感"要小心

不少饮料为了提高口感，会添加糖分、香精等不适宜糖尿病患者服用的成分，这类饮料要避免饮用。

1. 碳酸饮料

提到糖尿病患者要避免饮用的饮品类，碳酸饮料首当其冲。每500ml碳酸饮料中含糖量为40～60g，热量超过150～200cal。长期饮用碳酸饮料明显增加糖尿病的发病率，糖尿病患者饮用碳酸饮料，不仅会显著升高血糖水平，还会增加多种糖尿病并发症的发生率。

2. 酒精

酒精对糖尿病患者的影响是多样的。长时间过度饮酒会降低胰岛素敏感性，升高血糖，促进糖尿病的发生。同时，酒精与某些降糖药物（如磺脲类降糖药）合用时，会促进胰岛素分泌，导致严重低血糖，危害生命。同时也有研究发现，适度饮酒可能会降低糖尿病的风险。总的来说，酒精不利于糖尿病患者的血糖控制，但血糖控制稳定、无饮酒禁忌证的患者可以适量饮酒，同时注意不要在空腹和血糖较低时饮酒，并且需要在饮酒前后监测血糖。

3. 果汁

提到果汁，大家可能存在一定的疑问，调配果汁饮料含有大量糖分和添加剂不适于糖尿病患者饮用，但鲜榨果汁营养成分丰富也不能喝吗？是的，尽管鲜榨果汁富含多种维生素、微量元素，但榨汁后水果中本身的膳食纤维和维生素损失，含糖量高，更容易升高血糖。因此，对于水果还是尽量直接吃，如果要喝果汁也要适量。

三、"无糖/代糖"是否可以放肆喝

近期"无糖饮料、代糖饮料"成为网络爆款，那么这类饮料是否真的不含糖呢？糖尿病患者能否饮用该类饮料呢？根据食品安全国家标准，每100ml饮料中含糖量≤0.5g，就可以标注为无糖饮料。因此无糖饮料可能含有一部分糖。此外，也有一部分无糖饮料不添加蔗糖，但为了保留甜度，增加口感，会添加"代糖"（也就是人工甜味剂）。研究发现，长期食用"代糖"不仅会通过降低胰岛素敏感性、干扰大脑的饱食反馈、胃肠道排空等机制影响代谢，也会加快大脑衰老。

总之，糖尿病患者可以喝饮料，满足口腹之欲，但要科学地选择不影响血糖水平的健康饮料，并且适量饮用，同时要注意监测血糖水平。

（李子怡　李　伟）

参 考 文 献

[1] JIA N, CANQING Y, YU G, et al. Tea consumption and long-term risk of type 2 diabetes and diabetic complications：a cohort study of 0. 5 million Chinese adults［J］. Am J Clin Nutr, 2021, 114（1）：194−202.

[2] YOSHINOBU K, ATSUSHI G, HISASHI N, et al. Effects of Coffee and Tea Consumption on Glucose Metabolism：A Systematic Review and Network Meta-Analysis［J］. Nutrients, 2018, 11（1）：48.

[3] DONG H, OANA A Z, XIAOSHENG H, et al. Metabolomic Signatures of Long-term Coffee Consumption and Risk of Type 2 Diabetes in Women［J］. Diabetes Care, 2020, 43（10）：2588−2596.

[4] H KHEMAYANTO HIDAYAT, XUAN D, BI-MIN SHI. Milk in the prevention and management of type 2 diabetes：The potential role of milk proteins［J］. Diabetes Metab Res Rev, 2019, 35（8）：e3187.

[5] LETICIA TORRES-IBARRA, BERENICE RIVERA-PAREDEZ, RUBÍ HERNÁNDEZ-LÓPEZ, et al. Regular consumption of soft drinks is associated with type 2 diabetes incidence in Mexican adults：findings from a prospective cohort study［J］. Nutr J, 2020, 19（1）：126.

[6] SARIT POLSKY, HALIS K A. Alcohol Consumption, Diabetes Risk, and Cardiovascular Disease Within Diabetes［J］. Curr Diab Rep, 2017, 17（12）：136.

［7］J RACHEL K JOHNSON, ALICE H LICHTENSTEIN, CHERYL A M ANDERSON, et al. Low-Calorie Sweetened Beverages and Cardiometabolic Health: A Science Advisory From the American Heart Association ［J］. Circulation, 2018, 138（9）: e126-e140.

［8］BETTINA K W, ANNE CHRISTIN MEYER-GERSPACH, CHRISTOPH B, et al. Metabolic effects of the natural sweeteners xylitol and erythritol: A comprehensive review ［J］. Crit Rev Food Sci Nutr, 2020, 60（12）: 1986-1998.

38 如何依据血糖指数科学指导糖尿病患者的饮食

　　元宵佳节除了家人团圆，吃汤圆自然也是必不可少的项目。糖尿病患者老王刚拿出提前准备好的无糖汤圆，就被医学生小王拦住了……

　　小王：爸，您糖尿病就最好别吃汤圆了吧，不合适～

　　老王：我买的可是无糖汤圆。

　　小王：无糖也不合适，主要是汤圆本身血糖指数就过于出色了。

　　老王：血糖指数？什么是血糖指数啊？

一、什么是血糖指数

　　食物血糖生成指数（GI），即血糖指数，指进食含50g可利用碳水化合物的食物后，一段时间内（通常为2小时）引起血糖上升所产生的血糖时间曲线下面积除以进食含等量可利用碳水化合物的参考食物（通常指葡萄糖或白面包）后的血糖时间曲线下面积再乘以100，以百分数表示。简单地说，GI就是反映含50g碳水化合物的某种食物在一段时间内升高血糖的能力。高GI食物经胃肠道快速吸收，可以迅速提升血液内的血糖水平，此后血糖又快速回落，引起大幅度血糖波动。此外进食高GI食物后，人们很快会再次感觉饥饿，然后陷入吃了饿饿了吃的恶性循环。而低GI食物的吸收相对缓慢，更有饱腹感，也更有利于血糖平稳，如图26所示。

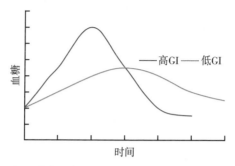

图26　高GI食物和低GI食物引起体内血糖波动曲线示意

二、不同食物的GI分级

根据食物GI的不同，我们可以将其划分为3个等级：①低GI食物（GI≤55%）。②中等GI食物（GI 56%～69%）。③高GI食物（GI≥70%）。

常见食物GI分类：①低GI食物：杂粮饭、豆类、大部分绿叶蔬菜及肉类、牛奶、苹果等。②中GI食物：面条、土豆、玉米、香蕉等。③高GI食物：馒头、大米饭、即食燕麦粥、面包、南瓜等

一般来说，富含碳水化合物多的深加工谷物类食物GI较高，而富含膳食纤维、蛋白质的食物GI较低。

三、食物的GI是固定的吗——杂粮饭与杂粮粥

对于同一种食材，不同的烹饪方式也会导致其GI不同。例如对于很多糖尿病患者，主食采用杂粮饭替代大米饭或馒头等确实是一个不错的选择。但有些患者还会表示自己非常注意饮食控制，平时为了避免血糖过高，会选择喝杂粮粥而不是大米粥。殊不知当杂粮饭变成了杂粮粥时，其升糖能力已经获得了巨大的提升。简单来说，同样的食材，

加工的越精细、软烂、易于吸收，其GI越高。当水果做成了鲜榨果汁，面条被煮成了面条糊糊，整粒的燕麦变为即食燕麦片等，都会产生类似的效果。此外，食物的纤维含量、脂肪含量、成熟度（如生香蕉与熟香蕉）、糊化程度等都会影响食物的GI。

四、只看GI可以吗

一方面，GI不仅与食物本身相关，也会受一起进食的其他食物种类和进食顺序的影响；另一方面，由于GI是反映含50g碳水化合物的食物的升糖能力，因此对于一些低碳水的食物，尽管GI高，但是似乎对血糖影响没有想象中那么大。例如西瓜的GI为72%，属于高GI食物，但100g西瓜中碳水化合物含量仅为6.8g，大约1.5kg的西瓜才有50g碳水化合物，才能达到标定的升糖效果。因此，血糖负荷（GL）这个概念便被引入。GL指100g食物中可利用碳水化合物质量（g）×GI/100。相对于GI，GL同时考虑了食物提升血糖的速度和所含碳水化合物的影响，这样计算下来，西瓜的GL值仅为4.9，属于低GL食物，在血糖控制平稳的前提下，偶尔少吃一点也是可以的。反观巧克力的GI仅有49%，但GL高达29%，并不适合糖尿病患者食用。因此在关注GI的同时，也要注意食物碳水化合物的含量。

五、糖尿病患者如何依据GI科学进食

现有研究表明，低GI饮食不仅可以避免糖尿病患者餐后血糖波动过大，有利于平稳控糖，也可以降低体重、血脂、血压等多种心血管疾病危险因素，是一种适合糖尿病患者的简单且安全的饮食模式。根据我们今天所讲的小知识，糖尿病患者在日常饮食中如何进行调整呢？①在控制

碳水化合物总量的同时应选择低GI粗粮代替部分高GI精制粮食作为主食（例如杂粮饭代替大米饭），全谷类应占摄入总谷类的一半以上。②避免过度烹饪，尽量避免喝粥及其他炖煮软烂的高碳水化合物食物。③多数绿叶蔬菜、肉类、牛奶等属于低GI食物，适合糖尿病患者，可适当增加摄入。④对于土豆、南瓜等淀粉含量较多的"蔬菜"，应当按照主食对待，需减少当餐主食摄入量。⑤条件允许时在食用某种食物前后监测血糖，有助于了解不同食物对自己血糖的影响，吃得心中有数。⑥餐后血糖控制不佳的糖尿病患者，可适当降低食物中碳水化合物比例，但仍应保持均衡膳食，不建议长期采用极低碳水化合物膳食。

最后的最后——元宵佳节，糖尿病患者可以吃汤圆吗？

老王：我明白了，所以我可以吃汤圆吗？

小王：如果你问我，那我的答案当然是不推荐吃～

老王：元宵节我都不能吃点汤圆吗……

小王：为什么元宵节不叫汤圆节？（请自行百度）对不起，我搞错重点了，重来一遍……关于糖尿病患者能不能吃汤圆这件事情，我们要再次强调一点，元宵、汤圆这一类的食物，采用糯米淀粉制作，本身就具有极高的升糖能力，因此市面上所谓的"无糖汤圆"，对糖尿病患者来说是一个伪命题。其次，绝大多数元宵、汤圆的馅料都是高糖、高脂，让糖尿病患者本就不富裕的胰岛功能雪上加霜，好不容易控制平稳的血糖再度勇攀高峰。因此，如果真的想吃汤圆，需要注意以下情况。

（1）少量：主要是为了感受节日气氛，不是为了吃饱，吃上一二颗差不多得了。

（2）减量主食：汤圆代替部分主食，减少当餐主食量。

（3）调整进食顺序：优先食用蔬菜类、肉类等富含膳食纤维和蛋白质的食物，后食用汤圆，有助于减缓血糖上升速度。

（4）适当活动，加强血糖监测：可以选择在早餐、中餐进食汤圆，餐后适当活动，餐前、餐后加强血糖监测，避免严重高血糖。

（5）如果近期血糖一直控制不佳，建议忽略以上建议，转第6条。

（6）建议不吃汤圆。

（宋硕宁　赵维纲）

参 考 文 献

［1］中华医学会糖尿病学分会．中国2型糖尿病防治指南（2020年版）［J］．中华糖尿病杂志，2021，13（4）：315-409.

［2］杨月欣．中国食物成分表标准版．6版［M］．北京：北京大学医学出版社，2019.

［3］CHIAVAROLI L，LEE D，AHMED A，et al. Effect of low glycaemic index or load dietary patterns on glycaemic control and cardiometabolic risk factors in diabetes：systematic review and meta-analysis of randomised controlled trials［J］．BMJ，2021，374：n1651.

39 夏天到了，糖尿病患者能吃水果吗

对于五彩缤纷、甘甜多汁的水果，谁能不爱呢？每当面对水果，糖尿病患者内心往往充满疑问：我到底能不能吃水果？

一、糖尿病患者吃水果前，应该了解些什么

首先，需要了解水果中所含糖分（碳水化合物）的比例及种类。水果中含碳水化合物比例在5%～30%，较蔬菜更高。水果中常见的碳水化合物包括果糖、葡萄糖、蔗糖等，每种水果的碳水化合物构成不一样，一般果糖占5%～13%。富含果糖的水果主要有苹果、梨、香蕉等。

其次，需要了解进食水果对血糖影响的大小。我们通常用以下2个标准来判断进食某种食物对血糖的影响程度：血糖指数（GI，血糖生成指数）和血糖负荷（GL，血糖生成负荷）。

GI是指食物中的碳水化合物使血糖升高的能力，定义为含50g碳水化合物的食物与50g葡萄糖在2小时内升高人体血糖水平的百分比。根据食物GI不同，将其划分为低GI食物（GI≤55%）、中等GI食物（GI 56%～69%）、高GI食物（GI≥70%）。高GI的食物可以迅速提升血糖水平，引起大幅度血糖波动，而低GI食物则相反（图27）。常见的低GI水果如柚子、樱桃、李子、木瓜、草莓等。

GI是指升糖因素在食物中含量的多少，血糖负荷的高低与食物中碳水化合物的含量相关。GL与GI相关，GL的计算公式为100g食物中可利用碳水化合物质量（g）×

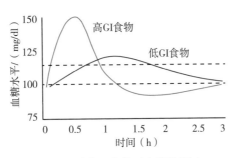

图27　不同GI食物对血糖的影响

GI/100，一般 GL ＞ 20% 为高水平，GL 在 11% ～ 19% 为中等水平，GL ＜ 10% 为低水平。常见的低 GL 水果如牛油果、柚子、樱桃、柠檬、草莓等。

　　GI 和 GL 是从不同侧面反映食物对血糖影响的指标，糖尿病患者在判断哪些水果能吃多少时应该综合评估。例如，西瓜的 GI 为 72%，是高 GI 食物，但 100g 西瓜中碳水化合物含量仅约 6.8g，计算西瓜的 GL 值约 4.0%，为低 GL 食物。因此，如果一次少量进食西瓜，其对血糖的影响也不会太大。

　　果糖的 GI 值不到 30%，远小于葡萄糖和蔗糖，对血糖的影响较小（图28）。水果中的甜味主要来自于果糖的味道，越甜的水果只能说明其果糖含量高，有的糖尿病患者想当然地认为越甜的水果含糖量越高，对血糖的影响一定越大，而那些不甜甚至有些酸的水果对血糖的影响会小一

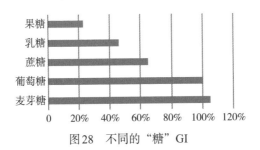

图28　不同的"糖"GI

些。其实很多情况下并非如此，比如市场上买到的苹果和梨常是甜甜的，但以果糖为主；而葡萄经常会买到有些带酸的，但实际上葡萄以葡萄糖和果糖为主，相比较而言，同样分量的水果，葡萄对血糖的影响会更大一些。

最后，需要了解水果中的膳食纤维。膳食纤维是一种多糖，但却不属于碳水化合物，既不能被胃肠道吸收，也不能产生能量，但却拥有很多重要的作用，如增加饱腹感，延缓血糖上升，降低血脂，改善便秘，因此摄入膳食纤维有利于人体健康。水果中的膳食纤维包括纤维素、半纤维素和果胶。一般推荐成人每人每天摄入膳食纤维25～30g。富含膳食纤维的水果如苹果、柑橘、菠萝、香蕉、葡萄等。

二、怎样才能做到既吃上心仪的水果，又可以避免血糖较大波动

第一，掌握好吃水果的最佳时机及时间。吃水果的最佳时机是在血糖控制平稳的前提下。对于大部分糖尿病患者而言，空腹血糖在7mmol/L以下，餐后血糖在10mmol/L以下，糖化血红蛋白在7%以下被认为是血糖达标了。但是具体到糖尿病患者个人，还需要具体分析，如果实在搞不清楚或者没把握，可以咨询营养科医生。

吃水果的最佳时间是在两餐之间、睡前、运动后或饥饿时，最好是作为加餐，水果不能当饭吃，不要在餐后或餐前马上吃水果，避免血糖短时间内上升过快，波动大。

第二，控制好膳食总热量的摄入。糖尿病患者吃水果需要适当地限制量，而且应该分次食用。要做到将进食水果的热量计算入一日总的热量摄入中，吃水果后适当减少其他热量摄入。以一日吃200g苹果为例，则全天热量应减少90kal，相当于主食25g，这样才能保证全天饮食热量平

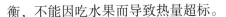

衡，不能因吃水果而导致热量超标。

　　第三，选择适宜的水果。可能有的糖尿病患者看完上面一条条的建议，感觉吃水果好麻烦，希望能看到一些直截了当可操作的建议。下面我们就将常见水果的含糖量、GI指数及GL指数总结在下表14中，供各位糖尿病患者参考。推荐糖尿病患者首先选择低GI及低GL的水果，对血糖的影响相对较小。糖尿病患者适宜吃的水果：李子、樱桃、柚子、草莓、桃子、西柚、木瓜；需慎重选用的水果：芒果、菠萝、猕猴桃、苹果、梨、橙子、西瓜、葡萄；糖尿病患者不宜选用的水果：红枣、柿子、香蕉，尤其不建议吃干枣、蜜枣、葡萄干、桂圆等干果和果脯。

表14　常见水果的GI、含糖量及GL

水果名称	GI（%）	每100g含碳水化合物量/g	GL（%）
牛油果	27	5.3	1
柚子	25	9.1	2
樱桃	22	9.9	2
西柚	25	6.6	2
柠檬	34	4.9	2
木瓜	25	7.2	2
李子	24	7.8	2
草莓	29	7.1	2
杨桃	42	6.2	3
香瓜	56	5.8	3
鲜桃	28	6.2	3
火龙果	25	11.3	3
番石榴	31	8.3	3
西瓜	72	6.8	4
麝香香瓜	65	5.8	4

续　表

水果名称	GI（%）	每100g含碳水化合物量/g	GL（%）
苹果	36	13.7	4
柳橙	31	11.5	4
梨	36	13.1	4
哈密瓜	56	7.7	4
葡萄	43	9.9	4
杏	57	7.8	4
奇异果	35	13.6	5
柑橘	43	11.5	5
蓝莓	34	14.2	5
橙子	43	10.5	5
生香蕉	30	19	6
猕猴桃	52	11.9	6
菠萝	66	9.5	6
芒果	55	12.9	7
红柿	37	18.1	7
凤梨	65	12	8
龙眼	53	16.2	9
熟香蕉	52	19	10
椰子	40	26.6	11
芭蕉	53	25.8	14
淡黄色无核小葡萄	56	46	26
大枣	103	28.6	30
葡萄干	64	81.8	52

　　当然，有时不同糖尿病患者之间也存在个体差异，同样一种水果在不同糖尿病患者身上可能升高血糖的程度不完全一样。因此在实际操作中需要每位糖尿病患者多监测血糖、摸索规律，可以在进食水果前后监测血糖，判断哪

些水果以及吃多少对自己血糖影响较小。当然，对于那些对血糖影响相对较大的水果也不是完全不能吃的，需要控制摄入量，减少摄入次数，做到浅尝辄止。

第四，特殊情况下如何选择水果。糖尿病患者在血糖控制不佳的情况下尽量先不食用水果，如果希望补充水分和维生素，可以选择西红柿和黄瓜。在出现低血糖的情况下，若低血糖程度较轻，可以选择食用水果纠正低血糖，但应该选择含糖量高的水果，如香蕉、荔枝、大枣、葡萄干等；若出现严重低血糖，建议首选食用糖水、水果糖、面包、饼干等含有丰富碳水化合物的食物。

第五，我们对一些常见水果提供一些食用小建议，供各位糖尿病患者参考。

草莓：草莓被誉为"果中皇后"，富含维生素C，具有抗氧化作用。每100g草莓含碳水化合物7.1g、热量32kal，属于低升糖、低热量的水果，特别适合糖尿病患者食用。一般情况下，糖尿病患者每天吃300g左右草莓（大约10个中等大小的草莓）对血糖影响不会太大。

樱桃：樱桃营养丰富，富含铁、维生素E、花色素苷等。樱桃含糖量低，每100g樱桃含糖量是10g、热量46kal，也属于低升糖、低热量的水果。建议糖尿病患者每天可以吃200g左右。

西瓜：西瓜汁水丰富，是夏天最受欢迎的水果。每100g西瓜大概含糖量是6.8g、热量31kal。西瓜虽然GI指数较高，但因为含糖量低导致GL指数低，糖尿病患者选择吃西瓜时尽量控制量，建议每天可以吃500g西瓜（注意是不带皮的重量）。

苹果：苹果中含有高膳食纤维，有助于促进消化。每100g苹果大概含糖量是13.7g、热量53kal。建议糖尿病患者每天可以吃200g左右（约中等大小苹果1个）。

梨：梨含有大量微量元素和维生素，具有生津润燥、清热化痰的功效。每100g梨含糖量是13.1g、热量51kal。建议糖尿病患者每天可以食用200g左右。

香蕉：香蕉中富含丰富的果胶、维生素和矿物质，且香蕉口感软糯，是很多老年糖尿病患者爱吃的水果。每100g香蕉含糖量约19g、热量93kal，属于含糖量和热量均偏高的水果，推荐喜欢吃香蕉的糖尿病患者少量实用，每天可以食用150g左右。

最后，希望糖尿病患者能学习到相关的知识，能够在平稳控糖的同时，选择适宜的水果，让生活更幸福。

（余 洁 许岭翎）

参 考 文 献

［1］中华医学会糖尿病学分会. 中国2型糖尿病防治指南（2020年版）［J］. 中华糖尿病杂志，2021，13（4）：315-409.

［2］中华医学会糖尿病学分会，中国医生协会营养医生专业委员会. 中国糖尿病医学营养治疗指南（2013版）［J］. 中华糖尿病杂志，2015，7（2）：73-88.

［3］中国营养学会. 中国居民膳食指南（2016版）［M］. 北京：人民卫生出版社，2016.

［4］中国疾病预防控制中心营养与健康所. 中国食物成分表标准版. 6版. 第一册［M］. 北京：北京大学医学出版社有限公司，2018.

40 糖尿病患者应该如何运动

　　全球约有3.82亿人患糖尿病，占世界人口的8.3%，并且患病人数还在不断增加，预计到2035年，糖尿病患者人数将增加至5.92亿。对于所有的糖尿病患者来说，科学合理的运动可以改善血糖、血压和血脂水平，减少降糖药物用量，并且降低肌少症、心脑血管等疾病发生的风险（图29）。

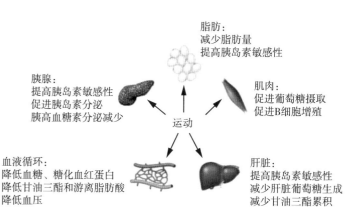

脂肪：
减少脂肪量
提高胰岛素敏感性

胰腺：
提高胰岛素敏感性
促进胰岛素分泌
胰高血糖素分泌减少

肌肉：
促进葡萄糖摄取
促进B细胞增殖

运动

血液循环：
降低血糖、糖化血红蛋白
降低甘油三酯和游离脂肪酸
降低血压

肝脏：
提高胰岛素敏感性
减少肝脏葡萄糖生成
减少甘油三酯累积

图29　运动能为糖尿病患者带来的益处

一、运动能为糖尿病患者带来哪些益处

　　（1）增强胰岛素敏感性，降低血糖。

　　（2）改善血脂，减轻体重。

　　（3）改善心肺功能，降低心脑血管疾病发生的风险。

　　（4）增加骨密度、肌肉量和肌力，减少老年糖尿病患者跌倒受伤的可能性，避免骨质疏松性骨折的发生。

　　（5）延缓糖尿病并发症的发生发展。

二、运动之前的准备

首先糖尿病患者需要了解自己的身体状况，是否适合运动？因此为了保证运动的安全性，各位糖尿病患者应在运动前对自身的健康状况进行评估。

（1）对于身体状况良好或有锻炼习惯的糖尿病患者，可以从轻中等强度运动开始，根据耐受情况逐渐加量，通常无需进行运动负荷测试。

（2）对于50岁以上缺乏运动的糖尿病患者，建议进行体格检查和心电图检查，评估和治疗所有心血管疾病危险因素（血脂异常、高血压、吸烟）。如果糖尿病患者合并外周或颈部动脉粥样硬化性疾病、肾脏疾病、静息心电图异常、多种糖尿病并发症等情况，应考虑进行运动负荷测试评估体能水平。

（3）对于存在中重度糖尿病慢性并发症且未得到有效控制者，禁止剧烈运动、举重活动和耐力项目。例如，增殖性视网膜病变者可能因剧烈运动导致血压突然升高，造成视网膜出血的危险性增高；周围神经病变的糖尿病患者应避免易受外伤的负重运动（如长跑或长时间高山滑雪），因为这些运动可能导致足部和脚踝的小骨头发生应力性骨折，以及脚趾和足部的压疮。

三、运动种类与方法

糖尿病患者（尤其是缺乏运动者）应以温和的运动项目开始，然后根据耐受情况逐渐过渡为更剧烈的运动。判断运动强度有一个比较具体的方法，即最大心率（常用最大心率的计算公式为＝220-年龄）的百分比来简单计算。

运动方式推荐有氧运动和无氧运动相结合，具体选择应该遵循个体化原则，可依据社会习俗、性别、文化、当前病情、年龄等因素制订。

1. 有氧运动

有氧运动是指人体在氧气供应充分的情况下进行的体育锻炼形式，包括大肌肉群的连续、有节奏、低中强度的运动。指南建议所有患有糖尿病的成年人，不论何种分型，每周至少进行150分钟中等强度有氧运动，每周运动3～7天，每次运动时间在30分钟左右，不能连续2天不运动。接受胰岛素治疗者锻炼的时间宜与进餐时间、胰岛素注射的时间一样，做到相对固定。同时糖尿病患者应根据自身的耐受情况，逐步增加运动的持续时间和强度，最终达到中等强度。

例如，10分钟的拉伸和热身，然后20分钟中等强度的有氧运动，比如快走、慢跑、游泳、骑自行车、爬楼梯、打太极拳等。

如果没有运动禁忌证，也可选择每周进行75分钟较剧烈的有氧运动，如短跑、举重和一些竞技运动，也能达到同样的效果。或者采用短时间剧烈运动和休息交替的方式，也被称为高强度间歇训练，如引体向上、立卧撑等，达到总的推荐有氧运动量即可。

2. 抗阻运动

抗阻运动是指人体在克服外部阻力的条件下的主动运动，阻力可由他人、自身的肢体或器械（如哑铃、沙袋、弹簧、橡皮筋、弹力带等）产生，依靠无氧糖酵解来产生能量。阻力的大小取决于个体肌肉的力量，以能够克服阻力完成运动为度。

建议每周进行2～3次抗阻运动（注意不要连续2天），锻炼部位应包括上肢、下肢、躯干等主要肌肉群，训练强度为中等，应注意缓慢增加训练量和负荷强度。

从长远来看，有氧运动和抗阻运动相结合比只选择其中一种更有利于血糖控制和心血管健康，且能够有效预防肌少症。

3. 柔韧运动

建议糖尿病患者（尤其是老年糖尿病患者）进行灵活性训练，可以增加血液循环，防止肌肉痉挛和静脉曲张，提高身体灵活性。比如每周应进行2～3次瑜伽或太极，保持平衡或进行动态拉伸10～30秒，每项动作重复2～4次。

四、糖尿病患者运动时的血糖如何管理

1. 2型糖尿病患者的运动相关血糖管理

对于2型糖尿病患者来说，只要确定自己没有上述不适宜运动的情况，一般不必因高血糖而推迟运动。但如果在进行剧烈的体力活动时血糖＞16.7mmol/L，则应谨慎，确保补充充足的水分。运动前后要加强血糖监测，运动量大或剧烈运动时应临时调整饮食及药物治疗方案，以免发生低血糖。

2. 1型糖尿病患者的运动相关血糖管理

相对于2型糖尿病患者，使用外源性胰岛素的1型糖尿病患者血糖波动程度往往更大，因此运动前和运动中的血糖管理要更为严格。以下措施亦适用于2型糖尿病患者使用胰岛素治疗且血糖波动较大者。

运动前的血糖要符合什么要求？

一般来说，有氧运动可能会造成血糖下降，而无氧运动会短暂升高血糖。

1型糖尿病患者运动开始前的血糖如果过低或过高，都不适宜立即开始运动，血糖偏低时需根据运动类型额外摄

入碳水化合物或调整胰岛素使用剂量以维持血糖稳定，碳水化合物以含有葡萄糖和果糖的运动饮料为优选。注意勿将胰岛素注射到即将运动的肌肉部位，否则会加快该部位的胰岛素吸收而导致血糖在短时间内迅速下降。

运动前建议自我监测血糖，必要时检测血酮体，可以参考以下建议（表15）。

表15　运动开始前血糖浓度和应对方法

运动前血糖水平	运动前准备
＜5mmol/L	摄入10～20g碳水化合物，直到血糖超过5mmol/L再进行运动
5～6.9mmol/L	摄入10g碳水化合物可以开始有氧运动；可以直接开始无氧运动或高强度间歇训练
7～15mmol/L	可以直接开始有氧运动；可以直接开始无氧运动或高强度间歇训练，但血糖浓度可能会上升（需要监测血糖变化）
＞15mmol/L	血酮＜0.6mmol/L：可以进行低中强度有氧运动 血酮0.6～1.4mmol/L：可进行低强度有氧运动（＜30分钟） 血酮≥1.5mmol/L或尿酮（≥2＋或40mmol/L）：禁止运动

如果计划进行中度或剧烈的有氧运动持续60分钟以上，1型糖尿病患者在运动前也可根据自己血糖监测的结果或经验性地调整治疗方案，比如说在进餐后90分钟内开始运动的话，运动前需要减少的餐时胰岛素剂量可参考表16。

使用胰岛素泵的1型糖尿病患者可以在运动开始前60～90分钟尝试减少80%的胰岛素基础率，运动过程中暂停胰岛素输注，从而降低运动期间和运动后的低血糖风险。不过胰岛素基础率降低的最佳时间和胰岛素泵暂停的最大安全持续时间仍有待确定，应根据个人情况谨慎调整。

表16 如拟餐后90分钟内开始运动，建议减少餐时胰岛素剂量

运动类型	锻炼持续时间对应的胰岛素减少量	
	30分钟	60分钟
低等强度有氧运动	−25%	−50%
中等强度有氧运动	−50%	−75%
高强度有氧运动	−75%	须个体化评估
剧烈有氧运动或无氧运动	须个体化评估	须个体化评估

　　建议1型糖尿病患者运动时每30分钟监测一次血糖水平，并相应调整碳水化合物摄入量和胰岛素剂量，以维持有氧运动能力和预防低血糖（表17）。所需的碳水化合物摄入量根据个体运动能力及胰岛素使用情况而变化，如果运动前减少胰岛素剂量，碳水化合物的需求也将改变。无氧运动期间通常不需要摄入碳水化合物。

表17 1型糖尿病患者预防低血糖所需碳水化合物（有氧运动）

人体维持有氧运动能力所需	1型糖尿病患者预防低血糖所需	
	运动前减少胰岛素剂量	运动前未减少胰岛素剂量
运动前一餐进食	根据运动强度和类型，一般为每千克体重至少1g碳水化合物	
运动前即刻进食	无需补充	血糖＜5mmol/L，摄入10～20g碳水化合物	血糖＜5mmol/L，摄入20～30g碳水化合物
运动时长＜30分钟	无需补充	血糖＜5mmol/L，摄入10～20g碳水化合物	摄入15～30g碳水化合物

	人体维持有氧运动能力所需	1型糖尿病患者预防低血糖所需	
		运动前减少胰岛素剂量	运动前未减少胰岛素剂量
运动时长30～60分钟	每小时10～15g碳水化合物	低中等强度有氧运动：每小时摄入10～15g碳水化合物 无氧运动：无需摄入碳水化合物，除非血糖＜5mmol/L	每30分钟摄入15～30g碳水化合物
运动时长60～150分钟	每小时30～60g碳水化合物	每小时摄入30～60g碳水化合物	每小时摄入75g碳水化合物
运动时长＞150分钟	每小时60～90g碳水化合物	每小时摄入60～90g碳水化合物及调整胰岛素	每小时摄入60～90g碳水化合物及调整胰岛素
运动后进食	每千克体重1～1.2g碳水化合物	须个体化评估碳水化合物摄入及胰岛素的量	须个体化评估碳水化合物摄入及胰岛素的量

运动结束后还存在迟发型低血糖（运动结束后4～8小时）的风险，可能与运动增加了胰岛素敏感性有关，一般可通过在运动后立即摄入缓慢吸收的碳水化合物（如果脯、果干、燕麦）来避免。

五、运动注意事项

（1）在餐后1小时左右运动为宜，每次运动前检查足部并选择合脚的鞋袜、进行适当热身，在运动后进行放松及拉伸。

（2）注意监测运动强度、血糖和血压水平，定期观察足部，随身携带食物，预防受伤和低血糖的发生，必要时在运动专业人员的指导下进行运动。

综上，各位糖尿病患者只要做到合理规划运动类型、持续时间、强度和频率，做好血糖监测和记录，以便及时进行调整，就可以使运动益处最大化，同时避免不良事件发生。

（赵　媛　许岭翎）

参 考 文 献

[1] MENDES R, SOUSA N, ALMEIDA A, et al. Exercise prescription for patients with type 2 diabetes-a synthesis of international recommendations: narrative review [J]. Br J Sports Med, 2016, 50 (22): 1379−1381.

[2] KIRWAN J P, SACKS J, NIEUWOUDT S. The essential role of exercise in the management of type 2 diabetes [J]. Cleve Clin J Med, 2017, 84 (7 Suppl 1): S15−S21.

[3] FRANCESCONI C, NIEBAUER J, HABER P, et al. Lebensstil: körperliche Aktivität und Training in der Prävention und Therapie des Typ 2 Diabetes mellitus (Update 2019) [Lifestyle: physical activity and training as prevetion and therapy of type 2 diabetes mellitus (Update 2019)] [J]. Wien Klin Wochenschr, 2019, 131 (Suppl 1): S61−S66.

[4] RIDDELL M C, GALLEN I W, SMART C E, et al. Exercise management in type 1 diabetes: a consensus statement [J]. Lancet Diabetes Endocrinol, 2017, 5 (5): 377−390.

[5] 中华医学会糖尿病学分会. 中国2型糖尿病防治指南（2020年版）[J]. 中华糖尿病杂志, 2021, 13 (4): 315−409.

41

持之以恒，累足成步，坚持运动原来有这么多功效

医生总是劝说糖尿病患者们注意规律运动。运动对糖尿病及糖尿病前期患者血糖控制及健康管理至关重要（图30）。那么运动能给这些患者带来哪些好处呢？

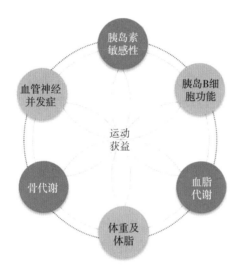

图30 运动对机体代谢的益处示意

一、运动有利于降低血糖，但最佳运动时间并非在早晨

运动训练有利于增加骨骼肌含量，改善胰岛素信号转导，增加葡萄糖利用，提高胰岛素敏感性，改善机体的血糖水平。长期规律运动能够使糖化血红蛋白（HbA1c）下降1.0%～1.5%。适度增加运动强度和时间，不仅可以缓解高血糖和高脂血症对胰岛B细胞的糖毒性和脂毒性，还可以减轻胰腺炎症和组织中的氧化应激损伤，从而保护残留的胰

岛 B 细胞，促进受损胰岛功能的恢复。

目前研究表明运动训练可降低糖尿病患者平均血糖，增加血糖达标时间，但不同运动方式的作用机制有所差异。有氧运动能够增加肌肉线粒体含量，改善肌肉可塑性，提高胰岛素的敏感性。抗阻运动能够增加细胞膜葡萄糖转运蛋白（GLUT-4），调节骨骼肌糖原合成酶活性，改善糖原代谢。在日常生活中，相较于运动训练，更重要的是"动起来"。对于久坐不动的患者，即使以站立或散步代替坐姿也能从一定程度改善血糖水平。

应注意运动的最佳时间，糖尿病患者的最佳运动时间是在两餐之间。也有研究表明，下午运动对于血糖水平的改善好于早晨运动，推测可能与骨骼肌细胞生物活动的昼夜节律有关。

二、运动能够减脂降脂，改善全身炎症状态

肥胖是 2 型糖尿病的重要危险因素。运动能够增加能量消耗，减少脂肪沉积，增加瘦体重。肥胖患者坚持 8～12 周的规律运动体重指数（BMI）降低，延缓糖尿病进程，与心血管疾病风险相关的内脏脂肪、腰臀比等指标也得到显著改善。而且通过运动获得的减重效果与单纯节食相比，脂肪比例下降更多，身体变得不仅苗条而且健康。

运动可以促进体内儿茶酚胺分泌，提高脂肪酶活性，从而加速脂质水解。脂质被水解成游离脂肪酸并转移到细胞内，然后被氧化和利用，降低"不好的胆固醇"（低密度脂蛋白），增加"好的胆固醇"（高密度脂蛋白）含量。此外，脂肪组织减少，肌肉来源抗炎症因子分泌增加，降低了促炎症因子的产生，抑制了炎症细胞的聚集和浸润，改善糖尿病患者全身慢性炎症状态。

三、运动可以预防骨质疏松症，减少骨折的风险

骨质疏松症是以骨强度下降和骨折风险增加为特征的骨骼疾病。由于起病隐匿，被称为"隐形杀手"。糖代谢紊乱可能导致钙、磷流失增加及吸收障碍，增加骨质疏松风险。同时，由于低血糖、视力下降、体位性低血糖、反应减退等因素，糖尿病患者骨折风险也高于糖代谢正常人群。负重运动是治疗和预防绝经后和老年型骨质疏松症的基石。"生命在于运动"，就是因为运动可以通过抑制骨吸收，防止骨质流失，增加骨密度（BMD）。规律运动能够减少绝经后女性腰椎和股骨颈每年近1%的骨质流失及男性髋部骨折发生率，同时运动能改善身体的平衡性继而降低跌倒风险。骨质量提高的同时跌倒风险下降，骨折的风险也就大大降低了。

四、运动可以提高心肺耐力，降低血压，减少糖尿病血管并发症的发生

坚持体育运动能够提高心肺耐力。首先通过增加呼吸深度，可以有效地改善肺的通气效率。同时还可以增强心肌收缩力，提高每搏量，减慢心率。还可以改善血管壁弹性，使收缩压平均降低7～8mmHg，舒张压降低4～5mmHg。相较于缺乏运动的2型糖尿病患者，每周步行2小时及以上患者心血管相关死亡风险下降34%～53%。

研究表明，中等强度连续有氧运动、高强度间歇有氧运动、抗阻运动能够通过增加抗氧化物质及血管内皮舒张剂［如一氧化氮（NO）等］水平，显著改善2型糖尿病患者微血管功能，降低糖尿病肾病、糖尿病视网膜病变等微血管并发症发生（图31）。

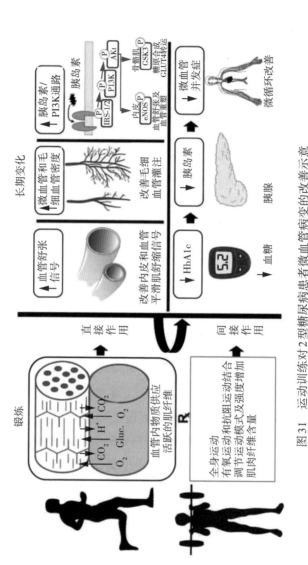

图 31　运动训练对 2 型糖尿病患者微血管病变的改善示意

（来源：参考文献 [6]）

总之，运动有多方面的益处，但是它需要付出毅力和时间。最新的糖尿病防治指南建议每周不少于150分钟的中等强度的运动，此外还应该有两次肌肉训练，如果进一步增加运动强度和时间可能还有额外的获益。但是糖尿病患者在运动中也要注意血糖监测，避免低血糖和运动损伤的发生。因此具体采用怎样的方式运动要结合自身的生活工作条件、身体情况制订，保证安全的前提下贵在坚持。既然认识到运动对糖尿病患者有这么多的好处，就让我们立刻"动起来"吧！

（吕 璐 平 凡）

参 考 文 献

[1] REDDY R, WITTENBERG A, CASTLE J R, et al. Effect of Aerobic and Resistance Exercise on Glycemic Control in Adults With Type 1 Diabetes [J]. Can J Diabetes, 2019, 43 (6): 406-414.

[2] NERY C, MORAES S R A, NOVAES K A, et al. Effectiveness of resistance exercise compared to aerobic exercise without insulin therapy in patients with type 2 diabetes mellitus: a meta-analysis [J]. Braz J Phys Ther, 2017, 21 (6): 400-415.

[3] DUVIVIER B M, SCHAPER N C, HESSELINK M K, et al. Breaking sitting with light activities vs structured exercise: a randomised crossover study demonstrating benefits for glycaemic control and insulin sensitivity in type 2 diabetes [J]. Diabetologia, 2017, 60 (3): 490-498.

[4] PAGNOTTI G M, STYNER M, UZER G, et al. Combating osteoporosis and obesity with exercise: leveraging cell mechanosensitivity [J]. Nat Rev Endocrinol, 2019, 15 (6): 339-355.

[5] YANG Z, SCOTT C A, MAO C, et al. Resistance exercise versus aerobic exercise for type 2 diabetes: a systematic review and meta-analysis [J]. Sports Med, 2014, 44 (4): 487-499.

[6] OLVER TD, LAUGHLIN MH. Endurance interval spirit, and

resistance exercise training: impact on microvascular dysfunction in type 2 diabetes[J]. Am J Physical Heart Circ Physiol,2016,310(3): H337-H350.

42 体形消瘦的2型糖尿病患者适合选择哪些降糖药物

肥胖是2型糖尿病常见的合并问题，在前面的科普中我们已经介绍过体形肥胖的2型糖尿病患者的降糖药物选择，但瘦子和胖子各有各的烦恼，甚至瘦子的世界更难，不信你看王奶奶的苦恼：

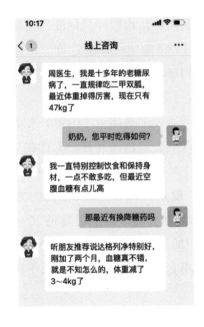

在回答王奶奶的问题前，我们先来讨论以下几个问题。

一、瘦一定比胖更健康吗

肥胖的危害得到越来越多人的认识，人们出于对"美"、对"健康"的追求强迫自己越来越瘦。但物极必反，体形消瘦往往意味着摄入的营养物质不足，或者体内的营养物质没有被很好地利用。糖尿病患者体形只有不胖、不瘦，刚好适中，才是最好的。有研究认为，体重过低与过早死亡的风险增加相关。此外，还可损害免疫功能、增加感染风险、增加骨质疏松和骨折风险、增加肌少症风险等。

二、体重多少叫做消瘦

医学上，以体重指数（BMI）作为判断胖瘦的标准，通过体重（千克，kg）÷身高（米，m）的平方，可以得到BMI。根据我国体质指数评判标准，正常BMI为18.6～23.9，如BMI≤18.5则定义体重过低。比如上文中的王奶奶，她的身高160cm，体重47kg，BMI＝47÷1.6÷1.6＝18.4，属于体重过低。

另外，也可通过理想体重（IBW）来衡量身体胖瘦程度。IBW可用以下公式粗略计算：男性IBW（kg）＝［身高（cm）-100］×0.95，女性IBW（kg）＝［身高（cm）-100］×0.9。一般认为IBW±10%范围内为正常，低于正常的10%～20%为消瘦，低于正常的20%以上为明显消瘦。比如上文中的王奶奶，她的身高160cm，IBW＝（160-100）×0.9＝54kg，实际体重47kg，低于IBW的13%，属于消瘦范畴。

三、糖尿病患者为什么会体形消瘦

1. 高血糖控制不佳

糖尿病的典型症状"三多一少"中的"一少"指的就是体重减轻，即消瘦。因此，如糖尿病患者发现近期体重明显减轻，首先需加强血糖监测，排除血糖控制不佳的原因。

2. 热量摄入不足

过于严格的饮食控制，也会导致体重下降，并且常合并低血糖和营养不良，这对身体的损伤丝毫不亚于高血糖。糖尿病患者主食可以适当少吃，但不要一点都不吃，并强调摄入血糖指数低的碳水化合物；其他营养物质，如蛋白质、脂肪、维生素和微量元素，也都要适量摄入。《中国2型糖尿病防治指南（2020年版）》建议糖尿病患者三大营养物质的比例为：碳水化合物50%～65%、蛋白质15%～12%、脂肪20%～30%；不推荐糖尿病患者长期接受极低能量（＜800kal/d）的营养治疗。

3. 正在应用某些可减轻体重的降糖药物（详见43问：体型肥胖的2型糖尿病患者适合选择哪些药物）

如二甲双胍、α-葡萄糖苷酶抑制剂（如阿卡波糖、伏格列波糖）、GLP-1受体激动剂（如利拉鲁肽、度拉糖肽）、SGLT-2抑制剂（如恩格列净、卡格列净、达格列净）。上述不少药物在心肾保护上有较好的表现，但对于基础体重本身偏轻的患者，应谨慎应用。

4. 其他

如上述原因均能排除，建议在专科医生的指导下排除其他可导致体形消瘦的全身性疾病的影响，如消化不良、慢性腹泻、甲亢、肺结核、恶性肿瘤等。

四、体形消瘦的糖尿病患者如何选择降糖药物

1. 磺脲类

是使用最早、应用最广的口服降糖药物，通过刺激胰岛B细胞分泌胰岛素以降低血糖，代表药物有格列齐特缓释片、格列美脲、格列吡嗪控制片、格列本脲、格列喹酮。增加体重是该药的副作用之一，但对于体形消瘦的糖尿病

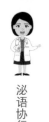

患者而言，可反其道而行之，利用其增加体重的特点。需注意的是，使用该类药物发生低血糖风险较高，用药期间需规律进餐。

2. 格列奈类

也属于胰岛素促泌剂，代表药物有瑞格列奈、那格列奈等。相比于磺脲类，该类药物使用方式更方便灵活，餐时即服，增加体重、导致低血糖的风险也更小。

3. 噻唑烷二酮类

胰岛素抵抗是2型糖尿病发生发展的重要原因，噻唑烷二酮类降糖药物可有效改善胰岛素抵抗。代表性药物有罗格列酮、吡格列酮。该类药物也可引起体重增加，且单独使用不会引起低血糖。由于该药可导致水钠潴留而引起水肿，心功能不全患者应慎用或禁用。

4. DPP-4抑制剂

DPP-4抑制剂是二肽基肽酶4抑制剂的简称，通过抑制DPP-4、升高内源性GLP-1水平，进而增强胰岛素分泌、同时抑制胰高血糖素分泌，调节血糖稳态。代表性药物有维格列汀、西格列汀、沙格列汀、利格列汀、阿格列汀。该类药物对体重没有明显的影响。由于DPP-4抑制剂通过葡萄糖依赖的方式刺激胰岛素分泌，当机体处于低血糖时不刺激胰岛素分泌，因此大大减少低血糖风险。而且该类药物每日给药1～2次，用药方便，服药时间不受进餐影响，整体安全性也较好，是体形消瘦的2型糖尿病患者的选择之一。

5. 胰岛素

众所周知，胰岛素是降低血糖的重要激素，但胰岛素的作用远不止降糖，它是全面促进机体合成代谢的唯一激素，可同时促进糖原、蛋白质和脂肪的合成，促进机体的生长。因此，体形消瘦的糖尿病患者可尝试应用合适剂量的胰岛素达到改善血糖、增加体重的双重目的。根据作用时间长短，胰岛素有不同制剂类型，患者应在医生的指导下掌握不同制剂正确的注射时间、注射方式、注射剂量，以减少低血糖、皮肤脂肪萎缩、皮下硬结等不良反应。

6. 联合用药方案

上面介绍的5类药物均能有效改善高血糖，且有不同程度改善体形消瘦的作用。但从减少糖尿病并发症的角度，GLP-1受体激动剂（如利拉鲁肽、度拉糖肽）、SGLT-2抑制剂（如恩格列净、卡格列净、达格列净）是目前"心肾界"的明星药物，但二者均会引起体重显著降低。对于体形消瘦的糖尿病患者而言，既需要维持相对理想的体重、避免体重进一步下降，也需要减少远期心脏和肾脏并发症，因此可在医生的指导下，进行不同种类药物的优化组合，以达到"鱼和熊掌兼得"的结果。

回到王奶奶的问题：

我们保留了王奶奶的二甲双胍，暂停达格列净，由于空腹血糖仍高，加用了甘精胰岛素（每晚一次，皮下注射）治疗。同时住院期间进行了甲亢、恶性肿瘤的筛查，没有阳性的发现。

3个月后：

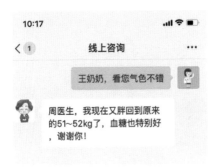

总之，2型糖尿病患者的治疗应遵循个体化原则，综合考虑体形、低血糖风险、并发症情况、肝肾功能、药物花费等多因素进行药物选择，维持体重在理想体重±10%范围内为最佳。不胖、不瘦，刚刚好，这才是糖尿病患者最健康的选择。

（周　翔　肖新华）

参 考 文 献

［1］中华医学会糖尿病学分会. 中国2型糖尿病防治指南（2020年版）［J］. 中华糖尿病杂志，2021，13（4）：317-411.

［2］肖新华. 实用糖尿病治疗学［M］. 北京：科学出版社，2021.

43 体形肥胖的2型糖尿病患者适合选择哪些降糖药物

　　肥胖是2型糖尿病常见的合并问题，也是许多糖尿病患者的烦恼。胖乎乎的体态虽然可爱，却潜藏着许多健康问题。尤其是对于2型糖尿病的糖尿病患者，肥胖会使血糖更难控制，减肥也比单纯肥胖的人更为困难。

　　那么，有哪些办法可以帮助糖尿病患者"甩掉肉肉"，达到理想体重呢？除了生活方式干预以外，内分泌医生还有一个妙招——选择减重、降糖双管齐下的药物。本文就将重点介绍这些药物的名称及用药注意事项，帮助糖尿病患者科学用药。

一、"我胖吗？"

　　在了解具体用药方案之前，相信很多糖尿病患者心中都有一个疑问——"我胖吗？"

　　确实，有不少糖尿病患者认为自己"体形匀称"，却被医生划入了超重甚至肥胖的范畴。由此可见，我们日常所说的胖瘦只是一种粗略的直观印象，因人而异。在医学上，需以体重指数（BMI）作为判断标准。通过计算体重（千克，kg）÷身高（米，m）的平方就可以得出BMI（kg/m^2），$24 \leqslant BMI < 28$ 为超重，$BMI \geqslant 28$ 为肥胖。除此之外，很多糖尿病患者BMI虽然不高，肚子上却藏着许多肉肉，这部分糖尿病患者需要测量腰围（约在肚脐上方2～3cm用皮尺水平绕一圈），如果女性腰围$\geqslant 85cm$，男性腰围$\geqslant 90cm$，也属于肥胖。

　　根据这些标准，糖尿病患者就可以准确得知自己是否肥胖了。如果您存在超重或肥胖问题，就接着往下看，了解更加适合自己的降糖药物。

二、哪些降糖药有帮助减轻体重的作用

1. 二甲双胍

相信对于大多数2型糖尿病的糖尿病患者来说，二甲双胍就像是"熟悉的老朋友"，从病初就开始陪伴自己，始终如一。二甲双胍之所以受到医生青睐，是因为它确实好处多多。在降糖方面，二甲双胍可以降低糖化血红蛋白（反映2～3个月内平均血糖水平）1%～1.5%，属于效果很强的降糖药了；在减重方面，平均可使体重减轻1.1kg。

但是，俗话说："是药三分毒"，二甲双胍也不例外。二甲双胍最常见的副作用是胃肠道反应，一部分糖尿病患者服药后可能会出现恶心、腹胀，严重时还会出现呕吐、腹痛、腹泻。如果程度比较轻，可以尝试餐后服用二甲双胍，从小剂量起始，减轻胃肠道反应。如果程度较重、难以忍受，糖尿病患者应该及时停用二甲双胍，在内分泌医生指导下调整降糖药。除此之外，二甲双胍在肾功能较差的糖尿病患者中也不能使用。在做增强CT等需要使用含碘造影剂的检查时，应根据医生指导，暂时停用二甲双胍。

2. α-葡萄糖苷酶抑制剂

提到α-葡萄糖苷酶抑制剂，糖尿病患者可能会一头雾水，不知此为何物。但说起阿卡波糖、伏格列波糖，许多糖尿病患者会马上想起这些是需要随餐吃的降糖药。实际上，α-葡萄糖苷酶抑制剂就是这类降糖药的统称，通过减慢"糖分"在肠道的吸收速度来降低餐后血糖。这类药物对体重影响较小，有时还可轻度减轻体重，因此也适合肥胖的糖尿病患者。α-葡萄糖苷酶抑制剂常见的副作用也是

胃肠道反应，如腹胀、恶心、呕吐、排气增多等，如果服药后出现上述情况，建议及时内分泌科门诊复诊。

3. GLP-1 受体激动剂

我们的身体中有一种由肠道细胞分泌的叫做GLP-1的物质，中文全称为胰高血糖素样肽-1。GLP-1作用强大，既可以促进自身胰岛素的分泌，起到降低血糖的作用，还能通过多种"手段"减轻体重。具体来说，GLP-1会"欺骗"大脑，使我们产生饱腹感，从而抑制食欲；同时还能作用于胃肠道，延缓胃肠道的蠕动速度，使食物排出变慢；这些手段最终导致进食减少，从而减轻体重（图32）。GLP-1受体激动剂，顾名思义，就是帮助GLP-1更大地发挥作用的一类药物，其中最具代表性的即为利拉鲁肽。使用利拉鲁肽可使糖化血红蛋白显著下降1.1%～1.6%，并降低体重1.0～3.2kg，还可持久地缩小腰围。值得注意的是，利拉鲁肽不是口服药物，而需要每天皮下注射使用，很多糖尿病患者因此将利拉鲁肽误认为是胰岛素，这是一个误区。糖尿病患者需要知道，利拉鲁肽是一种需要皮下注射给药的降糖药物，和胰岛素完全不同，不容易发生低血糖。利拉鲁肽的副作用也以轻中度的胃肠道反应为主，极少数患者可能出现急性胰腺炎等特殊不良反应。

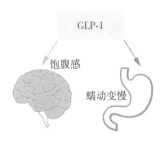

图32 GLP-1具体作用示意

在GLP-1受体激动剂药物大家庭中，除了利拉鲁肽，还有许多其他成员，如艾塞那肽、利司那肽、度拉糖肽、司美格鲁肽等，这些药物也都有一定的降低血糖及减重效果，但在人体内发挥作用的时间有所不同。例如，新型的药物度拉糖肽、司美格鲁肽在人体内的作用时间可长达1周左右，因此每周只需要注射一次，更加方便。

除此之外，尚有一类降糖药物与GLP-1息息相关，这类药物被称作DPP-4（二肽基肽酶-4）抑制剂。简单来说，DPP-4是GLP-1的"宿敌"，可造成GLP-1在体内失活，无法发挥作用。DPP-4抑制剂这类药物可以抑制DPP-4，从而减少GLP-1失活，发挥降糖作用，常见药物有西格列汀、维格列汀、沙格列汀、利格列汀、阿格列汀等。DPP-4抑制剂没有明显的减重效果，但也不增加体重，因此也适合一部分肥胖的2型糖尿病糖尿病患者。

4. SGLT2抑制剂

作为一种新型口服降糖药，SGLT2（钠－葡萄糖协同转运蛋白2）抑制剂可谓是降糖药物里的"后起之秀"，具有降低血糖、减轻体重、保护心脏和肾脏等多种优点。这类药物主要通过减少肾脏对葡萄糖的重吸收，使过多的葡萄糖从尿中排泄来发挥作用，常见药物包括达格列净、恩格列净、卡格列净等。SGLT2抑制剂可使糖化血红蛋白降低0.5% ～ 1.0%，平均减轻体重1.8kg。但是，由于大量的葡萄糖从尿中排出，我们的身体会感知到这一变化，并可能因此变得食欲更加旺盛，这种时候糖尿病患者更应该严格控制饮食，否则将无法达到理想的降糖及减重效果。除此之外，尿中葡萄糖增多，无形中为细菌等病原微生物提供了"良好"的生存环境，容易造成尿路感染。为了预防感染，服用SGLT2抑制剂的糖尿病患者应该适量多饮水、多排尿，保持小便通畅，注意外阴清洁。

以上药物介绍，旨在帮助有肥胖问题的2型糖尿病糖尿病患者初步了解适合自己的降糖药物，从而更好地遵从医嘱、科学用药。需要强调的是，药物只是减重手段的一部分，低热量健康饮食、合理的体力活动、良好的生活习惯同样非常重要。

糖尿病患者还需要知道，医生在选择降糖药物时，除了考虑体重和血糖以外，还有许多其他的复杂因素需要兼顾，如有的糖尿病患者容易出现低血糖，有的糖尿病患者心脏或肾脏不好，这些因素都会影响降糖方案的最终制订。因此，对于糖尿病患者来说，自己调整降糖药绝不可取。最明智的办法是寻求内分泌医生的专业建议，并认真遵照医嘱用药。

总而言之，通过均衡饮食、合理运动、良好生活方式，并在内分泌医生指导下选择合适的降糖药物，有超重或肥胖问题的2型糖尿病糖尿病患者都有希望甩掉肉肉，达到理想体重，从而取得长期的健康获益。

（李圆梦　袁　涛）

参 考 文 献

［1］中华医学会内分泌学分会. 中国2型糖尿病合并肥胖综合管理专家共识［J］. 中华内分泌代谢杂志，2016，32（8）：623-627.

［2］QIANG Z，NAISHI L，XIONG-FEI P，et al. Clinical management and treatment of obesity in China［J］. Lancet Diabetes Endocrinol，2021，9（6）：393-405.

［3］中华医学会糖尿病学分会. 中国2型糖尿病防治指南（2017年版）［J］. 中华糖尿病杂志，2018，10（1）：4-50.

［4］RUBIO-ALMANZA M，CÁMARA-GÓMEZ R，MERINO-TOR-RES J F. Obesity and type 2 diabetes：Also linked in therapeutic options［J］. Endocrinol Diabetes Nutr（Engl Ed）, 2019, 66: 140-149.

［5］吉星, 廖飞, 吴佩丽, 等. SGLT2抑制剂的减重作用及机制的研究进展［J］. 实用医学杂志, 2019, 5（7）: 1165-1169.

44 长期注射胰岛素会有副作用吗

　　1921年，加拿大年轻医生班廷揭开了胰岛素（insulin）的神秘面纱，这是20世纪医学史上史诗级的发现，其使糖尿病患者免于死亡的威胁。百年来科学家对胰岛素的探索之旅从未停歇，胰岛素在糖尿病治疗中也始终发挥着重要的作用。随着越来越多新型胰岛素制剂的临床应用，糖尿病患者血糖控制难的问题得到了越来越好的解决。然而，对于很多需要长期注射胰岛素的糖尿病患者可能还是存在诸多疑问的，比如，长期注射胰岛素好吗？对身体有没有副作用？身体会不会产生依赖性？在此，我们总结了关于胰岛素治疗的疑问解答，希望帮助糖尿病患者规范使用胰岛素，从而更好地控制血糖，控制病情。

一、使用胰岛素会上瘾吗

　　对于胰岛功能衰竭严重的糖尿病患者来讲，由于胰岛素可能需要长期、持续的使用，很多糖尿病患者存在胰岛素"用了就会上瘾"的偏见，宁可多种口服降糖药联用也不愿意注射胰岛素。事实上，胰岛素是正常人体内存在的、能够降低血糖的生理性激素。胰岛素注射是对机体内源性物质的补充，使用外源性胰岛素不存在成瘾的问题。还有糖尿病患者也可能认为当胰岛素需要逐步加大用量时，这是否意味着"药物耐受"了呢？

　　简单来讲，长期、持续地使用≠躯体依赖：糖尿病是终生疾病，目前尚无法根治。胰岛素作为一种人体正常分泌的激素，建议长期、持续地使用是糖尿病本身疾病特点决定的，而非躯体依赖。逐步加大用量 ≠ 药物耐受：随着病情的进展，糖尿病患者自身胰岛素分泌功能可能会越来越低，需要外源性胰岛素的量自然越来越大。所以逐步加大用量，也是病情进展的结果，不是药物耐受。因此，胰岛素注射不会存在成瘾性，但糖尿病患者需要在专科医生的指导下正确使用胰岛素。

二、使用胰岛素有哪些副作用

由于外源性注射胰岛素与人体随血糖波动产生的内源性胰岛素在某些方面尚存在一定差异，那么长期注射胰岛素可能会有什么样的不良反应呢？实际上，随着胰岛素使用时间的延长，患者可能或多或少会遇到一些不良反应，下面我们就基于胰岛素注射相对常见的不良反应为大家一一解答。

1. 低血糖

低血糖是注射胰岛素最常见和最严重的不良反应。当血糖浓度骤降或低于3.9mmol/L时，要警惕低血糖的发生。低血糖时会有出汗、心悸等表现，严重者会出现昏迷、癫痫发作，甚至死亡。

应对方法：无症状（测血糖时发现）或轻、中度症状性低血糖可以自行治疗，口服15 ～ 20g葡萄糖（约3个啤酒瓶盖的量）。最理想的是给予葡萄糖片；还可食用含糖果汁、软饮料、牛奶、糖果、点心等其他食物。一般症状可在15 ～ 20分钟内缓解。

胰岛素诱发的低血糖，血糖恢复时间会受到胰岛素药效的影响。如果是中长效胰岛素（精蛋白生物合成人胰岛素、地特胰岛素、甘精胰岛素等）引发的低血糖，应多进食含糖量高的食物，并延长血糖监测时间。

2. 体重增加

胰岛素控制高血糖后，过多的葡萄糖转变为蛋白质或脂肪贮存在体内，导致体重增加。不同胰岛素种类在增重方面有所差异，基础胰岛素类似物相对增重风险更低，可以考虑选用基础胰岛素进行治疗。

应对方法：加强生活方式管理，管住嘴，迈开腿。控制总热量摄入，注意食物搭配，选择适当的运动方式，运动前别忘了监测血糖哦。

3. 皮下硬结

反复在同一部位注射会导致该部位皮下脂肪增生而产生硬结，导致药物吸收率下降、吸收时间延长，进而导致血糖波动。

应对方法：轮换注射部位。①大轮换：在腹部、上臂、大腿外侧和臀部，这4个部位轮流注射，称之为大轮换。②小轮换：我们将上述这4处注射部位进行分区，建议每周选择同一个区域进行注射，并按照顺时针方向轮流使用这些等分区域，这样的轮换方式称之为小轮换（图33）。

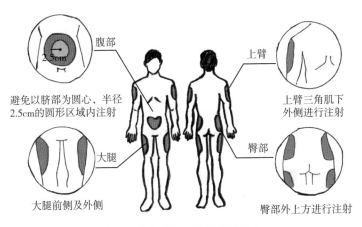

图33 胰岛素可选注射部位示意

另外，每次注射胰岛素时都要更换新的针头！重复使用针头会引起注射疼痛、针头堵塞、皮下脂肪增生、影响药物浓度和剂量，还会引起感染，甚至有断针的危险。

4. 胰岛素过敏

胰岛素过敏往往是因为注射了非纯化胰岛素或动物胰岛素导致的。胰岛素过敏分为局部过敏与全身过敏。局部过敏表现为注射部位及其周围出现斑丘疹瘙痒。全身过敏可能会出现荨麻疹、过敏性紫癜，甚至部分患者会出现休克的现象。

应对方法：建议选择人胰岛素类似物（赖脯胰岛素、门冬胰岛素等）治疗或根据实际情况考虑换用口服降糖药治疗。

5. 视物模糊

主要出现在胰岛素使用初期，且在胰岛素使用之前血糖水平较高的糖尿病患者。由于治疗时血糖迅速下降，影响晶状体及玻璃体内渗透压，使晶状体内水分逸出而屈光度下降，发生远视。这种不良反应是暂时的，大约3周就会自行消失，糖尿病患者不需过度担心。

综上，关于胰岛素的副作用，您是否已经有了初步了解呢？总的来说，胰岛素是治疗糖尿病疗效确切的重要药物。只要在医生指导下使用，不良反应是可防可控的。千万别因害怕胰岛素副作用而拒绝使用，倘若因此导致血糖控制不佳，引起各种并发症，那就得不偿失了。

（李　博　王冬梅　李　伟）

参 考 文 献

［1］中华医学会糖尿病学分会. 中国2型糖尿病防治指南（2020年版）

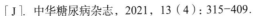

［J］. 中华糖尿病杂志，2021，13（4）：315-409.

［2］中华医学会内分泌学分会. 中国糖尿病患者低血糖管理的专家共识［J］. 中华内分泌代谢杂志，2012，28（8）：619-623.

［3］中华医学会内分泌学分会. 中国2型糖尿病合并肥胖综合管理专家共识［J］. 中华糖尿病杂志，2016，8（11）：662-666.

［4］杜学峰. 形形色色的胰岛素不良反应［J］. 现代养生（上半月版），2019，（10）：68.

［5］李乃适. 胰岛素过敏的诊断与处理对策［J］. 中华临床免疫和变态反应杂志，2012，6（3）：163-167.

45 孩子得了糖尿病，家长应该怎么办

当家长知道自己孩子患有糖尿病时，心情难免会惊讶和着急，而家长对疾病的态度很大程度上也会影响患儿，家长早点调整好心态可安抚孩子紧张、焦虑的情绪，帮助他们更好地应对糖尿病。所以家长一定要树立信心，积极和孩子一起面对疾病，特别是对年龄比较小的孩子，家长往往是帮助孩子"制服"糖尿病的主力军。

在做好心理准备之后，各位患儿的家长就要用知识来武装自己，帮孩子打好这场"硬仗"。

一、孩子属于哪种糖尿病

糖尿病除了分为1型、2型，还有其他特殊类型。不同类型糖尿病的临床特点及治疗方法存在较大差异，因此我们首先要了解一下糖尿病的分型。

儿童及青少年糖尿病的类型以1型为主，约占90%。1型糖尿病的原因是胰岛素分泌能力受到损伤，以"三多一少"，即多饮、多尿、多食和体重下降为主要症状；起病多急剧，如酮症或者酮症酸中毒起病；胰岛自身免疫抗体可呈阳性；病情不稳定，血糖波动大，主要依赖胰岛素治疗，辅以饮食控制、运动。

2型糖尿病由胰岛素抵抗造成，症状可以不典型，起病缓慢而隐匿，多数患者合并超重或者肥胖；病情相对稳定，需要饮食、运动、口服药物联合治疗，胰岛功能低下者需要应用胰岛素。

另外，如果家庭成员有糖尿病遗传背景的话，可能存

在一些特殊类型糖尿病的可能性。特殊类型糖尿病大多是基因的缺陷，占儿童糖尿病的1%～4%，还包括青少年起病的成人型糖尿病（MODY）。因此刚起病的患儿首先要进行必要的检查手段甚至基因检测等明确糖尿病分型，从而正确选择其管理方法。

二、要达到怎样的治疗目标

当明确了孩子属于哪种分型后，患儿家长需要进一步了解相应的治疗目标，以及学习糖尿病管理的相关知识，接受如何测量血糖、给予胰岛素、识别和治疗低血糖的相关培训，以期帮助孩子做好血糖的长期管理，从而预防血糖过低或过高造成的医疗急症，保护肾脏、眼、神经和心脏等易发生糖尿病并发症的器官，降低发生冠心病等长期血管并发症的风险，保证孩子正常地生长发育。

建议1型糖尿病患儿应以糖化血红蛋白＜7.5%和空腹血糖＜8mmol/L为目标，2型糖尿病可能适合更严格的目标：糖化血红蛋白＜6.5%和空腹血糖＜7mmol/L。而年纪较小的、有严重低血糖病史或广泛合并症的患儿或可适当放宽目标。

1型糖尿病儿童和青少年的血糖控制指标见表18。

表18　1型糖尿病儿童和青少年的血糖控制指标

	正常	理想	一般	高风险
治疗方案		维持	建议/需要调整	必须调整
HbA1c（%）	＜6.1	＜7.5	7.5～9.0	＞9.0
血糖（mmol/L）				
空腹或餐前	3.9～5.6	5.0～8.0	＞8.0	＞9.0

续　表

	正常	理想	一般	高风险
餐后	4.5～7.0	5.0～10.0	10.0～14.0	＞14.0
睡前	4.0～5.6	6.7～10.0	10.0～11.0或＜6.7	＞11.0或＜4.4
凌晨	3.9～5.6	4.5～9.0	＞9.0或＜4.2	＞11.0或＜4.0

三、如何进行治疗

　　儿童糖尿病血糖控制相对困难，尤其是1型糖尿病，因为绝对缺乏胰岛素，1型糖尿病患者需终生胰岛素替代治疗以维持生命，很难完全模拟正常生理状态下的胰岛素分泌，因此血糖波动会比较大。个体化的治疗方案需要各位家长遵医嘱帮忙监督执行，尤其是对年龄小或者自我管理能力较差的孩子。

　　1. 非药物治疗方式有哪些

　　非药物治疗即改变生活方式，包括饮食控制和体育活动。

　　（1）饮食控制：儿童青少年糖尿病营养治疗首先要保证充足和恰当的能量摄入和营养成分，使血糖、尿糖和血脂达到或接近正常值，减少酮症酸中毒和低血糖等急性并发症的发生，防止或延缓糖尿病慢性并发症的发生与发展；摄入营养均衡的膳食，保证身体的正常生长，能够与同龄儿童一起参加各种活动。

　　能量摄入应遵循"总量控制"原则，全天摄入能量可参照计算公式拟订：总热量（kcal）＝年龄×（70～100）＋1000（括号中的系数为100～70，即1～3岁儿童为100，3～6岁儿童为90，7～10岁儿童为80，10岁以上儿童为70）

　　再根据糖尿病儿童的营养情况、体力活动量等因素调整为个体化的能量推荐值。食物的内容应避免高糖高脂食物，营养成分比例恰当，推荐每日碳水化合物供能比为45%～60%，脂肪的摄入以25%～30%为宜，蛋白质摄入量占总能量的15%～20%。注意定时定量、进餐和加餐的时间要与胰岛素的注射时间相匹配。

家长可咨询在儿童营养和糖尿病方面富有经验的营养师，指导他们如何调整孩子的饮食习惯和行为，制订相应的个体化营养治疗方案。还要注意定期进行营养评估及调整，重点关注孩子的身高、体质量、体重指数（BMI）及腰围，绘制曲线图监测生长情况。通过不断调整帮助糖尿病患儿建立健康积极的饮食生活习惯，从而保持糖尿病患儿身体和心理的健康成长。

（2）运动治疗：运动治疗在儿童和青少年糖尿病的综合管理中占重要地位，有利于控制血糖，降低血脂，减少胰岛素用量，减轻体重，减少心血管危险因素。

运动方式和运动量的选择没有统一标准，家长可根据孩子的年龄、体形、体力、运动习惯和爱好制订个体化的运动方案。推荐每日累计运动时间至少30分钟，运动方式可以是有氧运动、力量锻炼或柔韧性训练，包括快走、慢跑、跳绳、游泳、杠铃、沙袋等。每周至少5天的中等强度运动可以起到控制体重的作用，特别是对于通常有肥胖的2型糖尿病儿童，需要较严格的体重管理。

运动的过程可由家长引导监督，并且为孩子做好保障，在运动前、运动后以及运动期间规律监测血糖，使用胰岛素治疗者应适当调整药物剂量，防止低血糖的发生。

2. 如何选择药物治疗方式

1型糖尿病患儿普遍使用胰岛素进行治疗，2型糖尿病患儿目前有二甲双胍和胰岛素可作为膳食和运动的辅助治疗手段，利拉鲁肽注射剂目前在国外被批准用于治疗10岁及以上的2型糖尿病儿童，但在国内尚无相关适应证。特殊类型糖尿病中，目前治疗新生儿糖尿病的手段比较局限，根据不同分型分别注射胰岛素或口服格列苯脲降糖药。

对于糖化血红蛋白为7%～8.5%的大多数2型糖尿病患儿，若无相关禁忌证建议启动二甲双胍单药治疗。若糖化血红蛋白＞8.5%，或者诊断不明，推荐胰岛素联合二甲双胍治疗。若没有达到血糖控制目标则可选择强化胰岛素治疗、利拉鲁肽或考虑减重手术，具体方案需向医生详细咨询后采纳。

家长需要监督孩子按时服药，防止出现漏服的情况。使用胰岛素的患儿家长还需注意，胰岛素剂量取决于不同因素，如进食内容、量、时间和运动量。家长应接受胰岛素使用的相关培训内容，包括认识不同类型的处方胰岛素、如何测定和注射胰岛素，以及如何轮换注射部位，还应知道如何根据血糖浓度和碳水化合物摄入量来调整胰岛素剂量。如1U速效胰岛素能覆盖的碳水化合物摄入量，可根据每日总胰岛素剂量和采用500除以每日胰岛素总剂量来大致计算得出。例如，如果每日胰岛素总剂量是50U，则1U速效胰岛素可覆盖10g的碳水化合物。

四、如何做好血糖监测

理想的血糖控制有赖于频繁的血糖监测和治疗方案的适当调整。持续监测可使患儿及其家属熟悉患儿对不同类型和数量的食物、运动和应激的血糖反应，改善儿童血糖控制，并降低严重低血糖发作频率。家长需掌握血糖测定方法，可以选择每日至少检测4次指尖血糖（三餐前和睡前），也可以选用持续葡萄糖监测（CGM）设备直接反映每日血糖控制情况，更为有效地改善血糖控制，但后者可能不适用于依从性较差的患儿。

平时家长要注意观察患儿常用的胰岛素注射部位有无脂肪增生或萎缩的情况，监测身高和体重，警惕体重增加不足或过度情况，根据患儿所处的青春期阶段以预估胰岛素需求的变化，从而对治疗方案进行调整。患儿至少需要每3个月随访就诊1次，检测糖化血红蛋白可反映过去3个月的平均血糖水平。定期筛查1型糖尿病的并发症和相关疾病（如糖尿病肾病、糖尿病视网膜病变、乳糜泻、血脂异常和自身免疫性甲状腺炎等）。

儿童和青少年很少在临床上出现明显的并发症，然而，很可能在发病后几年出现早期的功能和结构异常。儿童和青春期的强化教育和治疗以及血糖控制达标，可预防或延缓并发症的发生和发展。

五、其他注意事项有哪些

低血糖：依赖胰岛素的1型糖尿病患者需要尤为注意，饮食和运动的改变都可能会引发低血糖反应。通常表现为出汗、饥饿、心悸、颤抖、面色苍白等症状，糖尿病患者血糖值≤3.9mmol/L即可诊断低血糖。反复出现长时间低血糖发作以及持续高血糖可能对大脑发育和学习能力有害，但对于低血糖迹象没有特异性的、无语言表达能力的婴幼儿，低血糖很难被发现。因此患儿家长要善于观察，发现患儿出现喂养困难、嗜睡等异常表现时要及时检测血糖水平，采取干预措施。

饮酒可引起严重低血糖，而吸烟是糖尿病远期并发症的一个重要危险因素。青少年家长应该意识到这一风险，并尽量教育和引导孩子规避这些行为。

儿童及青少年糖尿病的发病率逐年上升，根据典型的临床表现和相关的血清学、分子生物学检查，可以对不同类型的糖尿病进行早期诊断，并为患者制订有效的治疗方案，从而减轻疾病对患者和家庭的负担。其中1型糖尿病患者由于胰岛功能基本丧失，必须终生使用胰岛素治疗来维持生命和控制高血糖。2型糖尿病患者主要通过饮食控制、体育锻炼达到并维持标准体重，必要时结合药物治疗使血糖保持在正常水平，同时改善高血压、高脂血症、非酒精性脂肪肝等代谢紊乱，预防和延缓慢性并发症的发生。

（赵　媛　李玉秀）

参 考 文 献

［1］American Diabetes Association. 13. Children and Adolescents：Standards of Medical Care in Diabetes-2020［J］. Diabetes Care，2020，43（Suppl 1）：S163-S182.

［2］LAFFEL L M，LIMBERT C，PHELAN H，et al. ISPAD Clinical Practice Consensus Guidelines 2018：Sick day management in children and adolescents with diabetes［J］. Pediatr Diabetes，2018，19（Suppl 27）：S193.

［3］DIMEGLIO L A，ACERINI C L，CODNER E，et al. ISPAD Clinical Practice Consensus Guidelines 2018：Glycemic control targets and glucose monitoring for children, adolescents, and young adults with diabetes［J］. Pediatr Diabetes，2018，19（Suppl 27）：S105.

［4］巩纯秀. 强调儿童糖尿病综合管理的私人订制理念［J］. 中华实用儿科临床杂志，2019，34（20）：1536-1540.

46 关爱糖妈妈，关注糖妈妈备孕宝典

近年来，随着生活水平的提高和生活方式的改变，糖尿病患病率逐渐上升，发病年龄越来越年轻，而育龄女性的糖尿病患病率呈明显上升趋势。随着我国"二胎"政策的开放，高龄孕产妇逐渐增多，出现妊娠糖尿病的比例也大大增高。如果糖尿病女性患者的围孕期血糖管理不佳，可能导致胎儿、新生儿及母亲出现不良结局，包括巨大儿、早产、胎儿先天畸形和孕妇的先兆子痫和妊娠期高血压等。怎样才能使育龄期糖尿病女性患者在备孕阶段获得良好的血糖管理，最终达到良好的妊娠结局？这是非常重要的话题，值得关注。对于准备孕育宝宝的糖妈妈们，应如何在备孕期科学管理血糖，以实现优生优育，让我们来了解一下相关知识吧。

一、糖妈妈该了解哪些知识

对于拟备孕的糖尿病女性，在妊娠前应接受孕前咨询，了解糖尿病本身及治疗药物对母胎结局的潜在影响，以及妊娠对糖尿病控制及糖尿病并发症的影响。要掌握糖尿病控制目标、糖尿病自我管理的相关知识，以及糖尿病并发症和共患疾病处理的相关知识。

二、血糖控制目标是多少

首先我们需要了解，究竟应该将血糖控制在什么范围内，才是合适的呢？

目前推荐，糖尿病女性在孕前应将糖化血红蛋白

（HbA1c）控制在6.5%以内，而在不诱发严重低血糖的前提下，尽可能实现HbA1c＜6%的控制目标；推荐空腹指尖血糖控制于4.4～6.1mmol/L（80～110mg/dl），餐后2小时指尖血糖＜8.6mmol/L（155mg/dl）。由于HbA1c反映2～3个月的平均血糖水平，其改善并非立竿见影，因此糖尿病女性在备孕阶段应预留至少6个月来实现最佳血糖控制。同时，对于所有有妊娠计划的糖尿病女性，应密切监测血糖，通过自我血糖监测了解血糖的波动规律，从而及时调整治疗方案。糖妈妈们应谨记自我血糖监测的重要性，不仅要积极控制血糖，还要谨防低血糖的发生。

三、生活方式该如何调整

　　生活方式的管理是糖尿病治疗的基石，包括饮食、运动及体重控制等，对于拟备孕的糖尿病女性，生活方式的管理尤为重要。建议糖妈妈们可以咨询专业的临床营养师或内分泌科医生，了解不同食物对血糖的影响，并根据个人饮食偏好、体重及合并症制订适合自己的饮食计划。规律的运动有助于控制血糖，并有利于维持理想体重、降低心血管疾病风险。妊娠期可在专科医生指导下进行科学的运动。超重或肥胖的糖尿病女性，应在孕前进行体重控制，减轻体重不仅有助于改善血糖，对其他合并的代谢疾病，如高血压、高脂血症、脂肪肝等均有益处，还可减少肥胖相关妊娠并发症的风险，包括子痫前期、某些先天畸形、剖宫产、巨大儿等。

四、糖妈妈该怎样选择合适的降糖药物——胰岛素

　　在降糖药物选择方面，胰岛素是妊娠期血糖管理的不

二选择。对于长期口服降糖药物的糖尿病女性，在孕前应将口服降糖药物更换为胰岛素治疗，这样一方面可以实现更好的血糖控制，另一方面也可避免口服药物通过胎盘对胎儿造成不利影响。目前推荐的胰岛素治疗方案是餐前短效或速效胰岛素联合基础胰岛素，因为这种方案更符合生理需求，也可以更灵活地进行胰岛素剂量调节。

关于胰岛素种类的选择，建议使用对胎儿安全性良好的胰岛素，可选择基因重组人胰岛素或孕妇可使用的胰岛素类似物。对于基础胰岛素，首选地特胰岛素；对于餐前胰岛素，一般使用速效胰岛素（门冬胰岛素），其起效快，可改善对餐后高血糖的控制，且作用持续时间短，可减少低血糖的风险。此外，随着降糖治疗新技术的推广，胰岛素泵的使用越来越广泛，对于已使用胰岛素泵的女性，可在妊娠前和妊娠期继续使用胰岛素泵。对于准备妊娠期间采用胰岛素泵治疗的女性，建议在妊娠前就更换为胰岛素泵治疗，而且要在孕前进行充分的培训，以适应胰岛素泵的使用和熟练解决使用过程中可能出现的问题。

五、如何评估糖尿病并发症

孕前评估糖尿病并发症的最新情况非常重要，建议内分泌科就诊，进行系统的查体和实验室检查，包括HbA1c、血清肌酐（Cr）、估算肾小球滤过率（eGFR）、天门冬氨酸氨基转移酶（AST）和丙氨酸氨基转移酶（ALT）、甲状腺功能、随机尿白蛋白/肌酐比，或24小时尿蛋白和肌酐等检查。建议在孕前积极治疗糖尿病并发症，以减少糖尿病并发症对妊娠不良结局的影响。

妊娠前已有糖尿病肾病的女性，妊娠期间可能出现肾功能损害加重，因此有严重糖尿病肾病的女性应先去肾内科就诊，评估糖尿病肾病病情，权衡妊娠与肾功能损害的关系，再确定是否适合妊娠。糖尿病视网膜病变也可能在妊娠期间加重，因此，建议糖尿病女性应在孕前接受散瞳眼底检查，如果发现有增殖性视网膜病变，需要在妊娠前接受眼科治疗，并在妊娠后每3个月及产后1年内复查眼底病变。

病程较长的1型或2型糖尿病女性患者可能存在心血管疾病风险，建议心内科就诊，完善心血管疾病相关检查，根据检查结果，决定进一步治疗方案。

六、怎样合理治疗合并症

糖尿病女性，尤其是孕前诊断2型糖尿病，很可能合并了其他代谢疾病，包括高血压、高脂血症等，那么在备孕时，这些合并症的治疗应如何进行调整呢？

1. 调整降压药物

合并高血压的患者，孕前需停用血管紧张素转换酶抑制剂、血管紧张素 II 受体拮抗剂、β受体阻滞剂和利尿药等存在潜在致畸风险的降压药，改用妊娠期可安全使用的降压药物，如拉贝洛尔、二氢吡啶类钙离子通道阻滞剂或甲基多巴等。妊娠前尽可能将血压控制在130/80mmHg以内，妊娠期血压应≤135/85mmHg。

2. 停用降脂药物

有研究显示，早期妊娠期间应用他汀类或贝特类降脂药物可能会增加胎儿出生缺陷的风险，因此计划妊娠的糖尿病女性应停用他汀或贝特类药物，建议低脂饮食，并进行适当的体育锻炼，并鼓励补充适量的叶酸。

女人美丽如花，而勇敢孕育小生命的妈妈更美。如果您是一位糖妈妈，安全平安地孕育健康的宝宝并非是遥不可及的梦想，建议您在内分泌科、营养科、妇产科、心内科、眼科多学科的关爱与帮助下，科学细致地控制血糖，合理地管理多种并发症，孕育新生命的梦想是可能实现的。

（刘诗璇　袁　涛）

参 考 文 献

[1] American Diabetes Association. 14. Management of Diabetes in Pregnancy: Standards of Medical Care in Diabetes-2021 [J]. Diabetes Care, 2021, 44（Suppl 1）: S200-S201.

[2] American College of Obstetricians and Gynecologists' Committee on Practice Bulletins—Obstetrics. ACOG Practice Bulletin No. 201: Pregestational Diabetes Mellitus [J]. Obstet Gynecol, 2018, 132（6）: e228-e248.

[3] BLUMER I, HADAR E, HADDEN D R, et al. Diabetes and pregnancy: an endocrine society clinical practice guideline [J]. J Clin Endocrinol Metab, 2013, 98（11）: 4227-4249.

47 孕妈妈的饮食会影响孩子的健康吗

合理的饮食是人类健康的基石。早在20世纪40年代，美国营养学家Victor Lindlahr提出"人如其食（You are what you eat）"的概念。孕期饮食就更为重要了，其不仅是孕妈妈健康的保障，还关乎腹中胎儿的生长、发育，甚至一生的健康。然而，面对"孕期如何吃才健康"这个话题，许多人都感到很困惑。一方面在中国传统观念中，怀孕了就应该"大补特补"；而另一方面，有些孕妈妈即使身怀六甲却依然为了保持苗条的身材而节食。那么，孕期饮食是如何影响下一代的？孕期如何合理安排饮食，才能孕育出健康的孩子？让我们一起了解孕期饮食的奥秘。

一、胎儿期是生长发育的关键时期

在生命的萌芽阶段，胎儿很容易受到环境的影响。在这一时期，任何一个微小的变化都可能引发"蝴蝶效应"。世界卫生组织（WHO）将"生命早期1000天"定义为人类生长发育的"机遇窗口期"。胎儿期正是"生命早期1000天"的第一个关键期。科学研究表明，胎儿期的营养状况与孩子长大成人后患慢性疾病的风险显著相关。均衡的孕期膳食显著降低下一代肥胖、糖尿病、高血压和冠心病等慢性疾病的发病风险。因此，国民营养计划（2017—2030年）将"生命早期1000天营养健康行动"作为提高全民健康水平的首要任务。

二、饥荒人群研究引发的思考

1991年，英国剑桥大学 Hales 和 Barker 教授对1920—1930年在英国 Hertfordshire 郡出生的儿童进行了随访。结果发现低出生体重儿在花甲之年血糖异常的比例是正常出生体重儿的两倍。基于此项研究结果，科学家们猜想：胎儿期营养不良可能增加老年期代谢疾病的发病风险。另一项研究发现，第二次世界大战时期经历大饥荒的孕妈妈所生的孩子在50岁时发生糖尿病的概率明显高于其他人群。无独有偶，我国的数据也显示出与国外的研究相似的结果，三年自然灾害期间出生的婴儿在成年期出现糖尿病、心血管疾病的比例增加，这一影响甚至波及第三代。孕期不良营养的影响可以通过跨代遗传影响孩子的健康。

三、"健康与疾病的发展起源学说"的建立

在上述人群研究的基础上，英国 Barker 教授提出了"健康与疾病的发展起源学说"（DOHaD）。该学说认为，除了先天的基因遗传和成年期的生活方式之外，生命早期（包括胎儿期和婴幼儿期）的环境因素，尤其是营养状态会影响慢性疾病的发生。DOHaD学说强调了孕期营养对于子代甚至孙代健康的影响。这对孕期营养与健康有很重要的指导意义。孕期饮食不均衡，包括营养不足及营养过剩，显著增加后代发生代谢异常的风险。因此，孕期过度饮食和过分节食都是不可取的。孕妈妈应保证膳食均衡，才能保障胎儿正常的生长发育。

四、孕妈妈如何均衡膳食

我们已经知道了孕期饮食对孩子的健康影响巨大，那

么孕妈妈如何吃出健康呢？根据2016年公布的《孕期妇女膳食指南》，孕期应当合理饮食、荤素均衡，从而保证孕妇和胎儿的健康。

1. 孕早期维持孕前平衡膳食即可

孕早期胎儿生长相对缓慢，对能量和各种营养素的需要量与孕前差异不大，因此孕妈妈在这段时期维持孕前的平衡膳食（图34）。做到食物种类多样化，主食以谷类为主，保持健康的体重。建议多吃蔬果、奶类、大豆，适量吃鱼、禽、蛋、瘦肉，少盐、少油、少糖、禁烟酒。

2. 早孕反应严重者，在保证摄入必要量碳水化合物的情况下少食多餐

孕吐明显或胃口不好的孕妈妈，可采用少吃多餐的方法调整饮食。但值得注意的是，碳水化合物摄入不足可能导致酮症的发生，对孕妇和胎儿都会产生严重的不良影响。因此，孕期每天至少摄取130g碳水化合物，优先选择低血糖指数的食物和易消化的粮谷类食品。

3. 孕中晚期增加奶、鱼、禽、蛋、瘦肉的摄入

从孕中期开始，为满足宝宝生长速度，加快对优质蛋白质、维生素、钙、铁等营养素和能量的需求，建议奶及奶制品摄入量从孕早期的每天300g增加到孕中期的每天500g。孕中期每天增加动物性食物（鱼、禽、蛋、瘦肉）50g；孕晚期每天再增加75g左右。同时建议每周食用2～3次深海鱼类（如三文鱼、鲱鱼、凤尾鱼等）。深海鱼中富含的ω-3长链多不饱和脂肪酸对胎儿大脑和视网膜发育有重要作用（图35）。

4. 补充叶酸和富含铁的食物

很多孕妈妈都知道孕期应补充叶酸和铁，但问及原因和剂量却有些糊涂。叶酸可预防神经管畸形和高同型半胱

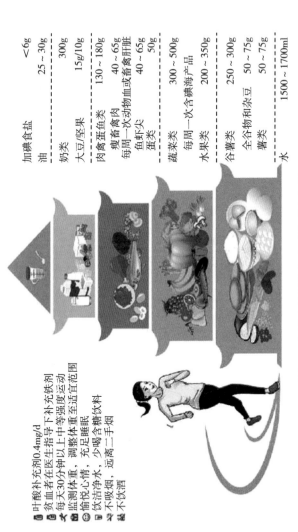

图 34 备孕及孕早期妇女平衡膳食宝塔

加碘食盐　　　　　　　　　　　　<6g
油　　　　　　　　　　　　　　25 ~ 30g

奶类　　　　　　　　　　　　　　300g

大豆/坚果　　　　　　　　　　15g/10g

肉禽蛋鱼类　　　　　　　　130 ~ 180g
　瘦畜禽肉　　　　　　　　　40 ~ 65g
　每周一次动物血或畜禽肝脏
　鱼虾类　　　　　　　　　　40 ~ 65g
　蛋类　　　　　　　　　　　　　50g

蔬菜类　　　　　　　　　　　300 ~ 500g
　每周一次含碘海产品
水果类　　　　　　　　　　　200 ~ 350g

谷薯类　　　　　　　　　　　250 ~ 300g
　全谷物和杂豆　　　　　　　50 ~ 75g
　薯类　　　　　　　　　　　　50 ~ 75g

水　　　　　　　　　　　1500 ~ 1700ml

叶酸补充剂0.4mg/d
贫血者在医生指导下补充铁剂
每天30分钟以上中等强度运动
监测体重，调整体重至适宜范围
愉悦心情，充足睡眠
饮洁净水，少喝含糖饮料
不吸烟，远离二手烟
不饮酒

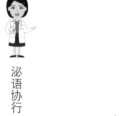

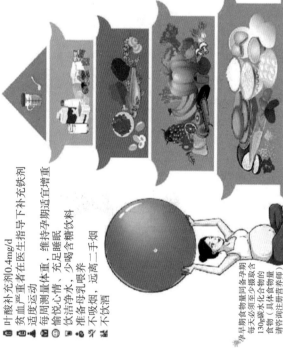

	孕中期	孕晚期
加碘食盐	<6g	<6g
油	25~30g	25~30g
奶类	300~500g	300~500g
大豆/坚果	20g/10g	20g/10g
鱼禽蛋肉类	150~200g	200~250g
瘦畜禽肉	50~75g	75~100g
每周1~2次动物血或肝脏		
鱼虾类	50~75g	75~100g
蛋类	50g	50g
蔬菜类	300~500g	300~500g
每周至少一次海藻类蔬菜		
水果类	200~400g	200~400g
谷薯类	275~325g	300~350g
全谷物和杂豆	75~100g	75~150g
薯类	75~100g	75~100g
水	1700~1900ml	1700~1900ml

叶酸补充剂0.4mg/d
贫血严重者在医生指导下补充铁剂
每周测量体重，维持孕期适宜增重
适度运动
愉悦心情，充足睡眠
饮洁净水，少喝含糖饮料
准备母乳喂养
不吸烟，远离二手烟
不饮酒

孕早期食物量同备孕期
每天必须摄取含130g碳水化合物的食物（具体食物量请咨询注册营养师）

图35　孕中晚期妇女平衡膳食宝塔

氨酸血症、促进红细胞成熟和血红蛋白合成。铁主要参与血红蛋白的形成而促进造血。孕期叶酸和铁的需要量增加了1倍，因此整个孕期的叶酸摄入应达到每天0.6mg膳食叶酸当量（DFE）。但由于天然食物中的叶酸在加工过程中易分解，因此，建议孕妈妈多多摄入富含叶酸的食物，如动物肝脏、蛋类、豆类、酵母、绿叶蔬菜、水果及坚果类等。此外，还建议每天口服叶酸补充剂0.4mg DFE。孕中晚期铁的推荐每日摄入量为24～29mg。建议孕妈妈在孕中期以后适当增加红肉、动物内脏等含铁丰富的食物的摄入。

5. 适量食用含碘盐

碘是合成甲状腺素的原料，也是人体必需的微量元素，孕妈妈除每日食用碘盐外，建议每周摄入1～2次富含碘的海产品（如海带、紫菜等）。

6. 适当运动，保持孕期增重

为保证胎儿正常生长发育、避免不良妊娠结局，孕期体重增长应维持在适宜的范围内。建议孕妇根据自身情况，每天进行适度身体活动，如快走、游泳、打球、跳舞、孕妇瑜伽、家务劳动等。

孕妇健康关乎全民健康。孕妈妈合理、优质、多样的饮食，不仅是自身健康的保障，也对下一代具有深远、积极的作用。让我们关注孕期营养，科学孕育健康下一代！

（李舜华　周丽媛　张　茜）

参 考 文 献

［1］HALES C N，BARKER D J，CLARK P M，et al．Fetal and infant growth and impaired glucose tolerance at age 64［J］．BMJ，1991，303（6809）：1019-1022．

［2］RAVELLI A C，VAN DER MEULEN J H，MICHELS R P，et al．

Glucose tolerance in adults after prenatal exposure to famine ［J］. Lancet, 1998, 351（9097）：173-177.

［3］JIE LI, SIMIN LIU, SONGTAO L, et al. Prenatal exposure to famine and the development of hyperglycemia and type 2 diabetes in adulthood across consecutive generations：a population-based cohort study of families in Suihua, China ［J］. Am J Clin Nutr, 2017, 105（1）：221-227.

［4］ZUMIN SHI, LINONG JI, RONALD C W MA, et al. Early life exposure to 1959-1961 Chinese famine exacerbates association between diabetes and cardiovascular disease ［J］. J Diabetes, 2020, 12（2）：134-141.

［5］NADY EL HAJJ, EBERHARD S, HARALD L, et al. Epigenetics and life-long consequences of an adverse nutritional and diabetic intrauterine environment ［J］. Reproduction, 2014, 148（6）：R111-R120.

［6］XINHUA XIAO, ZHEN-XIN ZHANG, HARVEY JAY COHEN, et al. Evidence of a relationship between infant birth weight and later diabetes and impaired glucose regulation in a Chinese population ［J］. Diabetes Care, 2008, 31（3）：483-487.

［7］中国营养学会膳食指南修订专家委员会妇幼人群膳食指南修订专家工作组，孕期妇女膳食指南 ［J］. 中华围产医学杂志, 2016, 19（9）：941-948.

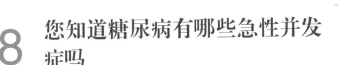

48 您知道糖尿病有哪些急性并发症吗

糖尿病是血糖升高的慢性疾病，但也会发生急性并发症。由于糖尿病急性并发症起病急、病情严重，有可能直接威胁到生命安全，需要引起糖尿病患者的高度重视并及早预防，当发生时要及时识别并及早就医。那我们今天就与广大糖尿病患者聊一聊糖尿病急性并发症的相关知识，希望对各位糖尿病患者有所帮助。

一、糖尿病急性并发症有哪些

糖尿病最主要的急性并发症包括糖尿病酮症酸中毒和高血糖高渗状态。

二、糖尿病酮症酸中毒

1. 哪些人容易发生糖尿病酮症酸中毒

糖尿病酮症酸中毒是由于体内胰岛素严重缺乏和升糖激素不适当升高引起的糖、脂肪和蛋白质代谢严重紊乱的综合征，发病急，病情重，可能危及生命（图36）。多见于1型糖尿病患者，2型糖尿病患者也可发生，不能掉以轻心。

2. 哪些情况容易诱发糖尿病酮症酸中毒

糖尿病酮症酸中毒的发生常不是无缘无故，而是有迹可循的。熟悉常见的诱发因素有助于在日常生活中最大程度地避免糖尿病酮症酸中毒的发生。

（1）药物应用不当：不遵从医嘱，自行将胰岛素或口服降糖药物不适当减量或突然中断治疗，导致血糖急剧升高，容易诱发糖尿病酮症酸中毒。

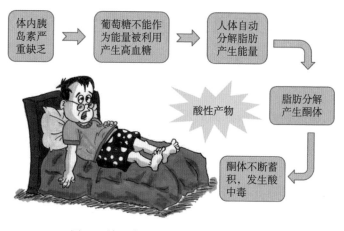

图36　糖尿病酮症酸中毒产生机制示意

（2）急性感染：肺炎、急性胰腺炎、败血症等感染均可能诱发糖尿病酮症酸中毒。

（3）饮食不当：饮用大量含糖饮料，或食用过多的高糖、高脂食物。

（4）应激：外伤、手术、麻醉、急性心肌梗死、心力衰竭、脑卒中、糖皮质激素治疗，以及精神创伤、妊娠与分娩等。

3.　如何判断是否发生糖尿病酮症酸中毒

早期症状可能不典型，表现为多尿、口渴、多饮和乏力症状加重。一旦留意到异常，可以先自测血糖，有条件的可以查血酮或尿酮。

病情进一步发展可出现食欲缺乏、恶心、呕吐、腹痛，伴头痛、烦躁、嗜睡，呼吸深大，呼出的气体有烂苹果味，病情严重者出现严重失水表现，如尿量减少、皮肤黏膜干燥、心跳加快、脉搏细弱、血压下降、四肢发冷、晚期可出现昏迷。一旦出现上述症状，应当高度警惕，立即选择就近医院的急诊接受进一步诊疗。

4. 如何预防糖尿病酮症酸中毒

（1）掌握糖尿病的基本知识，一旦怀疑自己发生糖尿病酮症酸中毒，症状较轻尚能进食者，可适当增加饮水量，继续使用胰岛素或口服降糖药物，尽早到医院就诊；若症状较重者，应当立即到医院就诊。

（2）遵医嘱规律、合理应用胰岛素和口服降糖药物，不可随意减量甚至停药。

（3）避免诱发糖尿病酮症酸中毒的危险因素，保持良好的情绪，防止饥饿，预防脱水，若出现应激情况，应妥善控制血糖。

（4）经常在家中监测血糖、尿糖及尿酮体，尤其是遇到应激情况时，若血糖明显升高，尿酮体阳性，需要警惕糖尿病酮症酸中毒。

三、高血糖高渗状态

1. 哪些人容易发生高血糖高渗状态

高血糖高渗状态是由于胰岛素相对缺乏，引起的以严重高血糖、显著升高的血浆渗透压和严重脱水为表现的综合征，常有不同程度的意识障碍甚至昏迷，死亡率极高。高血糖高渗状态大多数发生于老年2型糖尿病患者，起病隐匿，不易察觉，生活中应当多留心观察。尤其需要注意的是，既往没有糖尿病的老年患者，也可能发生高血糖高渗状态，不能轻易排除。

2. 哪些情况容易诱发高血糖高渗状态

（1）发生感染、外伤、手术、急性心肌梗死、脑卒中等应激事件容易诱发高血糖高渗状态。老年患者生活中遇到应激事件时，应该注意监测血糖。

（2）服用大量高糖饮料，不明情况时大量输入葡萄糖液，或采用含糖溶液的血液或腹膜透析也容易诱发高血糖高渗状态，应注意避免。

（3）大量服用噻嗪类利尿药，脱水，因胃肠道疾病所致呕吐、腹泻，大面积烧伤等，导致水摄入不足或失水过多，常被忽视，应多加注意。

3. 如何判断是否发生高血糖高渗状态

起病比较隐匿、缓慢，有部分患者无糖尿病病史。早期出现口渴、多饮、多尿、疲乏、无力或原有症状加重，多食不明显，甚至出现食欲缺乏。随着脱水加重，出现反应迟钝、淡漠、嗜睡、不认识人、说胡话、肢体活动障碍，严重者可能出现昏迷。老年糖尿病患者没有原因地突然出现食欲缺乏或意识不清，应怀疑是否发生了高血糖高渗状态，可检测指尖血糖，并立即去附近医院接收诊治。

4. 如何预防高血糖高渗状态

（1）掌握糖尿病基本知识，一旦怀疑高血糖高渗状态，应尽早到医院就诊检查。

（2）定期自我监测血糖，保持良好的血糖控制。

（3）老年人口渴感减退，要保证充足的水分摄取，鼓励多主动喝水。

（4）发生呕吐、腹泻、烧伤、严重感染等疾病时要保证供给足够的水分。

糖尿病不可怕，糖尿病急性并发症也不可怕。建议糖尿病患者在平时生活中规律使用降糖药物，定期监测血糖，尽量避免各种诱发因素，一旦觉察到自己可能出现糖尿病急性并发症时，应当及时急诊就医。希望所有糖尿病患者都能与糖尿病和平相处，避免糖尿病引发的急性并发症，积极快乐地工作与生活。

（余　洁　张化冰）

参 考 文 献

［1］中华医学会糖尿病分会. 中国2型糖尿病防治指南（2020年版）
　　　［J］. 中华糖尿病杂志，2021，13（4）：315-409.

49 甜蜜的杀手——谈谈糖尿病慢性并发症

　　如果说糖尿病是甜蜜的杀手，糖尿病慢性并发症则是最具杀伤力的武器，它是导致糖尿病患者生活质量下降、劳动力丧失乃至失去生命的罪魁祸首。本文将从以下4个方面来介绍糖尿病慢性并发症。

一、糖尿病慢性并发症有哪些

　　冰冻三尺非一日之寒，一日两日血糖控制不佳，可能对机体的影响不大，但是长期高血糖对机体的影响是逐渐积累的，并且累及全身各重要器官，引发肾脏、视网膜、心脑血管等一系列严重病变，还与非酒精性脂肪性肝病、癌症等疾病的发生发展密切相关，严重威胁糖尿病患者的生活质量和寿命。糖尿病慢性并发症的发病机制极其复杂，尚未完全阐明，与遗传易感性、胰岛素抵抗、高血糖、氧化应激等多方面因素有关。临床上常见的糖尿病慢性并发症包括糖尿病视网膜病变、糖尿病肾病、糖尿病神经病变、糖尿病足及大血管病变等（图37）。

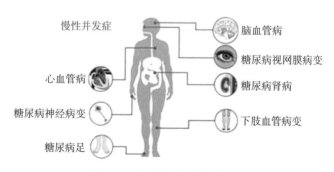

图37　长期高血糖可能引起的慢性并发症示意

二、糖尿病肾病

1. 什么是糖尿病肾病

糖尿病肾病是指由糖尿病所致的慢性肾脏病，现已成为慢性肾脏病和终末期肾病的主要原因。糖尿病肾病是糖尿病最严重的并发症之一，是糖尿病全身性微血管病变表现之一，它的临床特征为早期持续性的蛋白尿（需排除其他原因引起的尿蛋白增高），患者多无明显症状，部分患者可表现为尿里泡沫多，逐渐出现肾功能损害、高血压、水肿，最后病情进展至晚期，出现严重肾衰竭、尿毒症，需透析治疗，是糖尿病患者的主要死亡原因之一。

2. 糖尿病肾病应该怎样筛查

确诊2型糖尿病后每年应至少进行一次肾脏病变筛查，包括尿常规、尿白蛋白/肌酐比值（UACR）和血肌酐（计算eGFR）。这种筛查方式有助于发现早期肾脏损伤，并鉴别其他一些常见的非糖尿病性肾病。1型糖尿病患者一般5年后才会发生糖尿病肾病，2型糖尿病患者在诊断时即可伴有糖尿病肾病。

3. 糖尿病肾病怎么诊断

糖尿病肾病通常是根据尿白蛋白/肌酐比值（UACR）增高或/和估算的肾小球滤过率（eGFR）下降、同时排除其他慢性肾脏病而做出的临床诊断。推荐采用随机尿测定UACR。24小时尿白蛋白定量与UACR诊断价值相当。UACR $\geqslant$ 30mg/g为尿白蛋白排泄增加。在3～6个月内重复检查UACR，3次中有2次尿蛋白排泄增加，排除感染等其他因素即可诊断白蛋白尿。如果患者同时合并糖尿病视网膜病变，则糖尿病肾病的诊断准确性将进一步提高。虽然病理诊断为糖尿病肾病的金标准，病因难以鉴别时可行肾穿刺完善病理检查，但并不推荐糖尿病患者常规行肾穿刺活检。

4. 糖尿病肾病如何治疗

（1）首先要控制好血糖，血糖控制不佳可加速糖尿病肾病发生发展。肾功能不全的患者可优选从肾脏排泄较少的降糖药，严重肾功能不全患者宜采用胰岛素或对肾功能没有限制的药物治疗。

（2）对糖尿病伴尿蛋白阳性伴或不伴高血压患者，降蛋白尿治疗应先使用血管紧张素转换酶抑制剂或血管紧张素 II 受体阻断剂，并将剂量逐渐调定至最大耐受剂量，同时应考虑启动有心肾获益证据的钠 - 葡萄糖共转运蛋白2抑制剂。对伴有白蛋白尿的患者，血压控制在 130/80mmHg 以下可能获益更多。但注意为了保证心脏灌注量，老年患者的舒张压不宜低于 60mmHg。

（3）未接受透析治疗的糖尿病肾病患者应限制蛋白质摄入量（≤0.8g/d），蛋白质来源应以优质动物蛋白为主，必要时可补充复方α-酮酸制剂，开始透析者蛋白摄入量适当增加。

（4）应积极治疗血脂紊乱和高尿酸血症。改善血液黏滞度；增加有氧运动，每周不少于150分钟的中等强度的有氧训练对改善微血管病变有良好的作用。

（5）当病情进展到严重肾衰竭、尿毒症时需替代治疗，也就是血液/腹膜透析治疗、肾移植等。

三、糖尿病视网膜病变

1. 什么是糖尿病视网膜病变

糖尿病视网膜病变是糖尿病最常见的微血管并发症之一，是导致工作年龄段人群失明的主要原因。通常情况下

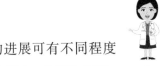

早期眼部可以无自觉症状，随着病情的进展可有不同程度的视力减退，眼前黑影飞舞（俗称飞蚊症），或视物变形，甚至失明。

2. 糖尿病视网膜病变应该怎样筛查及诊断

糖尿病视网膜病变（包括糖尿病性黄斑水肿）的患者可能无明显临床症状，定期做眼底检查尤为重要。2型糖尿病在诊断前常已存在一段时间，诊断时视网膜病变的发生率较高。因此，2型糖尿病患者在确诊后应尽快进行首次眼底检查和其他方面的眼科检查。而1型糖尿病患者，在诊断后的5年内应进行筛查。妊娠可加重糖尿病视网膜病变，女性糖尿病患者在怀孕后应尽早行眼底检查，在整个孕期内每3个月以及产后1年内复查眼底。

糖尿病视网膜病变诊断依赖于眼底检查。当视网膜有病变发生，眼底检查时可发现有微动脉瘤、微静脉扩张、出血、渗出、视网膜水肿以及新生血管等改变。根据病变发生发展的程度，一般把糖尿病视网膜病变分为两个时期：早期又称非增殖性，晚期则为增殖性。非增殖性视网膜病变，进行眼底检查时，可以看到视网膜出现血管膨胀、微动脉瘤（血管变弱）、视网膜内出血等表现。增殖性糖尿病视网膜病变是在非增殖性糖尿病视网膜病变的基础上进一步加重的结果，在进行眼底检查时可以发现视网膜上有新生血管形成，这些新生血管极易破裂导致视网膜前出血、玻璃体积血、出血机化、视网膜脱离甚至失明（图38）。

3. 糖尿病视网膜病变如何治疗

（1）首先将血糖控制到正常或接近正常水平并避免低血糖发生，此外，良好地控制血压和血脂可预防或延缓糖尿病视网膜病变的进展。

（2）对早期病变可采用一些药物，如羟苯磺酸钙等抗

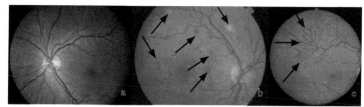

图38　糖尿病视网膜病变分型

注：a. 正常眼底；b. 非增殖性（箭头示出血）；c. 增殖性（箭头示新生血管）。

（来源：参考文献［1］）

氧化、改善微循环的药物对控制与缓解病情发展有一定的临床意义。

（3）激光光凝术仍是高危增殖性糖尿病视网膜病变患者及某些严重非增殖性视网膜病变患者的主要治疗。玻璃体腔内注射抗血管内皮生长因子（VEGF）适用于威胁视力的糖尿病性黄斑水肿，然而经过上述治疗后的中心视力改善并不能都取得理想效果。

（4）突发失明或视网膜脱离者、伴有任何程度的黄斑水肿，重度非增殖性糖尿病视网膜病变及增殖性糖尿病视网膜病变的糖尿病患者，必须立即到有丰富糖尿病视网膜病变诊治经验的眼科医生处就诊。若发现玻璃体大量出血不吸收，或者出现牵引性的视网膜脱离，则需要施行玻璃体切除及视网膜复位固定手术。

四、糖尿病足

1. 什么是糖尿病足

糖尿病足是糖尿病最严重的和治疗费用最高的慢性并发症之一，严重者可以导致截肢。糖尿病患者下肢截肢的相对危险性是非糖尿病患者的40倍。大约85％的截肢是由

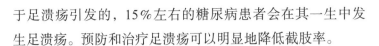

于足溃疡引发的，15%左右的糖尿病患者会在其一生中发生足溃疡。预防和治疗足溃疡可以明显地降低截肢率。

2. 糖尿病足如何诊断

糖尿病足比较容易识别，诊断主要依据临床表现，糖尿病患者因下肢远端神经异常和不同程度的血管病变导致足部感染、溃疡和/或深层组织破坏。可根据临床表现、病变程度和病因等进行临床分级（图39）。

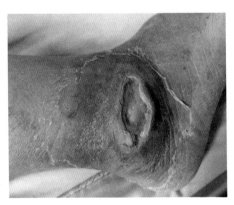

图39　糖尿病足

3. 如何预防糖尿病足

糖尿病的预防非常重要。应对所有的糖尿病患者的足部进行定期检查，包括足有否畸形、胼胝、溃疡、皮肤颜色变化；足背动脉和胫后动脉搏动、皮肤温度、有否感觉异常及跟腱反射是否减弱等。一旦发现存在上述异常，则应该进行预防性足部护理，包括戒烟、穿舒适宽松的鞋子、不赤足行走、仔细修剪指甲避免皮肤损伤、洗脚前测试水温避免烫伤、每日更换袜子并保持足部清洁等。

一旦出现皮肤破溃或形成溃疡，患者应该及时就医。专科医生会在评估患者全身情况（血糖、血压、血脂和体重）和局部溃疡的性质、面积和深度、有否感染以及下肢缺血程度等多种因素的基础上，决定是否需要做CT、MRI、血管造影等特殊检查，并多学科协商（包括内分泌科、感染内科、骨科、血管外科等）慎重制订治疗方案，最大限度地减少致残率及致死率。

（马池发　平　凡）

参 考 文 献

［1］中华医学会糖尿病学分会. 中国2型糖尿病防治指南（2020年版）［J］. 中华糖尿病杂志，2021，13（4）：315-409.

50 您了解低血糖症吗

想必大家对"低血糖"这个词并不陌生。生活中我们常听到有人说：我有点不舒服，可能是低血糖了。那我们平时所说的"低血糖"是真的低血糖了吗？它会有哪些表现，背后可能隐藏着什么问题，而我们又应该如何应对呢？本文我们就带您走近低血糖症。

一、什么是低血糖症

低血糖症是指血糖低于正常范围时引起相应症状与体征的一种状态，一般来说，成年人血糖低于2.8mmol/L（糖尿病患者血糖低于3.9mmol/L）就认为是低血糖。根据血糖水平和临床表现的不同，我们可以将其细分为以下3种情况：①低血糖。血糖低于2.8mmol/L，但没有任何不适症状。②低血糖反应。有低血糖相关的临床表现，但实际血糖不低，多见于血糖短时间内下降幅度过大时。③低血糖症。血糖低于2.8mmol/L，同时伴有低血糖相关的临床表现。在临床上这3种情况常同时存在。

二、低血糖症常见原因

小小的低血糖症背后可能隐藏着很多原因，包括肝脏疾病、肿瘤和内分泌疾病等在内的多种器质性疾病均可导致低血糖症。肝脏在糖代谢中起到重要作用，严重的肝病可以影响非糖类物质向糖类物质的转化；胰岛素具有降血糖作用，而胰岛素瘤可以自主分泌过多的胰岛素，某些胰外肿瘤可以分泌胰岛素样物质，从而导致低血糖症；恶性肿瘤、严重感染等所致的消耗过多也会引起低血糖症。内分泌疾病导致的低血糖症主要见于各种原因所致的肾上腺糖皮质激素不足的患者，其他诸如生长激素、肾上腺素、胰高血糖素、甲状腺激素等升糖激素不足而引起低血糖症者较少见。有少数低血糖症还可能与自身免疫相关或者由糖代谢过程中的关键酶缺乏所致。这些患者除了低血糖症外，通常会伴有相应疾病的其他表现。

此外还有些低血糖症可能由外源性食物或药物诱发，例如果糖、半乳糖、乙醇（酒精）等均可刺激胰岛素分泌，乙醇还能抑制非糖类物质向糖类物质的转化，这就是为什么有些人饮酒后容易出现低血糖症。在糖尿病患者中，口服降糖药（特别是磺脲类药物，如格列本脲等）与胰岛素过量也是引起低血糖症的常见原因。其他可以引起低血糖症的药物包括心得安、酚妥拉明等。除了外源性因素，反应性低血糖症也很常见。反应性低血糖症又称功能性低血糖症，通常没有器质性疾病，主要是由于自主神经功能不平衡、迷走神经兴奋性过强所致。糖尿病早期的患者常出现反应性低血糖症，这些患者进食后胰岛素分泌增多，但他们的胰岛素分泌高峰时间较正常人已有延迟，通常在餐后 2～3 小时达峰，此时食物已被消化吸收，血糖水平不太高，相对高的胰岛素水平与相对低的血糖水平不匹配，出现低血糖症便不奇怪了。某些胃切除术后患者可能由于进食后葡萄糖吸收过快，强烈刺激胰岛素分泌，也出现类似症状。

三、低血糖症的表现及危害

很多患者在低血糖症发作时会有交感神经兴奋的表现，包括心悸、出汗、乏力、发抖、紧张、饥饿感、恶心、呕吐、视物模糊或四肢发冷等，当然这些症状并不一定同时或全部出现。严重者可能出现中枢神经抑制的症状，表现出行为异常、神志不清、嗜睡、意识模糊甚至昏迷，危及生命（图40）。不同年龄、不同个体的低血糖症表现可能不尽相同，比如有些老年人交感神经兴奋症状不明显，但容易出现昏迷。

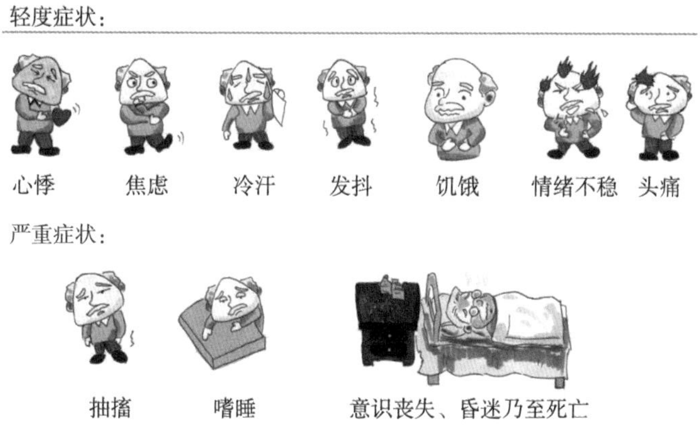

轻度症状：

心悸　　焦虑　　冷汗　　发抖　　饥饿　　情绪不稳　头痛

严重症状：

抽搐　　　嗜睡　　　意识丧失、昏迷乃至死亡

图40　低血糖症发作时可能出现的表现

四、低血糖症的防治原则

1. 如何及时发现低血糖症

（1）有上述较为明显的低血糖症状。

（2）有惊厥或发作性神经精神症状。

（3）有不明原因的昏迷。

（4）在相同的环境条件下，如禁食、体力活动或餐后数小时出现类似上述情况的综合表现。

（5）本身是低血糖症的高危人群，如使用胰岛素或者口服降糖药治疗的糖尿病患者等。

2. 如何应对低血糖

在低血糖症发作时服用或静脉输注葡萄糖液是最为快速、有效缓解急症的方法，而及时确定病因或诱因，对有效解除低血糖状态并防止病情反复极为重要。对于存在器质性疾病的患者，治疗原发病是缓解或治愈低血糖症最重要的手段；对于非器质性疾病所致低血糖症的患者，其治疗方法可能包括调整饮食结构，少食多餐、必要时加餐、采用低糖、高蛋白、高脂饮食以减少对胰岛素分泌的刺激作用，避免可能引起低血糖症的食物或药物等。在发生不适症状时，您可以利用血糖仪自我检测指尖血糖并及时就诊，由医生为您提供进一步的诊疗帮助。

现在大家是不是对低血糖症有了更多的了解呢？低血糖症并不可怕，但反复发作的低血糖症必须引起重视。如果大家发现自己可能有低血糖症的表现，规律饮食、作息后情况仍然没有好转，还是应当及时就诊内分泌科，进一步明确原因，并给予有效的治疗。

（宋硕宁　赵维纲）

参 考 文 献

［1］史轶蘩. 协和内分泌与代谢病学［M］. 北京：科学出版社，1999.

性　腺　篇

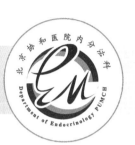

51

生命中的"X"之谜

　　染色体主要由DNA和蛋白质组成，它承载着我们生命的遗传信息。正常情况下，人体细胞内有23对染色体，其中的22对，男性和女性完全一样，叫做常染色体；余下的另一对，男女各不相同，叫性染色体（图41）。男性的性染

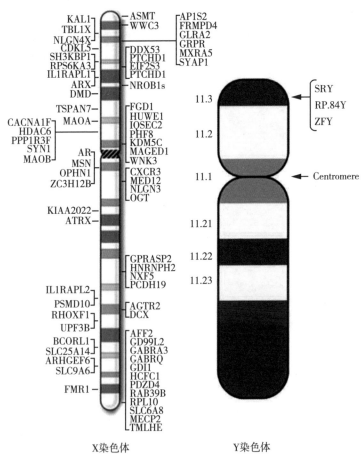

图41　X染色体与Y染色体示意

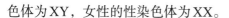

色体为XY，女性的性染色体为XX。

没有X染色体，个体就不可能存活。X染色体为生命所必需，男性和女性体内都少不了有一条X染色体。一条正常的X染色体，包含了2000多个有功能的基因，其影响涉及生命过程的方方面面；通常代表着伟岸男性的Y染色体其身板却比X染色体要娇小得多，但它却包含了决定胚胎分化为强壮男性性别的基因。与X染色体携带生命所必需的基因不同，没有Y染色体的个体仍可继续存活下来。

既然X染色体对正常生命如此重要，因此，无论丢失还是多出了X染色体，都会对身体的结构和功能造成不良影响。

一、"减一分则短"——X染色体的丢失

人体像一座工厂，每个细胞就像一个车间，加工着我们生命活动所需要的原料。然而不可避免的是，工厂也有出差错的时候，例如让我们的细胞丢掉1条X染色体。多数情况下，丢失一条X染色体往往会使胎儿不能存活，出现自然流产。但仍有极少部分生命力极其顽强的胚胎侥幸逃过了严厉的自然筛选，最终得以出生。但她们会出现异常的身体状况，表现出特纳（Turner）综合征的特点。

数据显示，每2000～2500例活产女婴中就有1例Turner综合征，它是女性最常见的性染色体异常疾病之一。最经典的染色体核型为45，X0。少部分患者会出现正常与异常相互参杂的嵌合体核型如45，X0/46，XX（即部分细胞核型为45，X0，另一部分细胞核型为46，XX）。此外，还可能出现特殊类型的X染色体，如等臂X染色体、环状X染色体或染色体部分缺损等（图42）。

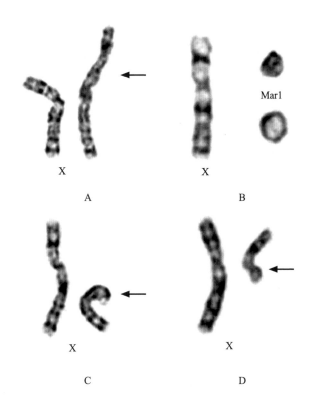

图42　X染色体结构异常

注：A.等臂染色体；B.环状染色体；C.缺失X染色体短臂；D.缺失X染色体长臂。

（来源：参考文献［1］）

　　由于X染色体上包含许多重要基因，因此它的丢失会导致多种严重的临床表现。特纳（Turner）综合征患者最典型的表现包括身材矮小、第二性征不发育、原发闭经等。身材矮小与X染色体上的一个名叫SHOX（矮身材含同源异形盒基因）的基因相关。这些患者还会出现躯体的畸形，可有面部多痣、通贯掌纹、塌鼻梁、眼距过宽、肘外翻、第四掌（趾）骨变短等（图43）。此外，因头部骨头发育不佳，Turner综合征患者易发生中耳炎，甚至导致听力下降。

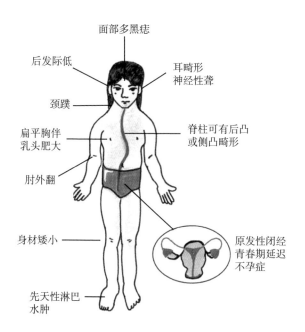

面部多黑痣

后发际低

耳畸形
神经性聋

颈蹼

扁平胸伴
乳头肥大

脊柱可有后凸
或侧凸畸形

肘外翻

身材矮小

原发性闭经
青春期延迟
不孕症

先天性淋巴
水肿

图43　Turner综合征典型临床表现

此外，还易发生各种自身免疫性疾病及糖尿病等。部分患者可合并心血管畸形和泌尿系统先天性畸形。

经过数十年的医疗实践，目前，我们将Turner综合征患者的治疗方案概括性地总结为：从生长到发育，再到生育的三部曲。只要早期及时地启动促生长治疗，Turner综合征患者身高就完全可以和同龄女孩并驾齐驱，最终达到满意的成年身高；适时地开始性激素的生理性替代补充，就会不负春光，像正常发育女孩一样婚恋；对于婚后想自己感受"十月怀胎、做个完整女人"的病友，完全可以通过借卵-辅助生殖技术实现其为人母的梦想。上述这些并非纸上谈兵，已经有了成功的先例。

1. 促生长治疗

生长激素是治疗Turner综合征患者常规治疗方案，可以有效改善身材矮小。除改善身高外，生长激素治疗还可改善身体组分，协助保持体形，调节血脂水平和骨密度。

2. 促发育治疗

部分Turner综合征患者可有自主的青春发育和月经初潮，但易出现过早的绝经。因此Turner综合征患者需要雌孕激素替代治疗，可以促进第二性征的发育，促进子宫的发育，为患者成年后走进婚姻提供身体条件，并为婚后妊娠打下重要基础。

3. 促生育治疗

极少数Turner综合征患者可以自然受孕，成为"万里挑一"的幸运儿。绝大多数的患者则没有那么幸运。对于确诊较早且能检测到卵子的患者可进行卵子的收集及冷冻，日后可通过辅助生殖技术实现生育目标。而对于卵巢完全衰竭，无卵子的患者，还可以借助他人的卵子达到妊娠生育的目的。

由于丢失一条X染色体，Turner综合征患者会出现一系列异常表现，但目前的治疗方案可实现Turner综合征患者从生长到发育，再到生育的目标，帮助她们"找回"丢失的X染色体。

二、"增一分则长"——X染色体的增加

尽管X染色体对生命是如此重要，但也绝非多多益善。与Turner综合征相反，Klinefelter综合征（又称克氏综合征）则就是由于细胞内较正常男性多了至少1条X染色体，从而导致睾丸发育的异常结果。其经典的染色体核型为47，XXY。发病率较Turner综合征稍高，每600～700例活产男婴中就有1例Klinefelter综合征出生。

由于增加了一条X染色体，导致基因过量表达，从而

出现相关的临床表现。Klinefelter综合征患者典型临床表现为身材高大、小睾丸和无精症（图44）。他们身高较常人偏高，除了因睾丸功能低下所致的雄激素不足，骨骺闭合推迟，生长周期延长之外，还与X染色体数量增加，SHOX基因过多表达有关。这类患者的睾丸功能通常是逐渐被破坏，因此青春发育早期和正常男孩相似，可有第二性征的发育。但在成年后会出现小睾丸和无精症。此外，患者容易出现肥胖症、2型糖尿病及心血管疾病。患者发生生殖细胞肿瘤、乳腺癌的风险也会增加。患者还可出现语言相关学习障碍，因此患儿的数学成绩多好于语文成绩。还会有注意缺陷多动障碍、自闭症等，导致社交能力降低。这些学习、行为和心理异常，给父母和家庭带来困扰。

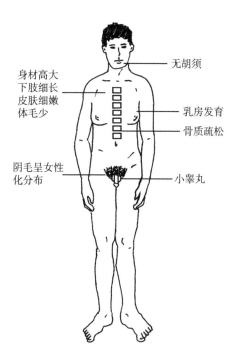

图44　Klinefelter综合征患者典型临床表现

253

多数Klinefelter综合征患者可有自主的青春发育，但随着年龄的增长，睾酮水平逐渐下降。因此，睾酮替代治疗最主要的是改善患者体力，改善性欲及性生活。此外，对改善血糖、血脂及腰椎骨密度也有一定作用。

以前认为，Klinefelter综合征患者几乎无生育的可能，但近年来显微镜下睾丸取精术（即行手术切开睾丸寻找精子）的发展使得患者生育概率明显增加。但这些患者随着年龄增长，睾丸破坏会加重，使得精子数量进一步减少，故年轻时进行手术，获得精子机会更大。因此建议患者在达到生育年龄后尽早考虑生育，以尽可能提高生育成功率。

生命就像一件珍贵的艺术品，是如此的精细。正所谓：减一分则短，增一分则长；染色体是设计生命的原始蓝图，其数量的异常，必然将会导致身体结构和生活质量的异常。但目前可喜的是，医学科技的长足进步，已经让医生拥有了在一定程度上改正某些"上帝笔误"的本事！

（于冰青　伍学焱）

参 考 文 献

［1］IBARRA-RAMIREZ M，MARTINEZ-de-UILLARREAL．Clinical and genetic aspects of Turner's Syndrome［J］Medicina Universitaria，2016，70（18）：42-48．

52 问生长发育，谁主沉浮

人生最重要的财富，是健康！良好的健康，依附于健硕的身躯！正所谓：皮之不存，毛将焉附？生长发育，美好一生的根基！

怎样才能拥有理想的体魄呢？就像地基和结构之于一幢大厦的高度和稳固，生长和发育铸就了一个人的体魄以及日后的健康。尽管生长发育自然天成，但只要深探其奥秘，摸清其规律，做到对其细节了如指掌，还是可以不失时机地略施妙计，加以人为干预，以期达到锦上添花之功效的。

身高的调控，约70%由基因先天决定，30%可后天人为把控。尽管目前还不能改变基因，但可掌控的后天因素竟然也高达1/3，只要平衡好顺其自然和医学科技的对立与统一，对梦想改变遗传终身高的人们来说，尚存不小的可操作空间。

让每一个孩子都茁壮成长，为健康中国加油助力！

一、生长发育有规律　男孩女孩有差别

一般来说，基因是决定一个人生长发育大方向的蓝图。流淌在血液中的荷尔蒙们，就像穿街走巷的快递员，把人类生长发育的具体信息，传递给每种组织和每个细胞，以此来牢牢地掌控躯体生长发育的细节。

无论你是身高超常的巨人，还是异常矮小的"袖珍人"，其出生时的身长都是大约50cm，差距再大也不过3～5cm。正常情况下，出生后头2年里，生长速度较快，1

岁时可长到75cm左右，2岁时可达到甚至超过85～90cm。这是出生以后，人体的第一个快速生长时期，其动力很大程度上来自转瞬即逝的微小青春期。一般来说，2岁时的身高是成年身高的一半。因此，仅就身高来讲，"2岁看老"的民间说法，并非空穴来风；此后，男孩、女孩就进入了青梅竹马，两小无猜，静静地生长的儿童时期。在相对漫长的儿童期内，生长速度较前放缓，降至每年5～6cm，并匀速生长（除非受到疾病影响），直至11～12岁时真正的青春期。此时，伴随着第二性征的发育，生长再次提速并向成年身高的终点作最后的冲刺，俗称"蹿个儿"。正常青春发育的时长，持续3～4年。随着青春发育的进展，身体长骨骨骺生长板出现老化，生长速度又逐渐减缓。最后，骨骺闭合，生长终止，达到个体一生中的最大身高——成年终身高。这时，一个人的身高就此"封顶"，将不再增加。从青春发育开始到骨骺完全闭合，男性大约生长30cm，女性大约生长25cm。青春发育开始前，男孩女孩的生长过程基本相似。但女孩青春发育普遍比同龄男孩大约早1年时间，因此，女孩青春发育起始时所获得的基础身高，比男孩矮6～7cm，又加之青春发育"蹿个"时获得的身高比男孩低5～6cm，故最终呈现出：成年人群总体女性身高比男性身高要矮12cm左右的生理现象。世界各国或不同种族人群，均符合上述生长发育的基本规律，存在相似的成年身高性别差异。

二、生长与发育的联动机制

自然界中，一颗小树逐渐长大或长高到一定程度，就会开花、结果。人类男孩女孩生长到一定的体重或身高，也就会自然而然地进入到生命历程中最富于活力的生理性

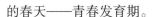

的春天——青春发育期。

生长和发育，本是两个不同的概念，分别具有不同的生理涵义。生长是指外形长大、长高，常有很好的、可量化指标如身高、体重；发育则是指组织、器官或系统的功能的成熟如具有生殖的能力。发育通常很难加以准确计量，一般只可定性。

从生长到发育，是一个从量变到质变的过程。

生长与发育存在联动机制，二者如影随行，常相互交织，彼此渗透。因此，不能离开生长谈发育，也不能孤立发育讲生长。首先，生长促进发育。青春发育是一个耗能的过程，当个体长大到一定的体块，能量积聚到一定的水平，就会触动人体内神秘的、至今仍还不十分明了的"青春发育的开关"。

20世纪50年代，英国学者观察到了一个非常有趣的现象：这就是当时的大部分英国女孩体重只有在达到了48kg左右时，才会开始出现青春发育启动。这一青春发育的"体重门槛"效应，反映的正是青春发育与能量聚集高度相关的本质；反之，发育也能促进生长。正常青春发育或性早熟时，都会伴随生长的明显加速。这除了与此时性腺（睾丸或卵巢）分泌的大量性激素直接促进蛋白合成，发挥生长作用之外，还与性激素总是邀约生长激素同时出席，而间接地促进生长作用相关。因此，青春期是人类成长旅途中，生长激素大量分泌而形成又一重要高峰的时期。临床上常见的性早熟患者，其一生中的身高轨迹与正常人唱反调的原因是：由于异常过早地受到性激素的作用，生长不合时宜地提前加速，于是出现"鹤立鸡群"的高个儿童现象；因为性激素促进生长的同时，又促进骨骼成熟、使性早熟个体的骨骺在2～3年内快速闭合，提前终结生长，过早地达到了成年终身高。于是，未经治疗的性早熟儿童成年后，往往出现令人沮丧的"矮大人"的悲催结局。这是人类身高的"伤仲永现象"。家长朋友，切不可因自己孩子生长超常加速，而沾沾自喜。应高度警惕，并排除性早熟的可能！

三、年龄与骨龄的分与合

树有年轮，人有骨龄。骨骼奠定身高，基因和激素调控骨龄。疾病和环境对骨龄的影响也不容小觑。

正常情况下，随着年龄的增长，骨龄与之相匹配地增加，年龄与骨龄哥俩牵手并行。但年龄与骨龄也常闹别扭，出现兄弟俩"分道扬镳"的状况。

性早熟患者，骨龄常明显超前。尽管其实际身高按年龄来看，明显高于同龄人，但若按其骨龄来评估，则身高又常常落后；青春发育延迟或性腺功能低下症患者，其骨龄往往滞后数年。

应当谨记的是：当年龄与骨龄脱节、不相一致时，骨龄才是准确判断生长潜力和发育状态的"金指标"。只有这样，家长们才不会因孩子不合时宜的过快生长而沾沾自喜，也不会因孩子身高暂时落后就垂头丧气。

四、生长发育的动力与阻力

马拉松比赛中，起跑不久就拼命加速的他（她），一定不会是经验老道的专业选手。这样的选手往往难以跑完全程而中途退场。显而易见，他（她）们犯了低级的战术性错误。毫无疑问，只有在提高体能的基础之上，又科学地分配好体力，选择合适的时间和恰当的节点进行冲刺，方可发挥最大潜力，取得佳绩。

人类生长过程就像是跑场马拉松竞赛。要想获得满意的成年终身高，就要在青春发育期之前保持良好匀速生长速率的基础之上，再踏准青春发育的节拍，找对生长冲刺的最佳位点，这是其一；在保证青春发育伊始之时，就已经把满意的基础身高收入囊中，同时再夺取最大的青春期冲刺的突增身高，这是其二。只有如此这般地统筹全局，兼顾二者，才可能获取满意的成年终身高。

实践出真知。临床医学，常常以疾病为师。通过全程密切跟踪罹患疾病的患者，细心总结出宝贵的经验和规律，而得到有用的启发。

性早熟的患者，往往短时间内身高就超出同伴一大截，但成年时，终身高却又大打折扣，无一例外地会留下"先长后不长"的终生遗憾；相反，生长激素水平正常，未经性腺激素治疗的孤立性性腺功能减退症患者，因其青春发育可无限期地推迟，此类患者戏剧性的身高变化总是重复着相同的"励志"故事：同年龄正常伙伴青春发育开始后，自己身高逐渐落后，但最后又逆袭反超。他（她）们最终往往会明显违背身高的遗传规则，成为家族中身高"出类拔萃"的那一位；青春发育前就罹患垂体生长激素分泌瘤的患者，由于起病时骨骺尚未闭合，加上垂体瘤"哗啦啦地"大量分泌生长激素，生长的驱动力远远大于常人，此是其出现巨人症的根本原因。

五、迈稳生长的步伐，踏准青春的节拍

距离等于速度乘以时间，这是耳熟能详的物理学基本定律。人类终身高的获得，也符合这一规律，与生长速率和生长的时长有关。但就像龟兔赛跑的寓言故事，最后的结果，常出人意料。其影响因素之众多和复杂，至今还常

令人抓耳挠腮。目前认为，影响终身高的主要因素可总结性地归纳为两大块：其一，是生长激素的作用强弱；其二，是生长期的长短。前者既与生长激素分泌的多寡（量）有关，也与身体对生长激素的敏感性（质）相联；后者则取决于骨龄的大小和成熟度，主要与青春发育的迟或早相关。生长激素的敏感性是遗传天生的，后天一般无法更改。生长激素分泌量和青春发育启动时间却受睡眠、运动、情绪、营养、疾病和治疗等诸多因素的影响，而上述这些因素却是可以人为加以调节的。这正是我们如今能够人为增加天然身高的契机和切入点。诸多影响因素之间的交互作用，错综复杂，且因人而异，因时空而变幻，因此需要寻找一个达到良好的动态平衡的支点。此也正是精准地调节生长发育的难点。

六、请密切关注生长发育异常的预警值

有经验的高水准的生长发育专家，有如最新版本精准的智能化交通导航。可依据上述正常生长发育的基本规律，来提前预测和判定某一特定个体未来身高的大致趋势。适时地灵活运用"发育刹车"和"生长油门"，在安全的范围内，多快好省地把您孩子的生长发育的航船，引领到理想的安全港湾。

若存在如下情况，则应引起家长朋友们的高度重视。

青春发育前，与群体横向比较。身高矮于同种族同龄同性别儿童5cm或以上，背后可能暗藏不好的原因；比同种族同龄同性别儿童高5cm以上，也不见得是件什么值得高兴的事儿，也许是性早熟或青春早发育找上了门。当然，究竟是喜还是悲，这都有待于临床医生们最后的专业判定。

青春发育时，与自身纵向比较。当青春发育开始时所获得的基础身高低于140～145cm；尤其当同时还存在根据父母身高所计算出的遗传身高（遗传身高＝父母平均身高＋/-7cm；男性＋7cm，女性-7cm）也不理想时，其终身高往往都不会太尽如人意，更应该引起您对孩子生长问题的高度关注！以便获得及时有效的处理。

20世纪末，北京协和医院内分泌科在史轶蘩院士的带领之下，对我国大庆地区的正常男性和女性青少年的青春发育性进行了长达7年的跟踪调查研究，发现我国青少年青春发育与欧美发达国家的情况基本相似。

尽管正常青春发育有群体提前的趋势，但目前大多数学者认为，女孩8岁、男孩9岁前，出现明显的第二性征发育：即女孩出现明显乳房发育，男孩出现声音低沉、胡须萌出、外生殖器迅速长大，应视为性早熟。性早熟对终身高、心理健康、生理健康甚至将来的生育能力均有影响。首先要做的一件事是，仔细寻找并尽早清除潜藏在性早熟背后可能存在的严重危及生命的"黑手"。性早熟常常是偷走孩子成年终身高的"窃贼"。

福尔摩斯探案，蛛丝马迹意义重大。如孩子皮肤存在先天的胎记如巧克力色斑块、骨骼异常鼓包，或反复加重的头痛或视力、视野改变，都是影响生长发育的疾病的信号，应该引起高度重视。

七、重修中断的桥梁，唤醒沉睡的垂体——来自"袖珍人"的启示

与巨人相对应的是"袖珍人"。巨人症与袖珍人，代表人类身高的两极。与巨人症相反，由于胎位不正、出生时难产所致的产伤，往往硬生生地将垂体柄扯断，下丘脑

和垂体间的信息往来终止，无一例外地导致生长激素断货，于是生长极度缓慢。同时，往往由于其性腺轴也一并受损，患者不能正常发育，骨骺闭合大大延迟，以至于患者30～40岁时骨骺依旧不肯闭合，还出现蜗牛爬行般极度缓慢的身高增长的神秘现象。

因此，他（她）们常常成为人们感兴趣的对象，或电视节目和报刊杂志吸人眼球的话题。尽管他（她）们生长不止，但生长速度却极其缓慢；他（她）们智力正常，身体匀称，缺少青春发育，生命中永远没有生理的春天；都20～30岁了，才拥有6～7岁孩童般稚嫩的外貌和体形。身体外形就足以让他（她）们感到尴尬和自卑，但更有雪上加霜的状况是：一不留神还会尿床。由于羞愧难当，这一症状就诊时常常不愿提及。

由于与生俱来，以往就顺理成章地认为他（她）们是被上帝错误装配了不合格经典内分泌轴系的一群人，原因出自基因；新近大量观察研究发现，此类患者往往是因为胎位不正，导致出生时难产，机械性垂体柄拉断所致。由于下丘脑和垂体之间缺少了桥梁，彼此遥遥相望，生长激素和性激素几乎为零。因此，他（她）们既不生长，又不发育。甲状腺激素和肾上腺皮质激素也常极度缺乏。

他（她）们自封"袖珍人"。在北京，就有两个皮影戏剧团，剧团的演员正是这样的袖珍人群，总共有约100余人。一个剧团取名"龙在天"，表明他（她）们志在高远；另一个则叫"小蚂蚁"，却也反映出他（她）们心存自卑。若没有现代医学的帮助，缺少合理有效的内分泌激素替代治疗，他（她）们一生的生理和心理都将永远是寒冷、荒凉的冬季。但有幸的是，目前对于此类患者，北京协和医院内分泌科经过长达10年的艰难探索，已经揭示了该病的病因并建立起了一套安全且十分有效的治疗方法——"垂体功能完美重建"。现在，垂体的结构和功能已经十分清楚。它分泌哪几种激素，就可以分门别类地模仿生理状态补充这些激素，同时注意激素间的相互协同或制约，使之达到动态平衡。用药如用兵，这正是治疗此类疾病时的难点和重点。

令人欣喜的是，医学长足的进步，给这类患者的命运带来了翻天覆地的改变。通过合理的治疗，他（她）们完全可以像正常人一样生长、发育、生活和生育。

八、踩大生长的油门，握紧发育的刹车

临床实例所获得的珍贵经验，往往是启发临床医学进步的原始动力。

孙明明夫妇是吉尼斯纪录认证的"站在世界爱情最高处"的最高夫妻！比姚明还高10cm的身材是如何炼就的？目前，巨人症的神秘面莎已经揭去。已经十分清楚，在骨骺关闭之前，因垂体生长激素腺瘤所致的远超生理水平的大量的生长激素分泌，无疑是使其身材出类拔萃的根本原因。

现代医学的进展，让以前听天由命、放任自流的生长发育，有了安全可靠的调节措施。

采用人为抑制发育的同时，同时加大生长激素量这种双管齐下的策略，并与营养和生活方式相配合的"组合拳"方案，往往可获得满意的身高效果。

一般来说，体内生长激素量的高低，是决定个体生长快慢的首要因素。健康科学的生活方式，促进自身内源性生长激素分泌。生长激素在深睡眠期分泌明显增加，因此，充足良好的睡眠有助于生长激素的分泌。适宜强度的运动，

对刺激生长激素的分泌也起重要作用。均衡的营养，充足的蛋白质摄入尤其是其中所含有的精氨酸、赖氨酸等组分具有一定促进生长激素分泌的作用。这也正是临床上诊断生长激素缺乏症时，采用精氨酸刺激试验的理论基础；对于生长激素缺乏的患者，则可以直接补充与人体内源生长激素结构一致的、基因重组人生长激素（rHGH），由于两者模样完全相同，因此可谓是最正宗的原厂配件。只要是生理剂量的补充，就大可不必恐惧生长激素不良反应。这就犹如寒冷时添加衣物，饥饿时端给你一碗热腾腾的汤面般的安全有效。目前，对骨龄尚未闭合、生长激素分泌正常但却身材矮小的部分性生长激素不敏感患者，如特纳综合征、小于胎龄儿和特发性家族遗传性身材矮小等患者，也可以通过适度加大生长激素剂量来改善其终身高。

其次，青春发育启动的时间早晚，对于生长周期的长短有决定性作用。性早熟或早发育的孩子，其成年终身高往往有一定损失。因此，性早熟是偷走身高的窃贼。现在，对青春发育的起始时间，医学上也有了很好的调节手段。对性早熟或性早发育患儿，可用促性腺激素释放激素长效类似物（GnRHa）暂时性地限制下丘脑－垂体－性腺轴的功能自由。GnRHa就像限制动物活动的口袋，把苏醒过来的垂体装进去，暂时限制其活动，当身高和发育时间达到或接近设定目标时，再把垂体释放出来，重新恢复其功能，再次回到原有的"发育管道"中来，以此来获得满意的成年终身高。这种道法自然的治疗方案，完全契合中国古代道家"高者抑之，低者举之"的哲学精髓。

近30年的临床经验表明，上述治疗方法十分有效。用这种"化学钳夹"的方法，调控青春发育的早晚，也是目前最为安全的方法。最早经历这种方案治疗的患者，都已经有了正常子代甚或孙辈的出生。因此，只要治疗精准得当，对将来发育和生育，至今还尚未发现明显的不良影响。

（伍学焱）

参 考 文 献

［1］ZHENG J，MAO J，XU H，et al. Pulsatile GnRH Therapy May Restore Hypothalamus-Pituitary-Testis Axis Function in Patients With Congenital Combined Pituitary Hormone Deficiency：A Prospective，Self-Controlled Trial［J］. J Clinical Endocrinol Metab，2017，102（7）：2291-2300.

［2］郑俊杰，茅江峰，伍学焱，等. GnRH脉冲治疗对男性垂体柄中断综合征患者垂体-睾丸轴功能的影响［J］. 中华医学杂志，2016，96（21）：1668-1672.

［3］刘兆祥，伍学焱. 特发性中枢性性早熟基因研究进展［J］. 中华医学杂志，2015，95（2）：156-158.

［4］伍学焱，史轶繁，邓洁英，等. 大庆市健康男性青少年正常青春发育时间调查［J］. 中华医学杂志，2007，87（16）：1117-1119.

53 "春天到了，我却闻不到花香"——性幼稚伴有失嗅的卡尔曼综合征

今天的故事是这样开始的……

陌上花开，踏青寻绿，这是大自然的春天，当是一年最美、最迷人的季节。

对年近二十的张先生来说，春天的气息，只可像常人置身电影院里看电影一般拿眼睛来观赏，闻香识花可能是无法实现的奢望。对于在别人口中稀疏平常气味，他从来就不曾有过一丝丝的体味。对拥有敏锐嗅觉、在花丛间飞来飞去的蜜蜂，他羡慕极了！

从小，父母和周边嗅觉正常的人都告诉他：你一定是得了严重的"鼻炎"，所以才没有嗅觉。时间一长，他也信以为真，于是也就慢慢地接受了自己这一与生俱来的生理缺陷，期待有朝一日能治好它，自然而然地恢复嗅觉。然而，屋漏偏逢连夜雨。当身边同龄的男性伙伴们开始声音变得嘶哑、长出小胡子蜕变成英俊的男子汉，并私下窃窃交流各自有了喜欢的女生时，他猛然发现自己的身体还是一如既往的幼稚。除了他自认为的不能辨识香臭的小毛病之外，原来青春发育——这一人体"生理上的春天"也不曾光临。这才让他真正意识到了自己身体很不正常，隐约地感到了事态的严重性。

大学一年级时，他和同学去看了场电影，电影的名字是"闻香识女人"。强烈的艺术的感染力第一次将他深埋心底的不安和自卑翻腾了起来。没等电影结束，他就悄悄地

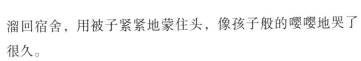

溜回宿舍，用被子紧紧地蒙住头，像孩子般的嘤嘤地哭了很久。

终于，他鼓起勇气开始就医，希望弄清楚自己究竟得的是什么病？还有没有治疗的方法？经历了寻医问药的漫漫长路，最终医学专家竟然将看似毫不相关的两种征象"嗅觉缺失和第二性征不发育"联系在了一起，他最终被确诊为一种叫卡尔曼综合征的青春发育障碍性疾病。

一、什么是卡尔曼综合征

卡尔曼综合征是一种先天性疾病。由于下丘脑的促性腺激素释放激素的合成、分泌或作用障碍所引起的体内性激素合成不足，进而导致青春期不发育的疾病。这种情况在男性中比女性更为常见。总体上，该病发病率为（1～10）/100 000，男女比例为5∶1。其中，伴有嗅觉减退或完全消失的低促性腺激素性性腺功能减退症，称为卡尔曼综合征。1944年，由美国遗传学家Kallmann首次发现，并以其名字命名。

二、卡尔曼综合征的病因是什么？为什么还会合并嗅觉问题

低促性腺激素性性腺功能减退症是一种遗传性疾病。目前已发现至少35种可导致该病的基因突变，但仍有将近一半患者，目前尚未能发现明确基因变异。基因变异可大致分为参与促性腺激素释放激素（GnRH）神经元发育和迁移，以及参与促性腺激素释放激素合成和分泌两大类。

早在1856年，西班牙医生Maestre de San Juan就已经注意到嗅觉缺失和性腺功能减退的联系。

"远亲不如近邻"。原来，在胚胎发育时，掌管性发育的GnRH神经细胞和主司嗅觉功能的嗅神经细胞既是"邻居"，也是"童年的伙伴"，它们俩互相影响，结伴同行。由于基因的突变，导致贪玩的二位都没有回到各自家中（图45）。正常情况下，起源于筛状板的GnRH神经元前体在犁鼻神经和嗅觉轴突的引导下遵循复杂的迁移路线最终到达下丘脑并发挥作用。嗅球和嗅束发育障碍，会导致GnRH神经元不能正常迁移到下丘脑，GnRH合成、分泌缺陷，进一步导致垂体分泌的黄体生成素和卵泡刺激素不足。这两种激素可以促进男性分泌睾酮，女性分泌雌二醇和孕酮等性激素，发挥重要生理作用（图46）。

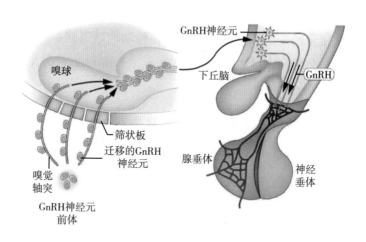

图45　GnRH神经元的迁移过程示意

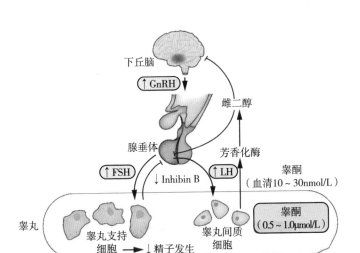

图46　男性下丘脑－垂体－性腺轴示意

注：下丘脑分泌的GnRH作用于腺垂体，诱导促性腺激素——LH和FSH分泌，二者共同作用于睾酮，促进睾酮生成和精子发生。

三、卡尔曼综合征的临床表现包括哪些

卡尔曼综合征的核心表现包括性腺功能减退和嗅觉障碍。

大多数患者因无青春发育就诊。当女性超过13岁，男性超过14岁仍无第二性征发育，可视为青春发育延迟，应同时关注有无嗅觉减退或缺失的情况。男性患者通常表现为童声、小阴茎、无阴毛生长、小睾丸或隐睾。女性患者表现为乳房不发育、原发性闭经（超过15～16岁仍无月经初潮）。然而，大多数（约60%）青春期延迟的病因不是低促性腺激素性性腺功能减退症，而是体质性青春发育延迟，一般在18岁以前都能正常发育，即老百姓所说的"晚长"。目前低促性腺激素性性腺功能减退症和暂时性青春发育延迟鉴别较为困难，因此青春期延迟需及时就诊，以排除潜在疾病。

如有上述表现，就需要进一步行性激素在内的多项检查，在排除其他影响性发育的慢性系统性疾病如贫血、营养不良和慢性感染性疾病等问题之后，方才可以诊断低促性腺激素性性腺功能减退症。若患者同时存在嗅觉减退，并通过嗅觉测试或/和嗅神经MRI检查明确，则明确诊断卡尔曼综合征。嗅神经MRI检查可以看到不同程度嗅球、嗅束发育不良异常（图47）。

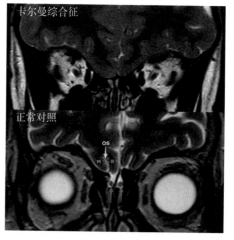

图47　卡尔曼综合征影像学表现

注：正常人嗅神经MRI可以看到嗅沟里的嗅球（蓝色箭头）和嗅束（黄色箭头）卡尔曼综合征这些结构都缺如。

除了青春发育和嗅觉障碍，一些患者还会出现其他异常表现：面中线发育缺陷如唇裂、腭裂（图48）；孤立肾；短指（趾）、并指（趾）畸形；骨骼畸形或牙齿发育不良；听力或视力缺陷等。

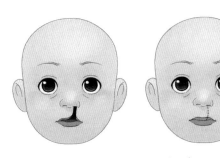

图48　左侧唇腭裂示意

四、卡尔曼综合征怎么治疗

模仿生理的性激素替代治疗方案，可以很好地恢复男女卡尔曼综合征患者的第二性征，并具备像常人一样步入婚姻生活的能力。

对于已婚的男女卡尔曼综合征患者而言，是否意味着不能生育呢？提到药物治疗，很多患者便会有疑问：这些药物会不会有副作用？治疗后精子的生成率怎么样？需要治疗多久才有效果呢？事实上，卡尔曼综合征患者经过规范的内分泌治疗，很多患者可以正常生育。下面我们谈一谈如何治疗卡尔曼综合征吧。

通过适当的激素替代治疗，患者可以出现正常的第二性征发育，维持正常的性激素浓度和性生活水平，甚至达到自然生育的能力。根据治疗目标、时期和患者的个人意愿，目前有几种不同的治疗方案。

对于男性卡尔曼患者，治疗方案主要有3种，即睾酮替代、促性腺激素生精治疗和脉冲式GnRH生精治疗。雄激素替代治疗可促进男性化，能够完成正常性生活和射精，但不能产生精子，没有生育能力；促性腺激素治疗，或脉冲式GnRH治疗可以在促进第二性征发育的同时，还促进精子产生，从而获得孕育后代的机会。二者均有明显疗效，但脉冲式GnRH治疗更符合生理。对于没有隐睾的患者，2年内生精成功率将近100%。

女性卡尔曼患者，通过外源性补充雌激素可以促进子宫和乳房发育，此后予周期性雌孕激素联合替代，维持规律月经来潮，预防骨质疏松，并打下具备结婚能力的身体基础。如有生育需求，可行促性腺激素促排卵治疗，在医生的指导下同房，或采取辅助生殖技术协助实现当母亲的愿望。或进行脉冲式GnRH治疗，达到像正常人一样自然妊娠的目的。

不少患者反映，经过各种促进性发育的治疗后，嗅觉可以得到不同程度改善，提示促进性发育的治疗或许可以重塑嗅神经的功能。

春天到了，我闻不到花香。亚里士多德将人体的感官分为5种，即触觉、嗅觉、味觉、听觉和视觉。嗅觉似乎是最容易被忽视的感觉，但是它居然和性发育紧密相关。因此，对于那些有发育落后的青少年，如果同时合并嗅觉问题，可能不是你所想象的只是患有单纯性鼻炎那么简单，而是需及时就诊，以排除卡尔曼综合征的可能。

（黄奇彬　伍学焱）

参考文献

［1］YU B，CHEN K，MAO J，et al. The diagnostic value of the olfactory evaluation for congenital hypogonadotropic hypogonadism ［J］. Front Endocrinol，2022，13：909623.

［2］NIE M，XU H，CHEN R，et al. Analysis of genetic and clinical characteristics of a Chinese Kallmann syndrome cohort with ANOS1 mutations ［J］. Eur J Endocrinol，2017，177（4）：389-398.

［3］中华医学会内分泌学分会性腺学组. 特发性低促性腺激素性性腺功能减退症诊治专家共识［J］. 中华内科杂志, 2015,（8）: 739-744.

［4］刘兆祥, 茅江峰, 伍学焱, 等. GnRH泵治疗女性特发性低促性腺激素性性腺功能减退症的有效性和安全性［J］. 中华医学杂志, 2015, 95（42）: 3432-3435.

［5］BOEHM U, BOULOUX P M, DATTANI M T, et al. Expert consensus document: European Consensus Statement on congenital hypogonadotropic hypogonadism—pathogenesis, diagnosis and treatment［J］. Nat Rev Endocrinol, 2015, 11（9）: 547-564.

54 男性乳房增大了该怎么办

丰满的乳房是女性特有之美。但是，如果男性发生乳房隆起，则令人难堪。随着社会经济发展，我国民众的饮食结构发生很大变化，过度营养造成肥胖和男性乳房发育也日益增多。男性乳房增大，又称为"男性乳房发育"，是指乳房组织中的腺体及脂肪组织增多，导致呈现女性乳房外观。主要原因是体内雌激素水平升高、雄激素水平降低、雌激素/雄激素比例失调。

一、男性乳腺增大的病因有哪些

男性乳腺发育的病因有很多。

临床上最常见的乳房发育，来源于15岁左右的肥胖青少年男性。因为进入青春期，乳房对性激素比较敏感，容易出现乳腺增生。同时，大量脂肪无处堆放，趁机就堆放到乳房部位。在这两个因素的共同作用下，造就了肥胖青少年男性的丰乳肥臀。

其实，在青春期，大多数（2/3）的男孩，都会出现一过性乳房增大。一般发生在14～15岁，在两年内自然缓解。但是，如果伴随肥胖，增大的乳房更加明显，并且难以回缩。20岁之后很少发生男性乳房发育。

老年男性睾酮下降，引起的乳房增大也非常多见。在炎炎夏日，看到光膀子的老大爷，摇着蒲扇，满街游荡。看到他增大的乳房，也属于正常现象，不必建议他到内分泌科就诊。

此外，各种疾病通过干扰体内雄激素的代谢而导致乳房发育，例如肝硬化、性腺功能减退症、甲状腺功能亢进、糖尿病等。很多药物也会引起乳房发育，比如奥美拉唑、卡托普利、异烟肼、螺内酯、安眠药物等。

二、男性乳腺增大的分类

可分为"假性乳腺发育"和"真性乳腺发育"。假性乳腺发育，堆积的是"脂肪组织"，不是乳腺组织，主要见于肥胖男性。真性乳腺发育，堆积的是"腺体组织"，摸起来有弹性、有硬度、有包块感（图49）。

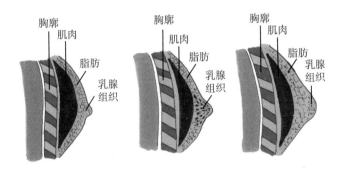

图49　正常男性胸部示意图与男性乳房发育示意
注：A.正常男性乳房，由一层薄薄的脂肪和小小的乳腺组成；B.乳腺组织增多，属于真性乳房发育；C.乳房明显增大，脂肪是主要填充物，属于假性乳房发育。

三、男性乳腺增大有哪些表现

男性乳腺发育会引起不舒服，如乳房增大肿胀、乳头疼痛等。乳房发育还会引起心理困扰，因担心别人误解而不敢去游泳馆等。

四、男性乳腺增大如何分级

Simon按乳房大小以及有无多余皮肤，将男性乳房发育分为三级四度，有利于指导手术方法的选择（图50）。

　　1级：腺体轻度肥大，无皮肤增多。

　　2a级：腺体中度肥大，无皮肤增多。

　　2b级：腺体中度肥大，伴皮肤增多。

　　3级：腺体重度肥大，伴皮肤增多。

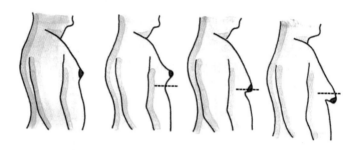

图50　乳腺发育Simon分级示意

注：A. 1级；B. 2a级；C. 2b级；D. 3级。图C与图D，乳房增大明显，影响外观，可能需要进行手术干预。

五、男性乳腺增大应做哪些检查

　　大部分患者，根据病史、年龄、肥胖程度以及性激素水平，基本可推测病因。对于不明原因的短期乳房增大的男性患者，需要进行更多的深入检查，包括性激素如促黄体生成素（LH）、雌二醇（E2）、孕酮（P）、睾酮（T）、催乳激素（PRL）测定，以及性激素结合球蛋白检查、乳腺超声、睾丸超声等。

六、男性乳腺增大如何治疗

　　青春期男孩生理性乳房增大，不建议手术，单纯观察即可。肥胖者，应积极控制体重。若持续到成年后仍不缓解，可考虑手术整形治疗，以改善外貌。

对于成年男性，乳房发育通常由疾病或药物诱发。治疗相关疾病（如肝硬化/性腺发育不全等原发病）或停止使用相关药物（螺内酯、安眠药等），可使乳房发育自行消失。如果无法寻及确切原因，可在医生的指导下，尝试他莫昔芬或来曲唑治疗。

成年男性乳腺发育，观察2年以上不缓解，并且明显影响生活质量、影响心情、有碍美观、怀疑乳腺肿瘤者，可考虑手术治疗。手术切除多余的脂肪和乳腺组织，完整保留表面的乳头和乳晕，留下的瘢痕很小，几乎看不见。

七、男性乳腺增大的预后如何

青壮年期的一过性乳腺发育，属于正常现象，癌变风险极低。60岁以上的老年男性，如果发现乳房异常增大或者包块，且有乳腺癌家族史，需警惕乳腺癌风险。建议行乳腺超声、钼靶照相等检查，以帮助明确诊断。

（赵亚玲　茅江峰）

参 考 文 献

［1］SANSONE A，ROMANELLI F，SANSONE M，et al．Gyneco-mastia and hormones［J］．Endocrine，2017，55（1）：37−44.

［2］NARULA H S，CARLSON H E．Gynecomastia［J］．Endocrinol Metab Clin North Am，2007，36（2）：497−519.

［3］KANAKIS G A，NORDKAP L，BANG A K，et al．EAA clinical practice guidelines-gynecomastia evaluation and management［J］．Andrology，2019，7（6）：778−793.

［4］ECKMAN A，DOBS A．Drug-induced gynecomastia［J］．Expert Opin Drug Saf，2008，7（6）：691−702.

［5］DEEPINDER F，BRAUNSTEIN G D．Drug-induced gynecomastia：an evidence-based review［J］．Expert Opin Drug Saf，2012，11（5）：

779-795.

[6] COSTANZO P R, PACENZA N A, ASZPIS S M, et al. Clinical and Etiological Aspects of Gynecomastia in Adult Males: A Multi-center Study [J]. Biomed Res Int, 2018, 2018: 8364824.

[7] BRINTON L A. Breast cancer risk among patients with Klinefelter syndrome [J]. Acta Paediatr, 2011, 100（6）: 814-818.

[8] BRAUNSTEIN G D. Clinical practice. Gynecomastia [J]. N Engl J Med, 2007, 357（12）: 1229-1237.

55 当男性更年期来袭

虽然说衰老是不可避免的阶段，但中老年男性或许正悄悄面临了一个人生中可能发生，但是很少被理解的身心变化阶段——男性更年期。

一、什么是男性更年期

内分泌激素变化是自然衰老的一部分。在女性，随着卵巢内卵泡生理性衰竭，雌激素水平在相对较短时间内急剧下降，即进入更年期。与女性不同，男性体内的雄激素——睾酮的分泌会随着年龄增长缓慢降低（图51）。40岁以后，男性体内睾酮平均每年下降约1%，但大多数老年男性的睾酮仍处于正常范围内。睾酮的缓慢下降，让他们的症状不太明显，在不知不觉中平稳度过更年期。然而，10%～25%的人最终睾酮水平会低于正常。

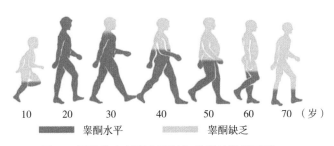

| 10 | 20 | 30 | 40 | 50 | 60 | 70（岁）|

━━ 睾酮水平　　　　　　　睾酮缺乏

图51　男性体内睾酮水平随年龄增长缓慢下降

二、男性更年期的症状有哪些

虽然睾酮浓度可通过抽血测定，但并非常规检查。与低睾酮相关的症状和体征也并非睾酮水平下降所特有的，可以是正常衰老、使用某些药物、肥胖等导致的。以下症状提示可能存在男性更年期。

（1）性欲减退：性生活上心有余而力不足、性快感降低，晨勃减少甚至勃起功能障碍。

（2）骨质疏松：周身骨骼疼痛、身高变矮以及轻度外伤后骨折。

（3）情绪改变：与女性更年期相似，男性也可能出现潮热、出汗增多、情绪暴躁、焦虑抑郁等。

（4）体形变化：雄激素缺乏会导致四肢肌肉量下降、腹部脂肪量增加，即使体重没有发生明显变化，但腹部脂肪堆积增多，容易出现腹型肥胖。

（5）其他表现：精力下降，容易感到疲惫。大脑记忆力变差，注意力不集中。有些还会出现入睡困难、睡眠时间变短以及原因不明的轻度贫血。

大家可以看看下面这些问题，做一个简单的测试。如果您对第1个和第7个问题回答"是"，或者对任何其他三个问题回答"是"，那么就可能存在男性更年期。

（1）是否有性欲降低？

（2）是否觉得精力不足？

（3）体力和耐力是否减退？

（4）体重是否减轻和身材变矮？

（5）生活乐趣是否减少了？

（6）是否垂头丧气或脾气暴躁？

（7）勃起能力是否降低？

（8）近期体育活动是否减少？

（9）是否一吃完晚饭就想睡觉？

（10）工作表现和效率是否退步？

三、怎么确定自己进入男性更年期

如果存在上述睾酮缺乏相关的症状（尤其是性欲减退、勃起功能障碍），需要去医院化验血睾酮水平，如果多次复查（至少2次）血清睾酮水平低下，可以诊断男性更年期。通过促性腺激素和其他垂体激素排除其他引起睾酮低下的疾病。另外，还需要进行肥胖症、代谢综合征、心血管疾病、骨质疏松症等慢性疾病筛查。

四、男性更年期该怎么办

最重要的治疗是选择更健康的生活方式。保持乐观的心态、平和的家庭生活以及充足的睡眠，有助于摆脱情绪低落，恢复精力和体力。合理饮食（荤素搭配、避免辛辣刺激、戒烟酒）以及适度的体育锻炼可以改善"中年油腻"，减少糖尿病、心血管疾病和其他代谢性疾病的发生。在养成这些习惯后，那些正在经历男性更年期症状的人整体健康会有明显改善。需要注意，随着年龄的增长，睾丸激素水平下降是正常的。即使不用药物治疗，症状也是可以控制的。

五、男性更年期是否应该补充睾酮

如果排除了其他疾病，对于衰老相关低睾酮水平男性，睾酮补充治疗可能会带来一些好处，但同时也存在一定风险。如有睾酮缺乏相关症状（如前述）和持续存在明确的低睾酮水平，应当结合自身具体情况，在医生的指导下权衡利弊。

睾酮治疗的预期获益包括性欲和性功能提高、体力和心境轻微改善、血红蛋白上升和骨密度明显增加。近期研究发现，坚持睾酮治疗可以改善胰岛素敏感性，降低空腹血糖和体脂，减轻脂肪肝，增加骨骼肌质量和握力，对预防或逆转新诊断的2型糖尿病有一些好处。但同时睾酮也不是神药，不可能改变所有衰老引起的问题，例如睾酮治疗预期难以改善活力和认知，对于心血管疾病是否有获益也有争议。

六、睾酮替代有什么风险

睾酮会刺激红细胞生成，可引起红细胞升高，这是睾酮治疗最常见的不良反应，如果超过一定数值，可能会增加血栓栓塞疾病风险。因此，治疗期间需要定期监测血常规。

睾酮治疗还会使前列腺体积增大，血清前列腺癌特异性抗原（PSA）水平升高，甚至加重部分良性前列腺疾病患者排尿困难的症状。现有大量数据均显示，接受睾酮治疗的男性，其前列腺癌的风险与他人相似，但是既往已经确诊前列腺癌的患者（无论是否治疗），选择睾酮治疗需谨慎。启动治疗前及治疗过程中都需要定期评估前列腺癌可能，监测PSA水平和前列腺超声。

外源性睾酮补充会抑制高浓度睾丸内睾酮，不利于精子产生。因此，如果有生育意愿，应考虑其他治疗方案提升睾酮水平。

男儿有泪不轻弹，只是未到伤心处。再刚强的铁汉，也有脆弱的时候，家人要多多陪伴，尤其是儿女，平常多陪陪老爸，别让老爸在工作之余，再被男性更年期压垮。恰当的雄激素补充不仅关乎"性"，还关乎男人的"身""心"健康。健康衰老，用心生活。

（黄奇彬　王　曦）

参 考 文 献

［1］LUNENFELD B, MSKHALAYA G, ZITZMANN M, et al. Recommendations on the diagnosis, treatment and monitoring of testosterone deficiency in men［J］. Aging Male, 2021, 24（1）: 119－138.

［2］PETER J S. Approach to older men with low testosterone. UpToDate. http://www-uptodate.com/contents/approach-to-older-men-with-low-testosterone.（Accessed on Nov 2021）.

［3］JAYASENA C N, ANDERSON R A, LLAHANA S, et al. Society for Endocrinology guidelines for testosterone replacement therapy in male hypogonadism［J］. Clin Endocrinol（Oxf）, 2022, 96（2）: 200－219.

［4］PETER J S. Testosterone treatment of male hypogonadism. UpToDate. http://www-uptodate.com/contents/Testosterone treatment of male hypogonadism.（Accessed on Nov 2021）.

56 修补"千疮百孔"的卵巢

青春时期，女性花季。

小敏年方二十，花样年华。正是对生活充满无限向往和爱臭美的年纪，她却总感到心烦意乱，对自己的容貌极不自信。她脸上的"青春痘"雨后春笋般没完没了，唇上小胡须野火烧不尽般拔也拔不完。自从12岁初潮后"大姨妈"总是爱答不理地不问归期。妈妈带她到医院就诊，医生告诉她患上了"多囊卵巢综合征"。上网搜索发现这个病还会导致不孕，甚至还增加患子宫内膜癌风险，她心中的焦虑又增加了不少，感觉人生也变得灰暗起来……

但请先别着急，让我们来一起了解一下这个疾病。其实多囊卵巢综合征（PCOS）是一个"古老"的疾病，早在1935年就被报道出来。因为，最初发现患者双侧卵巢增大，里面满是透明囊泡，就像"千疮百孔"的蜂巢，结合总是相伴随的雄性化表现，月经稀发和不孕，以及肥胖等代谢异常，故名——多囊卵巢综合征。随着医疗水平的提升，临床上对多囊卵巢综合征的认识，也更为深入和全面。

一、多囊卵巢综合征的患病率及病因

PCOS离女性大众并不遥远，它可以发生在育龄期的各个阶段，但最常发生于20～35岁青年女性，患病率为6%～10%，是导致女性不孕症的常见病因之一。这种疾病的发病机制尚不明确。目前认为：一方面PCOS与遗传因素相关，表现出一定的家族聚集性，患者一级亲属（姐妹或女儿）患此病的风险明显高于正常人群；另一方面，也与环境因素密切相联。胚胎期，子宫内高雄激素环境、日常生活中接触环境内分泌干扰物（EDCs）如双酚A、有机污染物如多氯联苯（PCBs）以及抗癫痫药物，不健康生活方式所致营养过剩和不足等因素均可增加女性罹患PCOS的风险。

二、什么情况下，应该怀疑多囊卵巢综合征

PCOS常见的主要临床表现是月经和排卵异常以及高雄激素血症。排卵和月经异常可以表现为周期不规律、月经稀发、月经淋漓不尽或闭经；高雄激素血症则可表现为多毛、痤疮，长时间不治疗还可能导致雄性脱发及女性男性化，如长胡须、声音变为低沉、喉结突出、阴蒂增大等（图52）。

除上述表现外，70%以上的PCOS患者会出现代偿性高胰岛素血症，也称之为胰岛素抵抗。这是因为胰岛素生理作用下降，我们经历了千百万年进化而来的精细又智能化的身体为了维持正常的代谢，触发保护性反应模式，让胰岛合成和分泌更多的胰岛素所致。胰岛这种长期加班加点

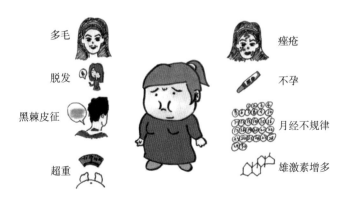

多毛　　痤疮

脱发　　不孕

黑棘皮征　　月经不规律

超重　　雄激素增多

图52　PCOS常见临床表现

的超负荷工作，累垮只是迟早的事。当胰岛"疲倦"到一定程度，胰岛素的分泌量终于再也不能满足其增长的需要，于是血糖就会升高。因此，PCOS患者糖尿病风险比普通女性增加2～8倍。由于体内胰岛素增多，60%以上的PCOS患者超重或肥胖。此外，高血脂、高血压、脂肪肝、动脉粥样硬化等慢性疾病在PCOS患者也很常见。由于长期排卵障碍，子宫内膜得不到及时的新陈代谢，旧的子宫内膜迟迟不被更新，即导致患者出现子宫内膜增生或子宫内膜癌的风险增加。因此，一旦出现以上症状，需要及时到医院就诊，完善检查，明确诊断，尽量做到早发现、早治疗。

三、多囊卵巢综合征如何诊断

多囊卵巢综合征，顾名思义即卵巢有多囊样的改变。通常需要通过做子宫及附件超声检查来辅助诊断。推荐在月经周期第3～5天行盆腔超声检查。但需注意的是卵巢多囊样改变虽然是PCOS非常重要的表现，但它可时隐时现。因此，超声检查出卵巢多囊，非诊断PCOS所必需；此外，它也不是PCOS特有的表现。健康女性或罹患其他疾病时，卵巢多囊样表现也有可能出现。因此，要结合临床表现和其他化验检查结果加以综合判断，包括性激素检查、代谢指标（如血糖、血脂、胰岛素等）的评估。一般建议性激素检查在月经来潮第2～4天（以出血当天为第1天）进行，对于没有规律的月经周期的患者可直接抽血检查。性激素检查常表现为黄体生成素（LH）/卵泡刺激素（FSH）比值≥2，睾酮（T）水平升高。临床上，仅靠一次抽血检查，LH/FSH的比值异常，不一定表现出来。此时，行促性腺激素释放激素兴奋试验，可协助诊断。北京协和医院内分泌科用促性腺激素释放激素类似物曲普瑞林代替促性腺

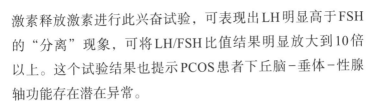

激素释放激素进行此兴奋试验，可表现出LH明显高于FSH的"分离"现象，可将LH/FSH比值结果明显放大到10倍以上。这个试验结果也提示PCOS患者下丘脑－垂体－性腺轴功能存在潜在异常。

目前比较公认的PCOS的诊断标准为：①稀发排卵或无排卵。②高雄激素的临床表现和/或生化高雄激素血症。③卵巢多囊性改变。正常情况下，育龄期女性卵巢大小约为5ml（B超下测量约为1cm×3cm×4cm），在卵泡期双侧卵巢均可见到大小不等（2～6mm，排卵时优势卵泡可＞10mm）的卵泡，但通常数量不超过10个。而PCOS患者通常一侧或双侧卵巢直径2～9mm的卵泡≥12个，和/或卵巢体积≥10ml（图53）。上述3条中符合2条，并排除了其他引起高雄激素的疾病如先天性肾上腺皮质增生、分泌雄激素的肿瘤、库欣综合征等即可诊断PCOS。

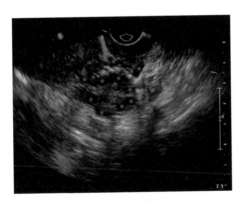

图53　PCOS患者卵巢B超表现

四、如果已经确诊了多囊卵巢综合征该怎么办

PCOS往往需要长时间持之以恒的治疗，纠正激素和代谢异常，预防并发症发生，因此需要定期复查随诊。

1. 改善生活方式

控制饮食和增加运动是PCOS患者最基础的治疗方案。

（1）饮食控制：均衡合理的饮食结构，对改善PCOS患者胰岛素抵抗、减轻肥胖有重要作用。

1）坚持低碳饮食：低血糖指数饮食、低碳饮食可改善胰岛素抵抗，降低血脂水平。PCOS患者平时饮食中可以减少精制米面、含糖饮料及零食的摄入，改用杂粮、红薯等粗粮代替。

2）增加优质蛋白摄入：蛋白质可以使血糖更平稳，增加饱腹感，从而可以抑制食欲，减轻体重或肥胖。因此，对于PCOS患者可以增加蛋白质，尤其是优质蛋白，如肉类、蛋类、奶制品、豆类等食物的摄入。

3）摄入丰富的维生素、矿物质和膳食纤维：高纤维食物，如花菜、西兰花、绿色蔬菜、红薯、冬瓜等，可以减缓血糖的吸收，从而帮助改善胰岛素抵抗。

（2）运动干预：研究显示超重或肥胖PCOS患者，体重减轻5%～10%就可以很好地增加胰岛素的敏感性，改善胰岛素抵抗的状态，并同时降低雄激素水平，从而可减轻痤疮、脱发、多毛的临床表现，对恢复规律的月经也有一定帮助。即使体重无下降，规律运动也可改变身体组分，即达到"把肥肉变肌肉"的效果，同样能很好地改善胰岛素敏感性，从而改善患者的临床症状。因此规律运动是PCOS患者非常重要的治疗手段。针对PCOS患者的运动，有几条小建议。

1）坚持是关键：使运动成为生活的一部分，坚持每周至少运动5次，每次至少30分钟。

2）适当进行间歇高强度训练（HIIT）：指运动和休息交替进行10～20轮，例如30秒跑步和30秒步行交替进行

10～20轮。研究表明HIIT相较于长时间的运动，能更好地改善胰岛素敏感性，达到事半功倍的目的。

3）制订平衡的运动方案：运动方式可以根据个人意愿和个人体力定制。但不推荐PCOS患者进行持续高强度、大量的运动，因为高强度运动会增加睾酮的水平，也会导致月经不规律。因此一周中的运动可以低强度和稍高强度的运动交替进行。例如一周运动5天，可以进行3天HIIT，2天简单的抗阻训练，如深蹲、俯卧撑等。

4）循序渐进的开始运动：对于以前没有进行规律运动的患者，可以从自己喜欢的运动逐渐开始，这样也可以提高坚持下去的动力。

（3）行为干预：戒烟，限酒，去除焦虑，保持愉悦的心情，对巩固饮食和运动疗法有重要作用。EDCs如双酚A广泛应用于食品和饮料的包装中，日常生活中可注意避免方便类食品及饮料等的大量摄入，以避免接触或摄入EDCs。

2. 药物治疗

常合并多种内分泌代谢异常，因此属于普通内分泌代谢疾病。单纯生活方式干预效果欠佳患者需考虑调节代谢药物治疗。推荐合并糖代谢异常的患者使用二甲双胍。二甲双胍可以改善胰岛素抵抗，部分患者应用二甲双胍后即可恢复规律月经。胰岛素增敏剂如吡格列酮，也是常选用的药物之一。

3. 生殖内分泌治疗

PCOS患者也常表现出月经稀发和不孕等生殖内分泌异常。对于经改变生活方式、规律运动后月经仍不规律、临床症状改善不明显的PCOS患者，可考虑用生殖内分泌药物治疗。具体治疗方案需要结合患者自身需求，由医生综合考虑后制订。对青春期月经紊乱，暂无生育需求的患者可用雌/孕激素行调整月经周期的治疗。对有生育需求的患者，可考虑促排卵治疗。克罗米芬和来曲唑是PCOS促排卵的一线用药，其他方案还包括促性腺激素皮下注射，或促性腺激素释放激素脉冲治疗。对促排卵药物治疗后，自然受孕失败的患者，还可考虑采用体外受精－胚胎移植等试管婴儿技术解决其生育难题。

（于冰青　王　曦　伍学焱）

参 考 文 献

［1］多囊卵巢综合征相关不孕治疗及生育保护共识专家组，中华预防医学会，生育力保护分会生殖内分泌生育保护学组．多囊卵巢综合征相关不孕治疗及生育保护共识［J］．生殖医学杂志，2020，29（7）：843-851．

［2］中国医生协会内分泌代谢科医生分会．多囊卵巢综合征诊治内分泌专家共识［J］．中华内分泌代谢杂志，2018，34（1）：1-7．

［3］Thessaloniki ESHRE/ASRM-Sponsored PCOS Consensus Workshop Group．Consensus on infertility treatment related to polycystic ovary syndrome［J］．Fertil Steril，2008，89（3）：505-522．

［4］Women Health．https：//www.womenshealthmag.com/fitness/a35976685/pcos-exercise-tips/．

［5］茅江峰，聂敏，徐洪丽，等．曲普瑞林兴奋试验评价多囊卵巢综合征患者性腺轴功能［J］．协和医学杂志，2015，6（6）：437-440．

骨骼代谢篇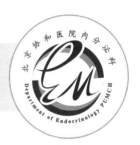

57 骨质疏松症有哪些早期筛查工具

　　骨质疏松症是一种以骨量减少、骨微结构破坏，致骨骼脆性增加和骨折风险增加为特征的慢性骨病（图54）。随着我国老龄化进程加速，骨质疏松症已成为我国严重危害公众健康的慢性疾病之一。据流行病学调查显示，我国40岁以上男性患骨质疏松症的患病率达5.0%，而在40岁以上女性中，这一比例可达20.6%。

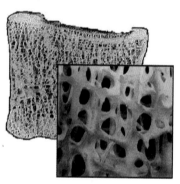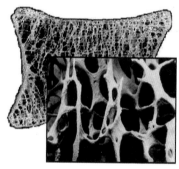

图54　正常人骨骼与骨质疏松症患者骨骼对比图
注：A. 正常骨骼；B. 骨质疏松症患者骨骼。

一、骨质疏松症有哪些危险因素

　　骨质疏松症的危险因素包括不可控因素和可控因素。不可控因素包括人种（白种人及黄种人患骨质疏松的风险高于黑种人）、老龄化、女性绝经、骨质疏松家族史。可控因素包括低体重、性激素水平低、吸烟、过度饮酒/咖啡/碳酸饮料、缺乏体力活动、缺乏钙和维生素D、营养不良、影响骨代谢的疾病和药物等。

在30岁前，人体骨量处于增加状态，30岁左右，骨量达到最高峰，此后每年骨量逐渐丢失。女性绝经后，骨量丢失更加明显，每年骨量平均下降2%左右。因此，40岁以上人群可考虑筛查是否存在骨质疏松症的风险。

二、骨质疏松症有哪些早期筛查工具

临床上，用于评估骨质疏松风险的工具较多，包括国际骨质疏松基金会（IOF）骨质疏松风险一分钟测试题、亚洲人骨质疏松自我筛查工具（OSTA）、骨质疏松风险评估工具（ORAI）、骨质疏松风险简单评估（SCORE）、骨质疏松危险指数（OSIRIS）、骨质疏松预筛选风险评估（OPERA）、男性骨质疏松症风险评估（MORES）等。2017年，由中华医学会骨质疏松与骨矿盐疾病分会发布的《原发性骨质疏松症诊疗指南》中，推荐IOF骨质疏松风险一分钟测试题和亚洲人骨质疏松自我筛查工具（OSTA）作为骨质疏松风险初筛工具。

由于骨折是骨质疏松症的严重后果，世界卫生组织（WHO）推荐骨质疏松性骨折风险预测工具（FRAX®）用于评估患者的骨折风险。此外，跌倒是骨质疏松患者骨折的独立危险因素，起立行走测试（TUG）有助于评估跌倒风险。

1. IOF骨质疏松风险一分钟测试题

共有19个问题，只需判断是与否，从而初步筛选可能具有骨质疏松风险的患者（表19）。该测试题简单快速，易于操作。

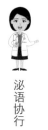

表19 IOF骨质疏松风险一分钟测试题

	编号	问题	回答
不可控因素	1	父母曾被诊断有骨质疏松或曾在轻摔后骨折？	是□否□
	2	父母中一人有驼背？	是□否□
	3	实际年龄超过60岁？	是□否□
	4	是否成年后因为轻摔后发生骨折？	是□否□
	5	是否经常摔倒（去年超过一次），或因为身体较虚弱而害怕摔倒？	是□否□
	6	40岁后的身高是否曾减少超过3cm以上？	是□否□
	7	是否体重指数过轻（BMI＜19）？	是□否□
	8	是否曾服用类固醇激素（例如可的松、泼尼松）连续超过3个月？（可的松通常用于治疗哮喘、类风湿关节炎和某些炎性疾病）	是□否□
	9	是否患有类风湿关节炎？	是□否□
	10	是否被诊断出有甲状腺功能亢进或是甲状旁腺功能亢进、1型糖尿病、克罗恩病或乳糜泻等胃肠疾病或营养不良？	是□否□
	11	女士回答：是否在45岁或以前就绝经了？	是□否□
	12	女士回答：除了绝经、怀孕、子宫切除外，是否曾停经超过12个月？	是□否□
	13	女士回答：是否在50岁前做过卵巢切除又没有服用雌/孕激素补充剂？	是□否□
	14	男士回答：是否出现过阳痿、性欲减退或其他雄激素过低的相关症状？	是□否□
生活方式（可控因素）	15	是否经常大量饮酒（每日饮用超过两单位的乙醇，相当于啤酒1斤、葡萄酒3两或烈性酒1两）？	是□否□
	16	目前习惯吸烟，或曾经吸烟？	是□否□
	17	每天运动量少于30分钟（包括做家务、走路和跑步等）？	是□否□ 是□否□
	18	是否不能食用乳制品，又没有服用钙片？	是□否□
	19	每天从事户外活动时间是否少于10分钟，又没有服用维生素D？	是□否□

（1）适用人群：男性、女性均适用。

（2）结果判断：上述问题，只要其中有一题回答结果为"是"，即为阳性，提示存在骨质疏松症患病风险。

2. 亚洲人骨质疏松自我筛查工具（OSTA）

OSTA是基于亚洲8个国家和地区绝经后妇女的研究结果，收集多项骨质疏松危险因素，从中筛选出与骨密度显著相关的危险因素，再经多变量回归模型分析，得出能较好体现灵敏度和特异度的两项指标，即年龄和体重（图55）。

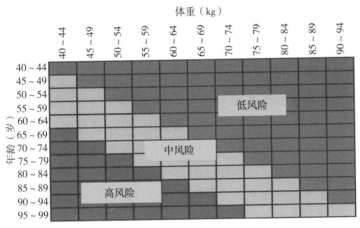

图55　年龄、体质量与骨质疏松风险级别的关系（OSTA）

（1）适用人群：仅适用于亚洲绝经后女性。

（2）计算方法：OSTA指数＝［体重（kg）–年龄（岁）］×0.2。

（3）结果判断：如表20。

表20　OSTA指数评价骨质疏松风险级别

风险级别	OSTA指数
低风险	> −1
中风险	−4 ～ −1
高风险	< −4

3. 骨质疏松性骨折的风险预测工具（FRAX®）

（1）适用人群：40 ～ 90岁人群。若低于40岁，则按40岁计算；若高于90岁，则按90岁计算。

（2）无需评估者：临床上已确诊骨质疏松症（即骨密度T值≤−2.5），或已发生骨质疏松性骨折（即轻微外力下骨折）者，不必再进行评估，应及时开始治疗。

（3）测试方法：登录FRAX®评分网址：https：//www.sheffield.ac.uk/FRAX/tool.aspx?country＝2。

根据个人情况依次填写"年龄或出生日期、性别、体重、身高"等参数，回答是否存在"既往骨折史、父母髋骨骨折、目前抽烟行为"等问题。如果有骨密度的测试结果，最后还可以选择相应的骨密度机器型号，并填写骨密度值。需注意的是，骨密度机器型号可在骨密度报告中查找，国内常用的骨密度机器为"GE-Lunar"或"Hologic"。详细界面如图56所示。

（4）结果判断：若FRAX®预测的髋部骨折概率≥3%，或主要骨质疏松性骨折概率≥20%，提示为骨质疏松性骨折高危患者，建议尽早治疗。

如图57所示，提示未来10年发生主要骨质疏松性骨折的风险为2.1%，发生髋部骨折的风险为0.1%。

4. 起立行走测试（TUG）

（1）适用人群：广大人群均适用。尤其建议对65岁以

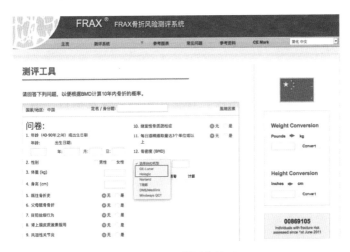

图56　FRAX®评分界面

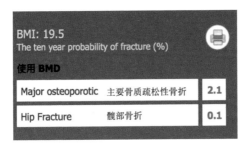

图57　FRAX®评分结果示意

上具有跌倒风险的人群进行评估。

（2）测试方法：受试者坐在一个稳定的带有扶手的椅子上（约45cm高），允许使用扶手或常规的步行辅助手段，测试内容为受试者从椅子上站起，向前以正常行走速度步行3m，转身返回并再次坐下，记录受试者从开始到返回座位所用时间。

（3）结果判断：若受试者完成该测试所需时间＞12秒，提示跌倒风险高；如完成该项测试的时间≤12秒，则提示跌倒风险低。

三、早期筛查结果提示骨质疏松症患病风险该怎么办

若以上筛查结果提示存在骨质疏松症风险，应尽早至医院就诊，完善骨密度、骨生化指标等检查项目，请专业医生积极诊治，尽快开始抗骨质疏松治疗，避免骨量流失或骨折的发生。

（梁寒婷　姜　艳）

参 考 文 献

［1］中华医学会骨质疏松和骨矿盐疾病分会．原发性骨质疏松症诊疗指南（2017）［J］．中华骨质疏松和骨矿盐疾病杂志，2017，10（5）：413-443．

［2］WANG L，YU W，YIN X，et al．Prevalence of Osteoporosis and Fracture in China：The China Osteoporosis Prevalence Study［J］．JAMA Network Open，2021，4（8）：e2121106．

［3］International Osteoporosis Foundation．IOF one-minute osteoporosis risk test［EB/OL］．［2017-08-25］．http：//www.iofbonehealth.org/iof-one-minute-osteoporosis-risk-test．

［4］NAYAK S，EDWARDS D L，SALEH A A，et al．Systematic review and meta-analysis of the performance of clinical risk assessment instruments for screening for osteoporosis or low bone density［J］．Osteoporos Int，2015，26（5）：1543-1554．

［5］中华医学会骨质疏松和骨矿盐疾病分会．原发性骨质疏松症社区诊疗指导原则［J］．中华骨质疏松和骨矿盐疾病杂志，2019，12（1）：1-10．

58 别让自己成为骨质疏松"预备军"

今年世界骨质疏松日的中国主题是"巩固一生，赢战骨折"。据统计，有1/3的女性在绝经后会有骨质疏松，老年人一旦发生骨折，就可能坐上了通向死亡的快车。北京协和医院内分泌科医生提醒，骨质疏松并非是老年人"专利"，要及早提高筛查和防治的意识，避免成为"预备军"。

一、骨骼从40岁开始走下坡路

说到骨质疏松，大家可能第一反应，那不是"老年病"吗？正常来说，我们的骨头从40岁开始就走下坡路，但因为不良生活习惯，或缺乏运动与阳光照射，很多中青年也早早地成为了骨质疏松的"预备军"。

如果将骨骼比喻成支撑我们身体的一座桥，那么当材料偷工减料，结构又出了问题后，桥梁的支撑力就会不足，甚至一不小心就塌了。骨质疏松就像这年久失修的"老桥"，骨量减少，骨微结构也遭到破坏，因此最典型的症状就是易发生骨折。

但是在早期骨量丢失还没那么严重的时候，常没有明显的症状，或仅有一些腰背的疼痛，因此也不容易发现，但当进展到骨折时，就可能产生一系列严重的后果，比如残疾、丧失活动能力、长期卧床，严重影响生活质量甚至危及生命。

二、女性更易被骨质疏松"青睐"

不知道大家在日常生活中有没有发现，好像女性更容易有骨质疏松的问题。这是为什么呢？其实女性体内的雌激素对骨骼是有保护作用的，绝经后雌激素水平断崖式下降，骨头一下子失去了雌激素的保护，骨量迅速流失，若不加干预，很容易出现骨质疏松。但是并不是说男性可以逃过此劫。

男性体内除了雄激素，也有少量雌激素，随着年龄增长，雌激素、雄激素水平都会减少，也会导致骨量丢失，只是相比于女性这个过程更加平缓。因此，不管是男性还是女性，到了一定年龄都得重视起自己的骨骼健康。

三、预防骨质疏松，这些要点要记得

（1）熬夜、大量喝碳酸饮料或咖啡都会增加骨质疏松的风险。但咖啡适量饮用，能提高代谢，增强骨骼。建议每天饮用咖啡小于500ml。

（2）骨汤多喝反而会引起高血脂、高尿酸等健康问题。所以喝骨汤补钙是不可行的。

（3）晒太阳建议在上午11点到下午3点光线最好的时间内，每天至少15～30分钟。

（4）建议40岁以后可以去测量一下自己的骨密度。

（5）合理适度运动，可以选择将有氧运动如散步，阻抗运动如蹲起、举哑铃等，以及平衡运动，如太极、做做瑜伽、健身操3种运动方式结合起来。运动时要注意安全，特别是阻抗运动，建议在医生指导下进行。

（付子垚　李　梅　夏维波）

参考文献

［1］VILACA T，EASTELL R，SCHINI M．Osteoporosis in men［J］.
　　　Lancet Diabetes Endocrinol，2022，10（4）：273-283．

［2］中华医学会骨质疏松和骨矿盐疾病分会．原发性骨质疏松症诊疗
　　　指南（2022）［J］．中华内分泌代谢杂志，2023，39（5）：377-
　　　406．

别让自己成为骨质疏松『预备军』

59 生活妙招防"骨松"

骨质疏松症是中老年人中很常见的骨骼疾病。在我国，约有1/5的50岁以上人群患有骨质疏松症，而到了65岁以上，骨质疏松症患病率达到32%；此外，还有近一半的50岁以上人群已处于低骨量状态，是骨质疏松症的"预备军"。低骨量或骨质疏松会使我们出现骨折的风险大大增加，女性一生发生骨质疏松性骨折的危险性（40%）高于乳腺癌、子宫内膜癌和卵巢癌的总和，而男性一生发生骨质疏松性骨折的危险性（13%）高于前列腺癌。

骨质疏松的危害如此之大，那我们平时该如何保护我们的骨骼呢？今天就来带大家学习几招不用吃药就能促进我们骨骼健康的生活小窍门。

一、"骨头也挑食"

"民以食为天"，我们的骨骼也是如此。每天进食充足的营养，是保持骨骼强健的基础。能用吃饭解决问题，我们何乐而不为呢？不过，骨骼也有它的"挑食"和"忌口"。

1. 钙

钙是骨骼的最爱，成年人每日需要摄入800mg元素钙，而50岁以上时每日推荐元素钙摄入量增加到1000～1200mg。而我们每日饮食中摄入的钙大约是400mg，仅占推荐量的一半，因此需要注意额外补充一些钙含量丰富的食物。奶制品就是不错的选择，每100g牛奶中约含元素钙100mg，大家可以参照自己喝的牛奶的营养成分表具体计算每瓶牛奶中的含钙量。基本上养成早晚各喝一瓶牛奶的习惯，就足够喂饱我们的骨头了。对于乳糖不耐受的朋友们，可以换成含钙量更加丰富的酸奶。不过需要注意，我们爱喝的豆浆其实含钙量很少，不能用来代替牛奶哦。其他一些含钙量较为丰富食物，包括虾皮、芝麻、豆制品、荠菜、油菜心等，也是不错的选择。如果你最爱吃蔬菜补钙，注意烹饪前先焯水，去掉蔬菜中的草酸等"脱钙"物质，更有利于钙的吸收（图58）。

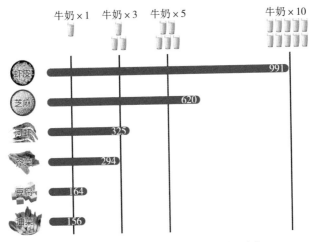

图58　不同食物含钙量（mg/100g）示意

2. 蛋白质

我们印象中的骨骼往往是坚硬的，但是刚则易折，骨骼其实也有它柔软的一面。胶原蛋白同样是骨骼的重要组成部分，缺乏蛋白的骨骼就像"瓷娃娃"，看似坚硬，实则脆弱易碎。因此，充足的蛋白质摄入对于骨骼的健康同样非常重要。如果你并没有其他对蛋白质摄入量有特殊要求的疾病，推荐每日摄入的蛋白质总量为每千克体重0.8～1.0g，即60kg的成人每日摄入蛋白质56～60g。常见的富含蛋白质的食物包括豆类、奶制品、水产品、肉类等，我们可以根据个人喜好进行选择。

3. 维生素D

充足的维生素D可增加肠钙吸收、促进骨骼矿化、保持肌力、改善平衡能力和降低跌倒风险。维生素D不足可导致继发性甲状旁腺功能亢进，增加骨吸收，从而引起或加重骨质疏松症。同时补充钙剂和维生素D可降低骨质疏松性骨折风险，维生素D不足还会影响其他抗骨质疏松药物的疗效。在我国维生素D不足状况普遍存在，因此补充维生素D也是维持骨骼健康的重要方面。富含维生素D的食物较少，主要为三文鱼、金枪鱼、鲱鱼等海产品，或鱼肝油等补品。对于不爱吃海鱼的人来说，直接补充维生素D制剂更加方便易行，并且剂量更加准确。成人推荐维生素D摄入量为400IU（10μg）/ d，65岁及以上老年人因缺乏日照以及摄入和吸收障碍常有维生素D缺乏，推荐摄入量为600IU（15μg）/ d。对于日光暴露不足或老年人等维生素D缺乏的高危人群，建议酌情检测血清25（OH）D水平，以了解维生素D的营养状态，指导维生素D的补充。老年人血清25（OH）D水平达到或高于75nmol/L（30μg/L）时，可以降低跌倒和骨折风险。但是，我们不推荐大家进行单次大剂量（通常超过500 000IU）的普通维生素D补充，因为已有研究发现这可能增加跌倒的风险。需要提醒大家，通过药物补充维生素D时，一定要在医生的指导下进行，避免因过量补充而导致维生素D中毒。

4. 咖啡因

很多爱喝咖啡的人会担心咖啡对骨骼不好。其实，目前关于咖啡与骨骼的关系并不明确，在长期大量饮用咖啡时，可能会导致尿中钙流失过多，引起骨质疏松或骨折。

但我们平时适量饮用咖啡，可能不但对骨骼无害，甚至咖啡的代谢物还可能增强骨骼。我们推荐每日咖啡因摄入不超过400mg（通常为3～5杯咖啡）。所以，在适量的前提下，咖啡爱好者们可以在晨起和午后来一杯咖啡，提神醒脑，享受咖啡的香气。茶在我们国家相比咖啡可能饮用者更加广泛，也可以采用类似原则，保持适量就可以。

5. 烟酒

烟酒对我们的健康有百害而无一利，适当饮酒有益健康的说法并没有事实依据。因此，强烈建议大家彻底戒烟戒酒哦。

二、"骨头也爱日光浴"

日照可以促进我们的皮肤合成维生素D。建议大家上午11点到下午3点间尽可能多地暴露皮肤于阳光下晒15～30分钟，每周至少2次。由于日照时间、纬度、季节等因素影响，具体的时长各不相同。注意应不涂抹防晒霜，以免影响日照的效果。但需要提醒大家避免强烈阳光照射，以防晒伤皮肤。如果你因为工作确实没有时间保证日照，或者患有不宜日照的皮肤疾病，那也可以考虑参照上面的方法，通过饮食补充我们需要的维生素D。

三、"让骨头动起来"

适当运动可以减少很多疾病的风险，其中也包括骨质疏松症。运动可改善机体敏捷性、力量、姿势及平衡等，减少跌倒风险。运动还有助于增加骨密度。那么哪些运动更适合大家呢？对于身体健康，没有基础疾病的青、中年，大家可以根据个人喜好自主选择就好。对于年长者，尤其是部分已经出现骨密度下降的读者们，适合的运动包括负重运动及抗阻运动，推荐规律的负重及肌肉力量练习，以减少跌倒和骨折风险。重量训练、行走、慢跑、太极拳、瑜伽、舞蹈和兵乓球等都是不错的运动。运动应循序渐进、持之以恒。运动量不需要过大，运动量太大可能难以坚持，而且过度运动反而可能不利于健康。建议大家根据个人情况，制订适合的锻炼计划。如果您已经患有骨质疏松症，开始新的运动训练前应咨询临床医生，进行相关评估。

综上，预防骨质疏松症在看病的同时需要您配合生活方式的调整，争取做到"骨量早筛查，骨折早预防"！人人拥有强健的骨骼和幸福的生活。

（李　响　刘　巍）

参 考 文 献

［1］中华医学会骨质疏松和骨矿盐疾病分会. 原发性骨质疏松症诊疗指南（2017）［J］. 中华骨质疏松和骨矿盐疾病杂志，2017，10（5）：413-444.

［2］中华医学会骨质疏松和骨矿盐疾病分会. 中国骨质疏松症流行病学调查及"健康骨骼"专项行动结果发布［J］. 中华骨质疏松和骨矿盐疾病杂志，2019（4）：317-318.

［3］MELTON L J，CHRISCHILLES E A，COOPER C，et al. How Many Women Have Osteoporosis? ［J］. J Bone Mine Res，2005，20（5）：1005-1010.

［4］CAULEY J A. The determinants of fracture in men ［J］. Musculoskelet Neuronal Interact，2002，2（3）：220-221.

60 哪些人需要测量骨密度

　　骨质疏松症是一种以骨强度下降和骨折风险增加为特征的骨骼疾病，多见于绝经后女性。骨折是骨质疏松症的严重后果，可给家庭和社会带来巨大的经济负担。然而，骨质疏松症这一常见且危害较大的疾病的诊断尚不够及时，绝大多数患者直到发生了骨质疏松性骨折时才被诊断。作为骨质疏松症诊断的金标准，骨密度测量尚未被广泛认识。因此，今天我们就来和大家聊一聊哪些人需要测量骨密度，以实现早预防、早发现、早干预，进而避免骨折的发生。

一、什么是骨质疏松症

　　骨质疏松症是最常见的骨骼疾病之一，是一种以骨量低、骨组织微结构损坏、导致骨脆性增加、因而容易发生骨折为特征的全身性骨病。通俗来讲，就是原本坚固的骨头因为种种原因逐渐变酥变脆，密度减低，质量变差，难以承受本应承受的压力，碰到轻微的外力就容易发生骨折，也叫做即脆性骨折或骨质疏松性骨折。

　　目前，骨质疏松症已成为我国老年人群的重要健康问题，而且对于老年女性这个问题尤为严重。最新的全国骨质疏松症流行病学调查研究显示，65岁以上人群骨质疏松症患病率高达32.0%，其中男性为10.7%，女性为51.6%。骨折是骨质疏松症的严重后果，约1/3的女性和1/5的男性会在一生中发生至少一次骨质疏松性骨折。骨折后患者不但痛苦，而且生存质量大大下降，给家庭和社会带来巨大的经济负担。然而，骨质疏松症这一常见且危害较大的疾病并没有得到大家充分的认识，甚至曾被称为是一种"寂静的疾病"，这是由于绝大多数患者在疾病早期时被漏诊，直到出现了明显的骨骼疼痛、甚至发生了骨质疏松性骨折时才被诊断。因此，早预防、早发现，进而早期干预，避免骨折发生是非常重要的。

二、骨密度检测在骨质疏松症的诊断和治疗中有什么用处

双能X线吸收检测法（DXA）测定的骨密度是骨质疏松症诊断的重要手段，也是迄今为止国际公认的诊断金标准（图59）。DXA测量的是单位面积骨骼所含的骨量，即面积骨密度。通过特定部位面积骨密度的测量，我们可以了解到患者是否存在骨量的减少；进一步结合患者的病史、体格检查及必要的生化检测，我们就可以进行骨质疏松症的诊断和鉴别诊断，进而给予合理的治疗，在治疗过程中我们还可以监测骨密度进行疗效的评估和治疗方案的调整。

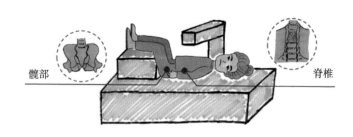

髋部　　　　　　　　　　　　　　　　　　脊椎

图59　DXA测量骨密度示意

关于DXA检测骨密度的测量部位，通常推荐腰椎、股骨近端部位，如果这两个部位不能测量，可以考虑测量桡骨远端1/3的部位。

三、哪些人需要进行骨密度检测

1. 女性65岁以上和男性70岁以上者

鉴于骨质疏松症多发于老年人，如果您是女性并且年龄大于65岁，或者您是男性并且年龄大于70岁，那么无论您是否有相关症状，都推荐您通过DXA检测骨密度，以了解有无骨质疏松。

2. 女性65岁以下和男性70岁以下，有一个或多个骨质疏松危险因素者

这里提示：虽然您是小于65岁的女性或者70岁的男性，但是如果您有1个或1个以上的骨质疏松危险因素，那么同样推荐您进行骨密度检测。

所谓的骨质疏松危险因素主要包括不可控因素和可控因素。其中不可控因素主要有种族（患骨质疏松症的风险：白种人＞黄种人＞黑种人）、老龄化、女性绝经、脆性骨折家族史。可控因素包括：①不健康生活方式。体力活动少、吸烟、过量饮酒、过多饮用含咖啡因的饮料、营养失衡、蛋白质摄入过多或不足、钙和/或维生素D缺乏、高钠饮食、体重过低等。②影响骨代谢的疾病。包括多种内分泌系统疾病、风湿免疫性疾病、胃肠道疾病、血液系统疾病、神经肌肉疾病、慢性肾脏及心肺疾病等。③服用影响骨代谢的药。包括糖皮质激素、抗癫痫药物、芳香化酶抑制剂、促性腺激素释放激素类似物、抗病毒药物、噻唑烷二酮类药物、质子泵抑制剂和过量甲状腺激素等。

3. 有脆性骨折史或/和脆性骨折家族史的男、女成年人

如果您本人或者您的一级亲属曾经有过脆性骨折（轻微外力导致的骨折），那么无论您的年龄是多少，均建议您

进行骨密度检查。

4. 各种原因引起的性激素水平低下的男、女成年人

性激素对于骨密度具有十分重要的作用，其中雌激素尤为重要，这也是骨质疏松症多发于老年人、尤其是老年女性的原因。雌激素降低后破骨细胞的骨吸收功能增强，超过了成骨细胞介导的骨形成作用，导致骨强度下降。此外，雌激素和雄激素在体内均具有对抗氧化应激的作用，各种原因导致的性激素水平低下可导致体内的活性氧类堆积，促使间充质干细胞、成骨细胞和骨细胞凋亡，使骨形成减少。因此，即使您正值壮年，如果由于种种原因导致性激素水平低下，也推荐您进行骨密度检测。

5. X线摄片已有骨质疏松症改变者

X线摄片可粗略评估骨量和是否存在骨质疏松性骨折。骨量丢失可在X线片中表现为骨密度减低，但不能发现早期的骨质疏松。因此，如果您进行的X线摄片已经显示您的骨骼有骨质疏松改变，说明您已丢失了较多骨量。在这样的情况下，推荐您尽快进行DXA检测骨密度以明确是否达到骨质疏松症的诊断标准，以便及时开始抗骨质疏松治疗。

6. 接受骨质疏松治疗且进行疗效监测者

骨质疏松症是一种慢性疾病，它的治疗是一个长期的过程，在接受治疗期间需要进行药物疗效监测。其中DXA检测的骨密度已被广泛采用作为疗效判断的指标。目前推荐在药物首次治疗或改变治疗后每年、效果稳定后每1～2年重复骨密度测量，以监测疗效。而且，最好在同一个医院的同一台DXA仪器上进行检测，以保证前后结果比较的可靠性。

7. 有影响骨代谢疾病或使用影响骨代谢药物史者

有很多疾病或药物可影响骨代谢，详见表19中可控危险因素。如果您属于这一类人群，那么应该积极地进行DXA检查以监测骨密度受影响的情况。

8. 国际骨质疏松基金会（IOF）骨质疏松症一分钟测试题回答结果阳性者

IOF骨质疏松症风险一分钟测试题（表19），您可对照自己的情况进行"是"或者"否"回答。只要其中有一个问题回答为"是"，即可认为存在骨质疏松症的风险，建议进行骨密度检查。

9. 亚洲人骨质疏松自我筛查工具（OSTA）结果≤1者

如果您是绝经后女性，还可通过OSTA评分实现骨质疏松症风险的快速评估。只要明确自己的年龄和体重即可通过下述公式计算：OSTA指数＝［体重（kg）－年龄（岁）］×0.2。那么如果您计算出来的OSTA指数≤-1，那么推荐您进行骨密度检查。

总之，鉴于骨质疏松症的常见性以及危害性，如果您符合以上9条中的任意一条，建议您前往医院就诊，及时进行骨密度检测，以除外或者尽早诊断骨质疏松症，实现早发现、早诊断、早治疗，降低因不及时治疗导致的骨折以及更大的社会、经济负担。

（倪晓琳　王　鸥）

参 考 文 献

［1］中华医学会骨质疏松和骨矿盐疾病分会. 原发性骨质疏松症诊疗指南（2017）［J］. 中华骨质疏松和骨矿盐疾病杂志，2019，25（3）：281-309.

［2］International Osteoporosis Foundation. IOF One-minute osteoporosis

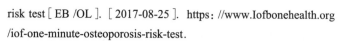

risk test［EB /OL］.［2017-08-25］. https：//www.Iofbonehealth.org/iof-one-minute-osteoporosis-risk-test.

［3］NAYAK S, EDWARDS DL, SALEH AA, et al. Systematic review and meta-analysis of the performance of clinical risk assessment instruments for screening for osteoporosis or low bone density［J］. Osteoporos Int, 2015, 26（5）: 1543−1554.

61

小心，你的骨量余额不足

　"白瘦美"已经成为了现代年轻人的一种追求，然而表面形体上的美其实是需要内在硬朗的骨骼凸显的，常言道"美人在骨不在皮"。人体的骨骼结构小心翼翼地保护着我们内部的器官，并维持着身体的直立、行走、复杂的运动。骨是人体内钙、磷储存的仓库，维持机体钙磷代谢的平衡。骨量（骨密度）是衡量骨骼健康状态的主要指标，当骨量降低到一定程度时，就会导致骨质疏松和骨折的发生。

　骨质疏松症引发的椎体骨折会导致我们随着年龄的增长，逐渐发生身高变矮、驼背，不够挺拔的姿态也给老年人的心理造成了阴影。严重骨质疏松可能引发轻微外力下骨折的发生，有人抱怨"打个喷嚏就骨折了"，有人感叹"虽踌躇满志奈何久卧病榻"已成为生活的日常。为了健康而优雅地老去，我们需要从现在起就开始重视对于骨骼的细心呵护，对于骨质疏松、骨折，我们要勇敢地say no！

一、骨量为什么会减少

　骨骼的新陈代谢依赖于骨吸收和骨形成的平衡，生理状况下，骨吸收发挥着给骨骼除旧纳新的功效，而骨形成则主要负责给空缺部位重新添砖加瓦，这一过程称为骨重建，主要依赖成骨细胞和破骨细胞来完成。破骨细胞占骨骼细胞的1%～2%，由单核巨噬细胞前体分化形成，主司骨吸收。成骨细胞由间充质干细胞分化而成，主司骨形成。

313

如果骨吸收大于骨形成，进出不平衡，则会导致骨量逐渐减少。

女性绝经后雌激素水平迅速下降，雌激素对破骨细胞的抑制作用减弱，导致其骨吸收功能增强。因此，妇女过早绝经、手术摘除卵巢等，均可加速骨量丢失。男性血液中睾酮缺乏，也会使骨量丢失增加。随着年龄的增长，骨重建失衡，骨吸收/骨形成比值升高，导致进行性骨丢失。增龄和雌激素缺乏还可使免疫系统持续低度活化，处于促炎性反应状态，刺激破骨细胞，抑制成骨细胞，造成骨量减少。营养缺乏、一些不良的生活方式或患有影响骨代谢的疾病、服用相关的药物等，均可促进骨量丢失。

二、如何避免骨丢失

一提到骨质疏松症，大部分人的反应是，不就是补钙补维生素D吗？太简单了！但经常遇到患者问我，医生我天天吃钙片，怎么还是骨折了呢？我们如何做到既享受生活又注重保养呢？在这里有几点要提醒大家。

1. 避免骨原料不足

骨重建需要原料，日常生活中需摄取钙与蛋白质丰富的食物。补钙如何补？2013版《中国居民膳食营养素参考摄入量》建议，成人每日钙推荐摄入量为800mg（元素钙），50岁以上人群每日钙推荐摄入量1000～1200mg（表21）。营养调查显示我国居民每日膳食约摄入元素钙400mg，因此需额外补充元素钙500～600mg/d（表22）。牛奶是人们很容易获得的高钙和高蛋白食物，推荐每天摄入牛奶300ml或相当量的奶制品。

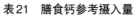

表21 膳食钙参考摄入量

年龄段	膳食钙摄入推荐剂量（mg/d）
＜6月龄	200
7～12月龄	250
1～3岁	600
4～6岁	800
7～10岁	1000
11～13岁	1200
14～17岁	1000
18～49岁	800
＞50岁	1000
孕早期	800
孕中晚期、哺乳期	1000

表22 不同钙剂元素钙含量

化学名	元素钙含量（%）
碳酸钙	40.00
磷酸钙	38.76
氯化钙	36.00
醋酸钙	25.34
枸橼酸钙	21.00
乳酸钙	18.37
葡萄糖酸钙	9.30
氨基酸螯合钙	～20.00

注：成人每日钙推荐摄入量为800mg（元素钙）50岁及以上人群每日钙推荐摄入量为1000～1200mg。

维生素D对于骨骼的主要生理功能是促进钙和磷在肠道的吸收，抑制甲状旁腺激素的促骨吸收作用，同时促进肾脏重吸收钙、磷，从而达到减缓骨量丢失的作用。在儿童期，严重的维生素D缺乏可能导致佝偻病的发生。维生素D不足还会影响其他抗骨质疏松药物的疗效。维生素D不足在我国人群中非常普遍存在，约61%的绝经后女性存在维生素D缺乏。那么，维生素D要怎么补呢？

户外活动的好处大家都熟知，风和日丽的日子里，老年人应多外出散步或参加体育活动，不仅可以增加生活乐趣，结交朋友，还可以增加维生素D的合成，减缓骨丢失。根据指南推荐，建议上午11点到下午3点间，尽可能多地暴露皮肤于阳光下晒15～30分钟，每周2次，以促进体内维生素D的合成，尽量不涂抹防晒霜，但应注意避免强烈阳光照射，以防灼伤皮肤。对于日光暴露不足和老年人等维生素D缺乏的高危人群，建议酌情检测血清25（OH）D水平，指导维生素D的补充（表23）。有研究建议老年人血清25（OH）D水平应达到或高于75nmol/L（30ng/ml）。

表23　维生素D推荐摄入量

年龄段/特殊情况	维生素D推荐摄入量（IU/d）
＜65岁	400
≥65岁	600
孕期、哺乳期	400
防治骨质疏松症	800～1200

注：成人推荐维生素D摄入量为400IU（10μg）/d；≥65岁老年人推荐摄入量为600IU（15μg）/d。

2. 避免不良的生活方式

随着人均寿命的延长，老年人群中最常交流的话题就是如何养生，除了前面提到的均衡膳食、补充骨骼所需的原材料以外，我们还需要避免一些不良的生活方式。比如久坐不运动、长期卧床、过度嗜好烟酒、饮用过量咖啡、过量饮用碳酸饮料等。推荐进行规律的负重运动及抗阻运动，如肌肉力量训练、太极拳、瑜伽，也可以邀约亲朋好友一起散步、慢跑、跳舞、打乒乓球等，选择一种你喜欢并适合的运动方式，坚持下去。

年轻人群对于疾病的威胁总是不以为然，在年轻的世界里经常出现的词汇有减肥、熬夜、咖啡、外卖、久坐、葛优躺、不运动等，随之而来的也许就是令人担忧的各种慢性病。这些不良的生活方式对骨骼代谢也会产生负面的影响，加速骨量的丢失。建议大家选择一种相对健康的生活方式，避免提前消费自己的健康。

3. 警惕影响骨代谢的疾病和药物

同时患有多种疾病时我们需要警惕那些会影响骨代谢的疾病，避免顾此失彼，延误了治疗时机。影响骨代谢的疾病包括：多种内分泌疾病（如性腺功能减退症、甲状旁腺功能亢进症、甲状腺功能亢进症等）、风湿免疫性疾病（如类风湿关节炎、系统性红斑狼疮等）、胃肠道疾病（如炎性肠病、乳糜泻等）、血液系统疾病（如多发性骨髓瘤）、神经肌肉疾病（如癫痫、帕金森病、脑卒中等）、慢性肾脏病及心肺疾病等。影响骨代谢的药物包括：糖皮质激素、抗癫痫药物、芳香化酶抑制剂、促性腺激素释放激素类似物、抗病毒药物、噻唑烷二酮类药物、质子泵抑制剂和过量甲状腺激素等。

4. 应用抗骨质疏松药物

骨质疏松症的发生由遗传和环境因素等多因素导致。我们可以尽量控制可控因素，但若骨量仍持续下降，则需要及时就医，评估是否应加用抗骨质疏松药物。《2020年AACE/ACE绝经后骨质疏松症诊疗指南》建议以下人群需启动抗骨质疏松症药物治疗：①具有髋部或椎体脆性骨折史。②腰椎、股骨颈、全髋或桡骨远端1/3处T值≤-2.5。③腰椎、股骨颈、全髋或桡骨远端1/3处T值为-2.5～-1.0且骨折风险评价工具（FRAX）计算出的10年主要骨质疏松骨折风险≥20%或10年髋部骨折风险≥3%（治疗阈值因国家不同而不同）。

　　抗骨质疏松症药物按作用机制可分为骨吸收抑制剂、骨形成促进剂、其他机制类药物及传统中药。骨吸收抑制剂主要包括：双膦酸盐、降钙素、雌激素、选择性雌激素受体调节剂、核因子-κB受体激活因子配体（RANKL）抑制剂。

　　在此需强调的是，启动药物治疗前一定要去正规的医院评估适应证及禁忌证、有无可以纠正的疾病或诱因，根据病情科学合理地选用药物。

　　重视骨骼健康，小心你的骨量余额不足！从现在起，请给骨骼充分的原料，避免不良的生活方式，骨量显著下降时及时就医，及时启动抗骨质疏松药物的治疗，让我们储足骨量，远离骨折。

（池　玥　夏维波）

参 考 文 献

[1] 中华医学会骨质疏松和骨矿盐疾病分会. 原发性骨质疏松症诊疗指南（2017版）[J]. 中华骨质疏松和骨矿盐疾病杂志，2017，10：413-444.

[2] NELSON B W, PAULINE M C, LEWIECKI E M, et al. American association of clinical endocrinologists/American college of endocrinology clinical practice guidelines for the diagnosis and treatment of postmenopausal osteoporosis— 2020 update [J]. Endocr Pract, 2020, 26（Suppl 1）：1-44.

［3］中华医学会骨质疏松和骨矿盐疾病分会. 地舒单抗在骨质疏松症临床合理用药的中国专家建议［J］. 中华骨质疏松和骨矿盐疾病杂志，2020，13（6）：499-508.

62 刚过50岁，发现骨密度低，我该怎么办

10月20日是一年一度的国际骨质疏松日，2021年国际骨质疏松日的中国主题是"骨量早筛查，骨折早预防"。

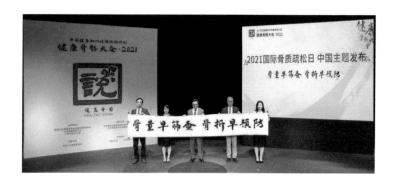

骨质疏松症是怎样的疾病呢？这是骨强度下降、骨折风险增加的代谢性骨骼疾病。根据最新的全国骨质疏松症流行病学调查，骨质疏松症在40岁以上男性、女性中患病率分别高达5.0%、20.6%，而椎体骨折在40岁以上男性、女性中患病率分别高达10.5%、9.7%。骨质疏松症引发的骨质疏松性骨折等多种并发症，不仅严重威胁我们的健康和预期寿命，也给家庭和社会带来沉重的经济负担。

生活中我们常常遇到这样的情况：

张阿姨今年53岁。今天早上她坐上公交车，准备去两站外的菜市场选购早市上新鲜的蔬菜、水果。最近家门口正在修路，路面有些凹凸不平，散落的石块还没有清扫。张阿姨看着车窗外的街景，突然座位上下颠簸了一下。张阿姨感到腰部一阵疼痛袭来。张阿姨赶忙去医院检查。医

生在拍摄胸腰椎侧位片后，确定张阿姨发生了第4腰椎压缩性骨折。进一步骨密度检查发现，张阿姨患上了骨质疏松症。刚过50岁的张阿姨，平时自觉身体很硬朗，怎么会得上骨质疏松症？她感到很无助，该怎么办呢？"

一、骨质疏松症为什么会发生

女性绝经后雌激素水平迅速下降，雌激素对破骨细胞的抑制作用减弱，导致其骨吸收功能增强。因此，妇女过早绝经、手术摘除卵巢等，均可加速骨量丢失。男性血液中睾酮缺乏，也会使骨量丢失增加。随着年龄的增长，骨重建失衡，骨吸收/骨形成比值升高，导致进行性骨丢失。增龄和雌激素缺乏还可使机体处于慢性炎性反应状态，刺激破骨细胞，抑制成骨细胞，造成骨量减少。营养缺乏、一些不良的生活方式或患有影响骨代谢的疾病、服用相关的药物等，均可促进骨量丢失，引起骨质疏松症的发生。

二、骨质疏松症有哪些常见症状

骨质疏松症可能没有明显的症状，又被称为静悄悄的流行病。随着病情的进展，骨质疏松患者常见症状包括：①腰背痛或全身骨痛。②身高变矮或驼背。③脆性骨折，即受轻微外力时发生的骨折。脆性骨折的常见部位包括胸腰椎、髋部、前臂远端和肱骨近端等。

三、骨质疏松症该如何发现与诊断

如果中老年人出现上述症状，建议前往医院的内分泌科、骨质疏松科、骨科或老年科等科室就诊，进一步行骨质疏松症相关检查。

目前骨质疏松症的诊断标准包括：①髋部或椎体脆性

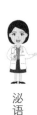

骨折，即可诊断骨质疏松症。②根据骨密度测量结果，与同性别年轻人骨密度均值比较，T值≤-2.5，则诊断骨质疏松症。③依据骨密度测量结果，T值介于-1.0至-2.5之间，即骨量减少，同时合并肱骨近端、骨盆或前臂远端脆性骨折，则诊断骨质疏松症。如T值符合骨质疏松诊断标准、并伴有一处或多处脆性骨折史，则诊断为严重骨质疏松症。骨密度目前建议采用双能X线骨吸收仪测量的脊柱、股骨近端或桡骨远端部位的测量值为诊断依据。

四、骨质疏松症要鉴别哪些疾病

在诊断原发性骨质疏松症之前，需要重视和排除由其他疾病或药物等引发的继发性骨质疏松症，因此医生会安排行血钙、磷、骨转换生化指标、肝肾功能、甲状旁腺激素、25（OH）D、血免疫固定电泳、肿瘤标志物等检查，以及骨骼X线片，以进一步寻找导致骨质疏松症的可能原因。

"张阿姨前往北京协和医院内分泌科和骨科，经过进一步的血液和影像检查，确诊为重度原发性骨质疏松症，合并第4腰椎压缩性骨折。到底该如何治疗呢？医生制定了下列周密的治疗方案。"

五、骨质疏松症的药物治疗

首先，医生建议调整生活方式：①加强日晒。建议上午11点到下午3点间晒太阳，让尽可能多的皮肤暴露于阳光下，每次15～30分钟，每周2次，以促进维生素D的合成。②建议均衡饮食。摄入富含钙、适量蛋白质的食物，如每日饮牛奶300ml以上。③加强体育锻炼。结合个人兴趣，可选择快走、慢跑、太极拳、瑜伽、舞蹈等运动，同时医生还特别强调，避免跌倒很重要。

其次，医生建议给予基础药物治疗：即补充钙剂和维生素D。50岁及以上患者，建议每日饮食加药物补充钙的摄入，可以每日摄入元素钙1000mg，同时重视维生素D的补充，可以每天摄入维生素D 800 ～ 1200IU。

最为重要的是，医生建议使用强有效的抗骨质疏松药物治疗：目前有效的抗骨质疏松药物主要包括抑制骨吸收的药物或促进骨形成的药物，以增加骨骼密度、降低骨折风险。我国目前可用于原发性骨质疏松症治疗的药物有阿仑膦酸钠、唑来膦酸、地舒单抗、特立帕肽、雷洛昔芬等药物。需要强调的是，启动药物治疗前一定要去正规的医院评估适应证及禁忌证、有无可以纠正的疾病或诱因，根据病情科学合理地选用药物。在启动药物治疗后，医生还建议要坚持治疗、定期评估药物疗效。

"张阿姨首先在骨科医生的帮助下，接受了第4腰椎椎体成形术的手术治疗。术后第2天，张阿姨的腰痛明显好转。她配带着腰围开始下地活动。术后两周，她在内分泌科医生的指导下，开始了每年一次的静脉唑来膦酸的药物治疗，同时每天补充钙剂及维生素D。同时，张阿姨按照医生的嘱托，定期完成血液和骨密度检查，以明确药物疗效，目前病情逐渐好转。"

随着社会人口老龄化，骨质疏松症的患病率迅速攀升，严重威胁中老年人群健康，让我们了解骨质疏松症，尽早测量骨密度，采取行动保护骨骼健康。让我们拥有强健的骨骼、幸福的生活。

（崔丽嘉　李　梅　夏维波）

参考文献

［1］LINHONG WANG，WEI YU，XIANGJUN YIN，et al. Prevalence of Osteoporosis and Fracture in China：The China Osteoporosis Prevalence Study［J］. JAMA Network Open，2021，4（8）：e2121106.

［2］中华医学会骨质疏松和骨矿盐疾病分会. 原发性骨质疏松症诊疗指南（2017）［J］. 中华骨质疏松和骨矿盐疾病杂志，2017，10（5）：413-443.

63　解析骨骼不断重建的秘密

　　赵先生最近很郁闷，他前不久弯腰提重物后，出现了严重腰背疼痛，到医院检查后，得知自己不仅患上了骨质疏松症，还发生了腰椎压缩性骨折。赵先生今年65岁，平时注重锻炼身体，一向体格不错，没想到，骨质疏松症和腰椎压缩性骨折竟悄然来袭。仔细了解情况后，发现赵先生有长期大量吸烟、饮酒的不良习惯，还有脆性骨折家族史，随着年龄的增长，多重原因引起骨量逐渐流失，导致骨质疏松症的发生，甚至引发骨折。

　　骨质疏松症是常见慢性疾病，患病率随着人口老龄化显著增加。骨质疏松症的发生、发展与人体骨骼重建密切相关。今天，我们一起了解生生不息的骨骼重建过程。

　　骨骼是一种生命力旺盛的组织，它主要由无机质和有机质构成，无机质主要包括钙、磷、镁等矿物质，有机质主要由胶原蛋白、多种非胶原蛋白质构成，骨骼还含有多种细胞和水分。骨骼就是依靠成骨细胞、破骨细胞、骨细胞完成不断更新与重塑，即骨重建过程。骨重建过程包括两个阶段：原有骨组织被吸收、破坏，随后新的骨组织形成，即骨吸收和骨形成过程。在骨吸收过程中，破骨细胞发挥重要作用，它们黏附在旧骨区域，分泌酸性物质和多种酶类消化、吸收、溶解矿物质，形成骨吸收陷窝；在骨形成过程中，成骨细胞至关重要，通过分泌 I 型胶原蛋白、骨钙素等骨基质蛋白，形成胶原纤维构成的蛋白质网络，然后钙、磷、镁等矿物质沉积在蛋白质网络，完成骨骼矿化的过程，最终形成新的骨骼。骨重建生生不息、循环往复、相互平衡，是促进骨骼更新、微损伤修复、保持钙磷平衡、维持骨结构完整和生物力学性能的关键过程。

当我们在儿童和青少年阶段，骨形成加快，超过骨吸收，骨骼就会不断成长，骨骼会增粗、变长、骨密度增加，我们就会不断长个。骨量通常在20～30岁达到顶峰，我们称为峰值骨量，峰值骨量会维持5～10年，此后，如果不注意保护骨骼，随着年龄增长，我们就可能会出现骨量丢失。

随着年龄增长，尤其在40岁之后，不管男性还是女性，破骨细胞功能可能逐渐占据上风，导致骨量渐渐流失。尤其女性在绝经后5～10年，随着卵巢功能衰竭、雌激素快速而显著下降，破骨细胞活性会显著增加，导致骨丢失大于骨形成，逐渐会引发骨量减少、骨质疏松，甚至骨折（图60）。男性50岁后，也会逐渐出现骨量下降，而长期吸烟、酗酒等不良嗜好也会加剧骨量丢失，加快骨吸收作用，导致骨质疏松症发生。由此可见，骨重建失衡是骨质疏松症发生的关键环节，也是未来抗骨质疏松药物治疗的关键

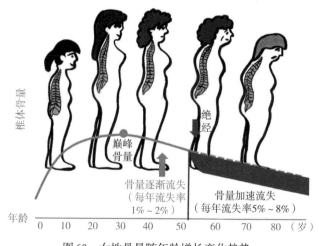

图60　女性骨量随年龄增长变化趋势

靶点。

　　对于赵先生，我们建议首先去除不利于骨骼健康的生活方式，包括戒烟、限酒，加强功能锻炼。更为重要的是，要尽快就诊于内分泌科或骨质疏松科，进一步检查骨质疏松症的可能原因，评估骨吸收和骨形成是否存在失衡，并在医生指导下，尽快使用骨吸收抑制剂或骨形成促进剂，结合钙剂、维生素D制剂的基础治疗，以纠正骨重建失衡，增加骨密度，降低再骨折风险（图61）。

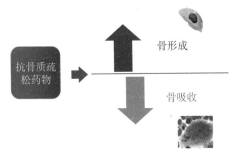

图61　抗骨质疏松药物作用示意

（庞倩倩　李　梅）

参 考 文 献

［1］中华医学会骨质疏松和骨矿盐疾病分会. 原发性骨质疏松症诊疗指南（2017）［J］. 中华骨质疏松和骨矿盐疾病杂志，2017，10（5）：413-444.

［2］李梅，夏维波，章振林. 骨转换生化标志物临床应用指南［J］. 中华骨质疏松和骨矿盐疾病杂志，2021，14（4）：321-336.

64 人到中老年，我的骨量还能增长吗

　　骨骼是非常重要的，能够支撑身体，帮助我们完成站立、行走等运动功能，还能够保护大脑、心脏等重要器官免受外界伤害，并且源源不断地产生新鲜血液，因此我们的健康离不开正常的骨骼。然而，生命是一场无法折返的旅程，我们都会逐渐老去，骨骼也会渐渐衰老，我们会出现骨骼疼痛、身高变矮、活动能力下降，甚至骨骼就像枯萎的树枝，轻微外力下就会折断（图62）。此时，骨质疏松症正悄然侵入我们的生活，我们的生活质量可能会因此而下降，甚至我们的寿命也会受到影响。

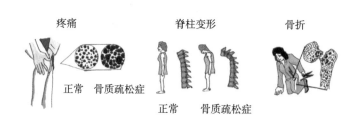

疼痛　　　　　　　脊柱变形　　　　　骨折

正常　　骨质疏松症　　　正常　　骨质疏松症

图62　骨骼病变类型

　　近年来，骨质疏松症可以被早期筛查，医生可以尽早诊断及治疗此疾病。骨质疏松症的发病机制是骨丢失加快，骨形成不足，骨骼就像是一家"银行"，我们在中老年阶段过多地丢失骨量，骨量逐渐入不敷出。因此，针对这一发病机制，骨质疏松症的治疗药物主要分为骨吸收抑制剂、骨形成促进剂，以及双重作用的药物。然而，常会有患者很没有信心地问医生，我年纪都这么大了，我的骨量还会

增长吗？骨质疏松症会减轻吗？我们想告诉广大病友，骨质疏松症是可防可治的，今天我们将为大家介绍促进骨骼合成代谢的药物。

一、您了解什么是骨形成吗

骨形成是指新的骨组织产生和成熟的过程，主要由成骨细胞完成。骨形成包括两种方式，一种是软骨内成骨，另一种是膜内成骨。软骨内成骨主要见于四肢长骨、躯干骨等，主要过程分为3个步骤：软骨雏形形成、骨干与骨骺端形成、骨髓形成（图63）。成骨细胞，它是完成骨形成过程的主要执行者，它分泌"类骨质"，一种由胶原蛋白、黏多糖等多种蛋白质组成的胶状物质，类骨质分泌后不久，钙磷等无机盐就会在其中沉积，形成坚硬的羟磷灰石结晶，从而使骨骼既有强度，又有韧性。另外，颅骨、颞骨、额骨、锁骨、下颌骨等扁骨和不规则骨则是以另一种方式——膜内成骨方式形成。

二、骨形成减少会引起什么结果

骨骼中有两种细胞——成骨细胞和破骨细胞，不断完成骨组织"存入"（骨形成）和"取出"（骨吸收）的有序过程，维持骨骼力学性能和结构的完整性（图64）。破骨细胞分泌酸性物质和酶类，在骨表面吸收骨质，形成吸收陷窝，而成骨细胞分泌富含蛋白质的骨基质，使类骨质矿化，填充陷窝。正常情况两种细胞作用保持平衡，骨量维持稳定。年龄增长、内分泌系统改变等原因使破骨细胞活性增加，而成骨细胞活性相对不足，骨形成减少会造成骨量丢失，最终导致骨质疏松症、骨折风险增加。

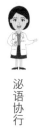
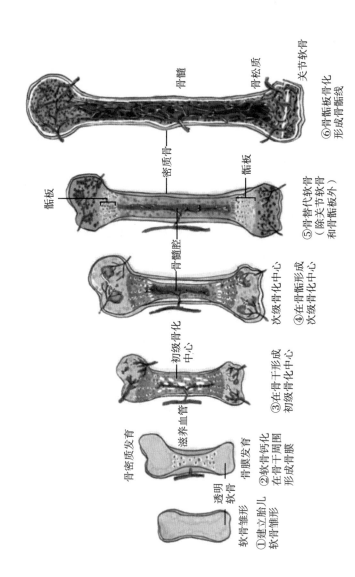

图 63　软骨内成骨过程示意

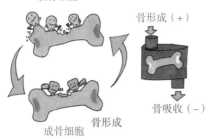

图64　成骨细胞和破骨细胞维持骨质示意

三、促进骨形成会有哪些重要的意义

骨质疏松症是与衰老相关的骨骼疾病，以骨强度下降和骨折风险增加为特征。随着我国人口快速老龄化，骨质疏松及其引发的骨折已成为公众健康问题。骨质疏松性骨折可引起多重并发症，显著增加患者病残率、死亡率和医疗花费。预计到2050年，我国60岁以上老年人将占总人口数的30%以上，骨质疏松性骨折将达每年599万例次，治疗费用将高达1630亿元。

采用促进骨骼形成的药物治疗，不仅能够有效增加骨质疏松症患者的骨形成，增加骨密度，提高骨量，而且对于降低骨折风险，具有重要的临床意义。

四、怎样才能促进骨骼的合成代谢以增加骨量

调整生活方式、药物治疗对于促进骨骼形成有益。

1. 调整生活方式

（1）足量钙、低盐饮食、适量蛋白质和富含维生素的膳食。我们知道身体里99%的钙都储存在骨头和牙齿中，进食富含钙的食物，包括牛奶、奶制品、豆制品、虾皮和

深色蔬菜，有助于获得理想的峰值骨量。蛋白质是合成骨有机质的重要原料，适量摄入蛋白质有助于骨骼健康。维生素K和维生素D有利于骨骼矿盐沉积，肉类、家禽、奶酪、鸡蛋和黄油等食物中富含维生素K_2，可适当摄入。适量补充鲑鱼、金枪鱼、动物肝脏、蛋黄等食物有利于增加人体维生素D水平。

（2）适量光照：人体维生素D主要由皮肤合成。正如很多人都知道，要多晒太阳，这是因为阳光中的紫外线能促进皮肤合成维生素D，建议上午11点到下午3点间晒太阳，且应尽可能多地使皮肤拥抱阳光。

（3）规律运动：研究发现，运动有利于骨骼形成，改善机体平衡能力等，减少跌倒风险。适合的运动包括有氧运动以及抗阻运动。有氧运动主要包括步行、慢跑和太极等，抗阻运动主要包括游泳等。运动应因人而异，量力而行，循序渐进、持之以恒。老年人进行锻炼要注意安全，在医生指导下开展合适的运动。

2. 促进骨形成的药物有哪些

上述生活方式改变具有一定的保护骨骼作用，但药物治疗具有更强的促进骨骼合成代谢的作用，有效的促骨形成药物主要包括：甲状旁腺激素类似物特立帕肽、甲状旁腺激素相关肽类似物阿巴洛肽、硬骨抑素单抗Romosozumab等。我国目前已上市的药物是特立帕肽。

甲状旁腺激素可调节骨转换、肾小管及肠道对钙磷的重吸收，在钙稳态调节中发挥重要作用。小剂量间歇使用甲状旁腺激素氨基端1～34片段——特立帕肽治疗，能够显著增加成骨细胞活性，改善骨微结构，增加骨密度，降低椎体及非椎体骨折风险。特立帕肽是治疗骨质疏松症的有效药物，尤其适用于骨折高风险及极高风险的骨质疏松

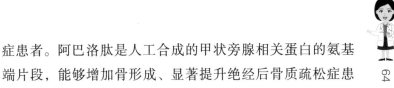

症患者。阿巴洛肽是人工合成的甲状旁腺相关蛋白的氨基端片段，能够增加骨形成、显著提升绝经后骨质疏松症患者的骨密度、降低非椎体骨折及临床骨折的风险。硬骨抑素主要由骨细胞产生，能够抑制成骨细胞分化和功能，减少骨形成。Romosozumab是人源化的硬骨抑素单克隆抗体，通过靶向抑制硬骨抑素，增加成骨细胞活性，发挥促进骨形成、抑制骨吸收的双重作用，增加绝经后女性腰椎、全髋和股骨颈骨密度。

由此可见，尽管时光难以倒流，衰老是生命的必然归宿，骨质疏松症是中老年人群面临的严重健康挑战，但是除了泌语协行微信平台介绍的骨吸收抑制剂，目前骨形成促进剂也取得了长足进展。建议广大的骨质疏松症病友在医生的指导下，尽早诊断骨质疏松症，并接受强有效的抗骨质疏松药物治疗，这样能够激发骨骼的潜能，促进骨量增长，降低骨折风险。

万物生长、欣欣向荣，我们的骨量也是能够有效增长的。广大的病友们，让我们充满信心、共同努力，一起呵护骨骼健康，拥抱幸福生活！

（郑文彬　李　梅）

参 考 文 献

［1］中华医学会骨质疏松和骨矿盐疾病分会. 原发性骨质疏松症诊疗指南（2017版）［J］. 中华骨质疏松和骨矿盐疾病杂志，2017，10：413-444.

［2］中华医学会骨质疏松和骨矿盐疾病分会. 男性骨质疏松症诊疗指南［J］. 中华骨质疏松和骨矿盐疾病杂志，2020，13（5）：381-395.

［3］SI L, WINZENBERG T M, JIANG Q, et al. Projection of osteoporosis related fractures and costs in China：2010-2050［J］. Osteo-

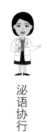

poros Int，2015，26（7）：1929-1937.

［4］中华人民共和国国家统计局. 中国统计年鉴［M］. 北京：中国统计出版社，2015.

［5］孟迅吾，周学瀛. 协和代谢性骨病学［M］. 北京：中国协和医科大学出版社，2021.

65 解析补钙小秘诀

钙是重要的营养素，对骨质疏松症等疾病的防治有益。然而，很多病友对补钙存在困惑，可以饮食补钙吗？选择哪种钙剂好？补多少钙剂合适？怎样才能提高钙的吸收与利用率？让我们为大家一一解析。

一、哪些食物含有丰富的钙

日常生活中的很多食物都有丰富的钙，我们称之为膳食钙，钙的来源除了大家所熟知的牛奶、奶酪、豆腐等乳制品、豆制品以外，深绿色蔬菜、橙子、坚果、鱼类等也含有丰富的钙（表24）。当膳食钙摄入无法满足个体需求时，则需要通过服用专门的钙补充剂以满足每日钙摄入。通常认为钙补充剂的吸收效力和膳食钙大致相当，但是钙补充剂可能存在比膳食钙稍多的不良反应，如便秘等胃肠道症状。另外，补充过量也可能增加肾结石风险等。

表24 不同类型食物所对应的钙含量

食物种类（每100g）	钙含量（mg）
纯牛奶（全脂，代表值）	107
酸奶（全脂，代表值）	128
豆腐（代表值）	78
杏仁	97
橙子	20

二、每天补多少钙合适

骨骼是人体最大的钙库，当钙剂摄入不足时，机体处于负钙平衡，会导致骨质疏松症的风险增加。因此，我们要保证钙的"收支平衡"，以减少骨质疏松症等疾病的风险。

不同人群的钙需要量不同，与年龄、生理状态及机体代谢相关。按中国营养学会制订的《中国居民膳食营养素参考摄入量（2018版）》，18～50岁的成人推荐摄入钙量（指元素钙或纯钙量）为800mg/d，50岁以上人群推荐钙摄入量为1000mg/d。另外，孕中晚期女性、绝经后女性、18岁以下青少年的日均钙摄入量为1000～1200mg。若存在如慢性肾功能不全、骨质疏松症等影响骨代谢的疾病，钙的摄入量会酌情改变。

补钙并非多多益善，当人体长期钙摄入量或补充量过多时，尿钙排出量可能增加，此时肾结石的风险有所增加。因此，建议每日摄入总钙量不超过2000mg。

三、怎样补钙才好

通常我们建议重视膳食钙摄入，尽量从饮食当中获得足够的钙，当膳食钙摄入不足时考虑通过钙补充剂补钙。

到底补充哪种钙剂为宜？常见钙剂包括碳酸钙、枸橼酸钙、乳酸钙、葡萄糖酸钙、氨基酸螯合钙等，这些钙剂的吸收率不同，其中，碳酸钙和枸橼酸钙较为常用，对于多数人而言，二者吸收率相似，但对于特殊人群，可能需要选择某种钙补充剂。碳酸钙于胃酸高时吸收好，因此建议随餐服用。对于胃酸不足的患者，包括胃酸分泌不足，或使用影响胃酸分泌的药物（如奥美拉唑、雷贝拉唑、雷

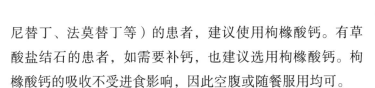

尼替丁、法莫替丁等）的患者，建议使用枸橼酸钙。有草酸盐结石的患者，如需要补钙，也建议选用枸橼酸钙。枸橼酸钙的吸收不受进食影响，因此空腹或随餐服用均可。

需注意，当元素钙含量超过500mg时，建议分次服用，可增加钙的吸收率。此外，钙剂会干扰铁剂和甲状腺激素的吸收，故补铁或服用甲状腺激素，如左甲状腺素钠的患者，不要同时服用钙剂，建议相隔2～4小时。

另外，不同钙补充剂中元素钙的含量不同，因此，使用钙补充剂前要了解所选钙补充剂的含钙量。例如，1片碳酸钙质量为750mg，其中元素钙的含量为300mg（即含钙量为40%），假定每日目标摄入钙为1000mg，食物钙摄入通常约400mg，则我们需要每日摄入2片碳酸钙才能保证总共1000mg的钙摄入量（表22）。

四、如何才能提高钙的利用率

如何才能提高钙的吸收与利用？我们首先要了解影响钙吸收利用的因素。

钙的吸收利用中，维生素D发挥重要作用，经肝脏和肾脏活化的维生素D，即活性维生素D，能够增加肠道及肾脏对钙的吸收与利用，因此补钙的同时，需注意适当增加日晒，必要时补充维生素D或活性维生素D制剂。此外，蛋白质与脂肪的摄入也十分重要，蛋白质可刺激胃酸分泌，有利于钙的吸收；维生素D是脂溶性维生素，脂肪的摄入有利于维生素D的吸收。而咖啡及茶的摄入会减少肠道对钙的吸收，过多的钠盐摄入会增加肾脏对钙的排泄，导致钙丢失。

因此，我们需要保证充足的元素钙摄入，饮食或钙剂补充均可，同时，我们需要保证充足的日晒、适量的蛋白质和脂肪的摄入、低盐饮食，避免大量咖啡、浓茶的摄入。当存在自身维生素D合成不足时，还需要同时补充维生素D或活性维生素D制剂，以促进钙的吸收利用。让我们科学补钙，一起拥有健康骨骼。

（柳 婧 邢小平）

参 考 文 献

［1］常继乐，王宇. 中国居民营养与健康状况监测2010—2013年综合报告［M］. 北京：北京大学医学出版社，2016.

［2］中国居民膳食营养素摄入量（http：//www.gov.cn/wjw/yingyang/wsbz.shtml）.

［3］中国医学会骨质疏松和骨矿盐疾病分会. 原发性骨质疏松症诊疗指南（2017）［J］. 中华骨质疏松和骨矿盐疾病杂志，2019，25（3）：281-309.

［4］杨月欣. 中国食物成分表标准版. 6版. 第1册＋第2册［M］. 北京：北京大学医学出版社，2020.

66 对于骨健康，咖啡尚能饮一杯吗

早在15世纪，咖啡便被引入欧洲。现如今，这种富有特殊气味的饮品也在中国广受欢迎，甚至成为许许多多上班族的"鸡血"。喝咖啡可以对我们人体的许多脏器功能产生影响，其中包括骨骼肌肉系统。早期基于大规模人群的研究发现，喝咖啡可能增加骨质疏松发生风险，而咖啡中的咖啡因被认定为其"罪魁祸首"。公认的机制是咖啡因可导致钙质经肾脏排泄增加，引起骨骼中钙质不足，即骨骼合成原料缺乏而导致骨质疏松，甚至引发骨折。但我们都知道，咖啡中还含有众多对身体有益的成分，喝咖啡是不是就一定不利于骨骼健康呢？怎么喝咖啡才是最合理的呢？

一、咖啡与咖啡因

除了咖啡因之外，咖啡中还含有超过1000种不同的化学成分，包括碳水化合物、脂质、含氮化合物、维生素、矿物质、生物碱和酚类物质等。不同种类和烘培方式的咖啡中咖啡因的含量有所不同（表25）。其他饮品中，包括茶叶、可乐、功能饮料等也有不同含量的咖啡因，但对于成年人来说，咖啡是咖啡因的主要来源。

表25　不同种类和烘焙方式的咖啡所含咖啡因含量

咖啡	一份的量（fl.oz）	咖啡因（每份毫克量mg）
滴滤咖啡	8	95～330
现煮低咖啡	8	3～12
速溶咖啡	8	160
浓缩咖啡	1	50～150

注：1fl.oz约等于29ml。

二、咖啡到底如何影响骨骼

1. 咖啡中不同成分对骨骼的影响

骨质疏松症的发生机制非常复杂。简单来讲，正常骨骼的形成过程中存在着一个微妙而稳定的平衡，当平衡被打破时，就可能出现骨质流失和骨质疏松。部分研究证实，高剂量的咖啡因不仅会抑制骨骼形成，还会影响骨骼的愈合，从而增加骨质疏松和骨折的发生风险。但有趣的是，另有研究证实，低、中剂量的咖啡因摄入反而可以促进骨骼形成，提高骨骼密度，增加骨骼强度。咖啡中的其他成分也可以对骨骼产生不同的影响。因此，我们可以认为，咖啡的摄入量和组成成分的不同，对骨骼的影响也不尽相同（表26）。

表26　咖啡中的成分对骨骼的影响

咖啡的成分	对骨骼的影响
咖啡因	加速尿钙排泄，骨钙流失
葫芦巴碱 咖啡酸	雌激素抵抗，降低松质骨量
绿原酸 香草酸	植物雌激素活性，保护骨骼

2. 咖啡对骨密度的影响

使用双能X线测定的骨密度（BMD）数值是诊断骨质疏松症的标准。其中我们最关注的便是股骨颈和腰椎这两个部位的骨密度。瑞典的一项长达21年的观察研究发现，在61 400余名40岁以上的女性中，每天饮用4杯（平均177ml/杯）或以上咖啡的女性与每天饮用1杯或更少咖啡的女性相比，椎体的骨密度平均低4%，股骨颈的骨密度平均低2%。提示长期饮用每天4杯以上的咖啡会对骨密度造成不良影响。

但是，近期在中国香港开展了一项针对7000余人的研究却发现，咖啡摄入量与腰椎骨密度和股骨颈骨密度均呈正相关。韩国的一项针对4066名绝经后女性的研究也发现了类似的结果。在进一步探索咖啡到底如何对骨密度产生影响的研究中，香港学者发现了11种已知代谢产物与咖啡摄入有关，其中6种与咖啡因的代谢有关。虽然我们无法从以上的研究中得出喝咖啡一定对骨密度存在好处的结论，但可以合理认为，咖啡中存在改善骨密度的有益物质，而从咖啡中提取这些物质或许可以作为我们骨骼的日常健康补充剂。

3. 咖啡对骨折的影响

骨折是骨质疏松症最严重的并发症，其中以髋部骨折危害最大，严重影响人们的生活质量，甚至可能加速死亡。新加坡学者在63 000名年龄45～74岁的健康人群中开展研究，探索每日咖啡摄入量与髋部骨折发生风险的相关性，经过平均16.7年的观察发现，每天喝4杯或更多咖啡的人发生髋部骨折的风险是每天只喝1杯或不喝咖啡的人的1.32倍（男性1.46倍，女性1.33倍）。但是，在绝经后女性中则发现，相较于每天只喝1杯或不喝咖啡的人，每天喝

2～3杯咖啡的人发生髋部骨折的风险下降12%，但每天喝4杯或更多咖啡的人则升高33%。因此，较高的咖啡摄入量（4杯以上）可以增加髋部骨折风险，而中等剂量的咖啡摄入（200～300mg咖啡因）则可能反而降低髋部骨折风险。但是，在上文中提到的瑞典研究中，并没有发现咖啡摄入量与髋部骨折或者任何部位骨折存在关联。所以，我们只能初步判定，较多的咖啡摄入可能对绝经后的女性危害较大。

4. 保护骨骼健康，科学摄入咖啡

到底每天喝多少咖啡对骨骼健康是有益的？因为不同的研究结论并不一致，目前仍然没有统一的结论。但是，通过上文的研究，我们可以初步认为，每天超过300mg的咖啡因（3杯以上的咖啡）摄入，会增加绝经后女性的骨折风险，因此，需要提醒您或者您的亲友注意，如果已经绝经，并且还有长期喝咖啡的习惯，每日咖啡因的摄入量要控制在300mg以内。但需要大家明确并且重视的是，引起骨质疏松症的原因众多，除了控制咖啡摄入之外，其他的生活方式改善同样重要，包括戒烟、限酒、营养均衡等。摄入其他含有咖啡因的饮品也是同样的道理，这里我们也列举一些饮品的咖啡因含量供大家参考。除对骨骼的影响之外，大量的咖啡摄入也会引起其他的健康问题，包括胃食管反流、焦虑、头痛、失眠等。

因此，总结来讲，咖啡香醇，但请适量饮用。

（金晨曦　贾觉睿智）

参 考 文 献

［1］2012 USFDA report on caffeinated food and CBs Somogyi, L. P. （2012）.

[2] YIN-PAN CHAU, PHILIP C M AU, GLORIA H Y LI, et al. Serum Metabolome of Coffee Consumption and its Association With Bone Mineral Density: The Hong Kong Osteoporosis Study [J]. J Clin Endocrinol Metab, 2020, 105 (3): dgz210.

[3] DAI Z, JIN A, SOH A Z, et al. Coffee and tea drinking in relation to risk of hip fracture in the Singapore Chinese Health Study [J]. Bone, 2018, 112: 51-57.

[4] ONZALEZ DE MEJIA E, RAMIREZ-MARES M V. Impact of caffeine and coffee on our health [J]. Trends Endocrinol Metab, 2014, 25 (10): 489-492.

[5] RATAJCZAK A E, SZYMCZAK-TOMCZAK A, ZAWADA A, et al. Does Drinking Coffee and Tea Affect Bone Metabolism in Patients with Inflammatory Bowel Diseases? [J]. Nutrients, 2021, 13 (1): 216.

67 骨质疏松的患者适合做哪些运动

　　骨质疏松症是非常常见的骨骼疾病。随着中国人口老龄化进程加速，骨质疏松症的发病率越来越高。目前中国40岁以上男性人群骨质疏松发病率为5.0%，而女性则高达20.6%。尽管运动被广泛推荐为降低骨质疏松风险的主要预防策略之一，不少骨质疏松症患者因为害怕骨折而不敢去运动。这是一个误区。适度的体力活动不仅不会加重病情，还对老年人预防和管理慢性病有显著的益处。

一、运动对骨质疏松症患者的益处

　　（1）增加肌肉力量，预防跌倒。

　　（2）减缓骨骼老化速度，改善或维持骨量。

　　（3）改善骨质疏松患者的身体功能。

　　（4）提升生活质量，减轻疼痛，提高生活活力。

二、推荐的运动强度和频率

　　运动过程中产生的机械应力会引起骨组织的一定变形，机械应力转化为一种信号，刺激成骨细胞和骨细胞的活动，最终增加骨密度，提升骨骼质量、强度和机械性能。研究表明，经常运动的人的骨形成率要高于不运动的人。推荐骨质疏松患者依据个人的生活习惯选择适合自己的运动形式，在运动强度方面，在不引起自身疼痛和疲劳的前提下，以心率升高到不超过本人最高心率的70%～85%的强度作为标准。在运动时间方面，也没有统一的标准，根据个人的运动项目强度进行协调。推荐每周进行150～300分钟中等强度的身体活动，或相当量（75～150分钟）的高强度活动。运动强度较大时，可酌情缩短运动时间，防止过度疲劳。那么骨质疏松患者可以进行哪些运动项目的选择呢？接下来将为大家推荐一些适合骨质疏松患者的运动方式。

三、推荐的运动项目

1. 有氧运动

是一种以有氧代谢提供运动中所需能量的运动方式。推荐骨质疏松患者进行的有氧运动项目包括：散步、爬楼梯、慢跑、骑自行车等。

有氧运动最常见的一种形式就是散步。这种运动很受老年人的欢迎，因为其成本低，易于实施，可在室内或室外进行。同时电子计步器的广泛使用也促进了步行运动的普及。单独的步行运动并不会增加骨密度，但能延缓骨质流失速度。同时，步行能够增强背部、臀部和腿部的肌肉力量。推荐每天至少走30分钟。

骑自行车（家用固定）能帮助老年人改善肌肉力量和功能，增强全身耐力，提高步行速度。推荐每周骑自行车3～4次，每次40～60分钟。

2. 抗阻和力量训练

抗阻运动指的是肌肉在克服外来阻力时进行的主动运动。目的是增强肌肉强度、力量、耐力和质量。推荐的项目如举哑铃，每周进行3～5次，每次30～60分钟。上肢肌肉锻炼：屈肘，屈腕，肱三头肌伸展，前臂旋前和旋后；背部伸展练习：负重背包，压腿，卧推，躯干伸展；下肢肌肉锻炼：负重下蹲，后蹲，压腿，臀部伸展，臀部内收，膝盖伸屈。以上项目推荐每周2～3次，运动2～3组，重复8～12次，每次45～70分钟。

此类运动项目强度相对较大，易出现急性运动损伤，因此更适合具备一定运动基础的人或在监督下进行。

3. 平衡和灵活性练习

一种锻炼身体平衡能力的运动，能够预防老年人跌倒，降低骨折风险。推荐的运动为太极拳。打太极可以提高平衡感、肌肉力量和柔韧性，减少老年人跌倒；长期的太极运动可以减少骨密度的流失，并降低骨折的风险。推荐每周进行2次，每次1小时。为了有效达到强健骨骼的作用，建议至少持续12个月。中华医学会骨质疏松和骨矿盐疾病分会推荐的健骨操（http：//www.nhc.gov.cn/jkj/s10863/201507/0aa10a9b76b54711a8cbee 76b06797ff.shtml），可以作为骨质疏松和中老年人的日常活动的锻炼项目之一。瑜伽也被视为一种平衡运动形式。瑜伽运动能够改善老年人的睡眠质量、肌肉力量和整体健康状况。

4. 多元运动

多元运动包括不同运动的组合（有氧运动、抗阻运动和平衡运动），其目的是增加或维持骨量，可在家或社区环境进行。建议老年人做多元运动，以有氧运动结合抗阻运动为主。包括负重活动、平衡训练、慢跑、低冲击负荷、肌肉力量和模拟功能性任务等。

四、骨质疏松患者制订运动方案应遵循的原则

1. 个体化

运动的过程要讲究量力而行。应结合自身的实际情况科学合理地选择运动项目和运动强度，才会达到最好的效果。

2. 循序渐进

运动的负荷量需要超过日常体力活动的负荷，当骨骼开始适应既定负荷刺激后，应循序渐进地增加运动负荷。

3. 持之以恒

长期坚持锻炼对骨骼和肌肉的益处才能显现，短期的运动对骨密度和肌肉力量的提升作用不显著，且运动所产生的积极效应会随运动的停止而逐渐消失。

4. 自我监测

运动过程中需做好自我防护，避免摔跤骨折等。同时，需进行血压、呼吸和脉搏等多项指标的监测，并咨询医生，以更好地调整运动方案。

运动是预防和管理骨质疏松症的重要策略之一。合理适当的运动能够提升骨质疏松患者的骨密度，增强肌力，预防跌倒。以上运动项目的推荐，旨在帮助骨质疏松患者初步了解可选择的运动方式，从而更好地改善骨质疏松症状。需要强调的是在实际运动中，应根据自身的身体状态拟定合适的运动方案，并量力而行。对于骨折的患者，应采取谨慎的策略和有针对性的锻炼方法。同时注意避免进行可能导致严重伤害的冲击运动和过度运动。

总而言之，合理的运动、良好的生活方式加积极的心态，并在内分泌科医生指导下正确使用抗骨质疏松药物，骨质疏松患者就有希望改善骨密度，获得健康的骨骼。

（林小云　池　玥）

参 考 文 献

［1］CHEN L R，HOU P H，CHEN K H. Nutritional Support and Physical Modalities for People with Osteoporosis：Current Opinion［J］. Nutrients，2019，11（12）：2848.

［2］ECKSTROM E，NEUKAM S，KALIN L，et al．Physical Activity and Healthy Aging［J］．Clin Geriatr Med，2020，36（4）：671-683．

［3］BENEDETTI M G，FURLINI G，ZATI A，et al．The Effectiveness of Physical Exercise on Bone Density in Osteoporotic Patients［J］．Biomed Res Int，2018，2018：4840531．

［4］中国营养学会骨营养与健康分会，中华医学会骨质疏松和骨矿盐疾病分会．原发性骨质疏松症患者的营养和运动管理专家共识［J］．中华骨质疏松和骨矿盐疾病杂志，2020，13（5）：396-410．

［5］邹军，章岚，任弘，等．运动防治骨质疏松专家共识［J］．中国骨质疏松杂志，2015，21（11）：1291-1302．

68 您知晓男性也会遭遇骨质疏松症吗

小时候，父亲是我们的一片天，用强大的身躯为我们遮风挡雨，撑起一片天；岁月荏苒，我们一天天长大，而父亲却在慢慢变老。这个曾经拥有高大的身躯的男人逐渐变得瘦小，曾经挺拔的脊背也逐渐弯曲，在感慨时光催人老的同时，可千万要警惕我们的父亲是否患上了一种十分常见的骨骼疾病——男性骨质疏松症。

一、什么是男性骨质疏松症

如果把我们骨骼组织比作一座"大厦"的话，骨骼胶原蛋白和矿物质就好比"钢筋"和"水泥"，其数量的充足和质量的上乘保证骨骼既具备弹性和韧性，又兼顾强度和硬度。然而，随着年龄的增长以及其他不良因素，骨骼的"钢筋水泥"遭受数量流失、质量变差，骨骼强度下降，昔日的"堡垒"变得不再坚固，医学上即称为骨质疏松症。这种状态下，骨骼变得脆弱，一旦遭受轻微外力，就很有可能引发灾难性"崩塌事件"，即骨质疏松性骨折。

男性骨质疏松症，临床上根据病因可分为原发性和继发性。男性原发性骨质疏松症包括老年骨质疏松症（多见于60岁以上老年男性）和特发性骨质疏松症（多见于中青年男性），前者多由遗传、年龄、雄激素水平下降、生活方式等多种危险因素导致；后者病因多不明确。继发性骨质疏松症，顾名思义，往往继发于其他疾病、药物或不良生活习惯等（表27）。男性骨质疏松症患者中，30%～70%为继发性，其中又以男性性腺功能减退、糖皮质激素过量和酗酒所致更为常见。

表27　继发性骨质疏松症的病因

分类	具体疾病
内分泌/代谢病	性腺功能减退、皮质醇增多症、甲状旁腺功能亢进症、骨软化症、糖尿病（1型/2型）、甲状腺功能亢进症、肢端肥大症、生长激素缺乏、卟啉病
营养/胃肠道状态	钙缺乏、维生素D缺乏、吸收不良综合征/营养不良（包括乳糜泻、囊性纤维化、克罗恩病和胃切除或旁路手术）、慢性肝病、全胃肠外营养、酗酒、神经性厌食
药物	糖皮质激素、噻唑烷二酮类药物、抗癫痫药物、芳香化酶抑制剂、化疗/免疫抑制剂、醋酸甲羟孕酮、促性腺激素释放激素制剂、肝素、锂剂、质子泵抑制剂、选择性5-羟色胺再摄取抑制剂、甲状腺素（超生理剂量）

注：引自参考文献［1］。

二、您知晓男性骨质疏松症的患病率有多少吗

　　长久以来，骨质疏松症多被认为是女性、特别是绝经后女性的"专利"，而事实是，骨质疏松症同样危害于男性，且中国男性骨质疏松症患者并不在少数。2018年，国家卫生健康委发布的我国首个骨质疏松症流行病学调查结果显示，40～49岁、50岁以上和65岁以上男性人群骨质疏松症患病率分别为2.2%、6.0%和10.7%（图65）。对比同龄女性，骨质疏松症高危人群即低骨量人群，在男性中更为普遍，40～49岁、50岁以上男性人群骨量减少患病率分别高达34.4%和46.9%。随着社会老龄化加剧、城市化进程加快和不健康生活方式的广泛流行，上述患病率仍将不断攀升。

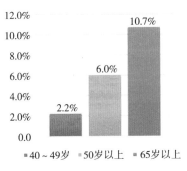

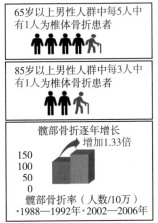

65岁以上男性人群中每5人中
有1人为椎体骨折患者

85岁以上男性人群中每3人中
有1人为椎体骨折患者

髋部骨折逐年增长
增加1.33倍

髋部骨折率（人数/10万）
1988—1992年 2002—2006年

图65 不同年龄男性骨质疏松症患病率

三、您知晓男性骨质疏松症有哪些危害吗

男性骨质疏松症患者会出现骨骼疼痛、身高下降、弯腰驼背，乃至发生骨折，患者可因疼痛、身材改变、担心跌倒骨折等原因而出现焦虑或抑郁，患者的生活质量在一定程度上大打折扣。

骨质疏松性骨折是男性骨质疏松症最严重的后果。椎体骨折是最为常见的骨质疏松性骨折，来自上海的研究调查显示，65岁以上男性椎体骨折率达20.7%，85岁以上则高达33.3%，相当于每3～5个老年男性中，就有1人是椎体骨折患者。髋部骨折是最为严重的骨质疏松性骨折，致死、致残率高。中国50岁以上的男性人群中，髋部骨折的患病率为2.06%。髋部骨折人数增长迅速，北京地区1988—1992年男性髋部骨折发生率为97/（10万人·年）；而至2002—2006年，其发生率增加1.33倍，达129/（10万人·年）。发生骨质疏松性骨折后，患者因活动受限导致生活自理能力下降，与外界交流减少，生活质量将急剧下降。更为严重的是，骨折后长期卧床的患者容易并发肺部感染、下肢深静脉血栓形成、心肌梗死、脑卒中等不良事件，患者死亡率将大大增加。尽管男性骨质疏松性骨折的发生率不及女性，但男性患者更为"脆弱"，其死亡率是女性的2～3倍，可见，男性骨质疏松症患者需要我们的关注和用心呵护。

四、男性骨质疏松症发生原因是什么

在人的一生中，体内的骨量呈抛物线走势，在30岁左右岁达到高峰，40岁左右开始走下坡路。年轻时峰值骨量积累不足和年老后骨量流失过快是男性骨质疏松症发生的重要原因（图66）。年龄增长、男性性腺功能低下、运动不足、维生素D缺乏、钙和蛋白质摄入不足、吸烟饮酒等不良嗜好以及患有影响骨骼的疾病和使用对骨骼有害的药物等，可以加速骨量丢失，导致男性骨质疏松症的发生（图67）。

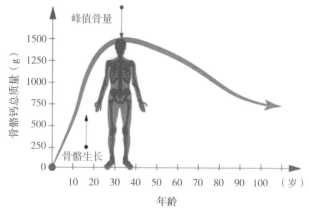

图66 男性骨量随年龄增长变化趋势

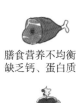
膳食营养不均衡
缺乏钙、蛋白质

咖啡摄入过多

吸烟

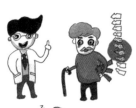

缺乏运动

日晒不足

碳酸饮料摄入过多

酗酒

图67　影响男性骨骼健康的不良生活习惯

五、患上男性骨质疏松症有哪些临床表现

男性骨质疏松症早期通常没有明显的表现，因此又被称为"寂静的疾病"，随着疾病进展，患者可出现以下临床表现。

（1）腰背疼痛或全身骨痛。

（2）脊柱变形，可出现身高变矮或者驼背。

（3）发生骨质疏松性骨折，又称脆性骨折，指在日常生活中受到轻微外力时发生的骨折。

如果您身边有男性出现上述情况，提醒他别大意，一定要及时去内分泌科进行评估，判断是否存在骨质疏松症。

六、如何评估男性骨质疏松症和脆性骨折的发生可能性

由于骨质疏松症的发生是"静悄悄的"，等到发生骨折等严重并发症后才被诊断为时已晚。早期对男性骨质疏松症和脆性骨折的发生风险进行评估，对疾病的诊断预防十

分重要。

想知道自己发生骨质疏松症的可能性？下面方式可以帮到您——搜索国际骨质疏松基金会（IOF）骨质疏松风险一分钟测试题，根据实际情况完成回答，即可得到结果，但该测试题多适用于50岁以上的男性。

已经诊断为低骨量患者（骨密度T值为−2.5 ～ −1.0），想知道自己发生脆性骨折的可能性？那么请点击下面的链接，用骨折风险工具（FRAX®）进行初步预测：https：//www.sheffield.ac.uk/FRAX/tool.aspx?country ＝ 2。如被认定为骨折高风险者，应考虑积极治疗。

七、怎么才能确诊是否为男性骨质疏松症

目前诊断男性骨质疏松症，主要基于两方面。

其一是是否发生了脆性骨折。无论骨密度测量结果如何，只要发生脆性骨折，就可诊断为骨质疏松症。脆性骨折一是通过患者的病史，二是根据拍胸腰椎侧位等骨骼X线片发现。

其二是基于骨密度检测结果。双能X线骨密度仪（DXA）测得的骨密度值是临床诊断骨质疏松症金标准。根据男性患者年龄不同，临床诊断依据的指标不同，各年龄段判断标准可见下表。如果您接受过DXA检测骨密度，根据腰椎1 ～ 4、股骨颈和全髋的骨密度结果（注意应为此3个部位的骨密度结果），对照表28可进行初步判定。

除了上述的影像学检查，必要的抽血、留尿化验用于排查男性骨质疏松症继发性病因也是非常重要的，包括血常规、红细胞沉降率（血沉）、血钙、血磷、碱性磷酸酶、25-羟维生素D等。

如果您体检发现了骨质疏松症，上述检查结果必不可

少，这样医生们才能为您制订后续更好的治疗方案和监测您的治疗疗效。

表28　DXA诊断男性骨质疏松症标准

分类	年龄≥50岁	年龄＜50岁
骨量正常	T值≥−1.0	Z值≤−2.0判断为"低于同年龄段预期范围"或低骨量
低骨量	−2.5＜T值＜−1.0	
骨质疏松	T值≤−2.5	
严重骨质疏松	T值≤−2.5＋脆性骨折	

八、男性骨质疏松症该如何预防和治疗

男性骨质疏松症的预防应从生活习惯入手，年轻人应做到饮食均衡，钙和蛋白质要吃够；阳光明媚时去享受"日光浴"，让皮肤充分合成维生素D；平时多动动，养成规律运动的好习惯；不吸烟酗酒，少喝浓茶、咖啡和碳酸饮料等，尽可能让骨骼储备足够多的骨量。如果饮食钙摄入不够或者日晒较少的人群，可按医生建议服用钙剂和维生素D进行补充。

如果已经诊断了骨质疏松症，除了调整上述生活方式、避免摔跤外，应积极前往医院就诊，在专业医生的指导下，接受强有力的抗骨质疏松症药物治疗，拯救我们的骨骼，尽可能避免骨折的发生。

目前我国国家药品监督管理局明确批准可用于男性骨质疏松症的治疗药物包括：双膦酸盐类（阿仑膦酸钠和唑来膦酸）；活性维生素D制剂（骨化三醇和阿法骨化醇）、降钙素类（鼻喷鲑降钙素和鳗鱼降钙素）；四烯甲萘醌；雄激素替代治疗（用于男性性腺功能减退症患者）。其中，口

服的阿仑膦酸钠和静脉输注的唑来膦酸均为骨吸收抑制剂，能有效增加患者的骨密度，降低骨折风险，且总体药物安全性较好，是目前临床上的一线用药。此外，欧美国家批准用于治疗男性骨质疏松症的药物还包括利塞膦酸钠、地舒单抗及甲状旁腺激素类似物（特立帕肽）。这里也要温馨提示各位看官，上述药物可不能随意服用，任何用药都需要遵循医生的建议。

综上可见，男性骨质疏松症并不少见，可能就发生在我们身边的朋友或者亲人身上。如果他们有相关的临床表现，千万提醒他们早日就诊，一旦确诊，也务必听从医嘱，坚持治疗，让骨骼重新强健起来，和骨折说再见！

（胡　静　刘　巍）

参 考 文 献

［1］中华医学会骨质疏松和骨矿盐疾病分会. 男性骨质疏松症诊疗指南［J］. 中华骨质疏松和骨矿盐疾病杂志, 2020, 13（5）: 381-395.

［2］TERESA P, FILIPPO M, LETIZIA C P, et al. MANAGEMENT OF ENDOCRINE DISEASE: Male osteoporosis: diagnosis and management -should the treatment and the target be the same as for female osteoporosis? ［J］. Eur J Endocrinol, 2020, 183（3）: R75-R93.

［3］马豆豆, 范志宏, 李梅. 男性骨质疏松症药物治疗［J］. 中华骨质疏松和骨矿盐疾病杂志, 2014, 7（4）: 369-373.

［4］BOONEN S, REGINSTER J Y, KAUFMAN J M, el at. Fracture risk and zoledronic acid therapy in men with osteoporosis［J］. N Engl J Med, 2012, 367（18）: 1714-1723.

69 解析男性骨质疏松症的秘密

一直在想，父爱是什么？是宽厚的肩膀？是温暖的目光？是深沉的话语？是坚强的支持？也许，我们一直不知道父爱是什么，就像我们不曾懂得沉默的日月星辰、高山海洋，而我们每一个人，却早已被父爱深深包围。

随着人口老龄化进程加快，骨质疏松症的患病率快速攀升，骨质疏松症不仅威胁女性健康，也正在成为中老年男性的常见疾病。

时光流逝的过程中，我们的骨骼就像干枯的树枝，变得疏松脆弱，轻微外力下便容易折断，此时，骨质疏松症、骨质疏松性骨折已悄然来袭。骨质疏松症是骨强度下降，骨折危险性增加的代谢性骨骼疾病，其引发的骨质疏松性骨折等多重并发症不仅严重威胁我们的健康和预期寿命，也给家庭和社会带来沉重的经济负担。

不少中老年朋友认为骨质疏松症是绝经后以及老年女性所特有的疾病，与男性关系不大，很少有男性病友因骨质疏松症而主动到医院就诊的，然而，并非如此。

前段时间小王的爸爸下雨天出门，不小心滑倒，左手撑地，出现左腕部剧烈肿胀、疼痛，左手活动受限，医生检查完骨骼X线片，确定小王的爸爸发生了左桡骨远端骨折，进一步的骨密度检查提示小王的爸爸患上了骨质疏松症。小王非常着急，一向身体强壮的爸爸怎么会得了骨质疏松症，医生还说是重度，到底该怎么治疗爸爸的骨质疏松症呢？

据中国疾病预防控制中心与中华医学会骨质疏松和骨

矿盐疾病分会共同完成的全国大型流行病学调查显示，我国50岁以上男性骨质疏松症患病率为6.0%，而需要开始进行疾病预防的早期阶段——骨量减少，其患病率高达46.9%，按照我国人口总数和男女比例估算，我国50岁以上男性中骨质疏松症患者人数大约有1400万，而骨量减少的患者人数逾1亿。

可见，尽管男性骨质疏松症患病率低于女性，但其也是中老年人群的常见疾病。而长期以来，男性骨质疏松症常被忽视，疾病的诊断率和治疗率亟待提高，开展深入的疾病机制、诊断、防治相关研究，刻不容缓。

男性骨质疏松症该如何发现与诊断？建议中老年男性注意自己是否有骨骼疼痛、轻微外力下骨折、身高变矮等症状，如果有上述症状，建议前往医院内分泌科、骨质疏松科、骨科或老年科等科室就诊，进一步行男性骨质疏松症相关检查。

目前50岁以上男性骨质疏松症的诊断标准主要包括两个方面：一是根据脆性骨折史判定；二是根据骨密度测量结果判定。一旦发生轻微外力下骨折，即可诊断骨质疏松症。基于骨密度诊断骨质疏松症的标准为：与同性别年轻人骨密度均值比较，计算的骨密度T值≥-1.0为正常；T值介于-2.5至-1.0之间为骨量减少；T值≤-2.5为骨质疏松症；T值符合骨质疏松症诊断标准、并伴有一处或多处脆性骨折史为严重骨质疏松症。对于50岁以下男性，推荐使用与同龄人骨密度均值比较计算的Z值，将骨密度Z值≤-2.0诊断为低骨量。目前建议采用双能X线骨密度仪（DXA）测量的脊柱、股骨近端或桡骨远端部位的骨密度测量值为诊断依据。

由于男性骨质疏松患者中，因疾病或药物等引发的继发性骨质疏松症相对较为常见，因此医生还会安排进行血钙、磷、骨转换生化指标、肝肾功能、甲状旁腺激素、25（OH）D、雄激素、肿瘤标志物等检查，以及骨骼X线片，必要时行骨扫描等影像学检查，以进一步寻找骨质疏松症的可能原因。

小王的爸爸前往北京协和医院内分泌科和骨科，经过进一步的血液和影像学检查，确诊为重度原发性骨质疏松症，合并桡骨远端脆性骨折。到底该如何治疗呢？医生制订了下列周密的治疗方案。

（1）医生建议调整生活方式：如戒烟、限酒，增加体育锻炼，加强阳光照射，均衡膳食。医生还特别强调，避免跌倒很重要。

（2）医生建议给予基础药物治疗：即补充钙剂和维生素D，50岁及以上患者，建议补充元素钙1000～1200mg/d，维生素D 800～1200IU/d。

（3）最为重要的是，医生建议使用有效的抗骨质疏松药物治疗。目前有效的抗骨质疏松药物主要包括抑制骨吸收的药物和促进骨形成的药物，以增加患者的骨密度，降低骨折风险。我国目前批准用于男性骨质疏松症治疗的药物有阿仑膦酸钠、唑来膦酸，国外批准治疗男性骨质疏松的药物还有地舒单抗、甲状旁腺激素氨基端1-34片段等药物。

（4）此外，男性患者是否需要补充雄激素治疗呢？如果患有性腺功能减退的男性，即雄激素水平减低的患者，在没有雄激素治疗禁忌证时，可在内分泌科医生指导下，酌情补充雄激素治疗。对于老年性腺功能减退的患者，需要在医生指导下，充分考虑雄激素治疗的风险与获益，再决定是否进行雄激素补充治疗。然而，对于性腺功能正常的男性，则不建议补充雄激素进行治疗。

（5）医生还建议坚持治疗、定期评估药物疗效，非常重要。

小王的爸爸首先在骨科医生的帮助下，接受了桡骨远端骨折的内固定手术治疗，术后两周，在内分泌科医生帮助下开始了每年一次的静脉双膦酸盐类药物治疗，同时每天补充钙剂及维生素D，坚持锻炼，并且按照医生的嘱托，定期完成血液和骨密度检查，明确药物疗效，目前病情逐渐好转。

与女性一样，骨质疏松症同样是威胁中老年男性健康的常见骨骼疾病，让我们了解男性骨质疏松症的相关知识，尽早进行疾病的诊断和治疗，一起守护父亲们的骨骼健康。

（李　梅）

参 考 文 献

［1］中华医学会骨质疏松和骨矿盐疾病分会. 男性骨质疏松症诊疗指南［J］. 中华骨质疏松和骨矿盐疾病杂志，2020，13（5）：381-395.

70 老年人如何避开生活中引发跌倒的"雷"

随着人口老龄化日趋严重，预防老年人跌倒及其引发的危害，越来越受到关注。老年人肌力下降、平衡能力减弱，跌倒的风险明显增加。老年人容易罹患骨质疏松症，跌倒可能引发脆性骨折，导致急性心脑血管事件、疼痛、活动能力下降、生活质量降低等一系列并发症，危害严重。研究表明，近1/3的跌倒发生在居家环境中，提高老年人的居家安全意识，减少跌倒的发生，具有重要意义。

大多数老年人常不重视跌倒的危险因素，导致跌倒反复发生。一位69岁的老大爷，长期腿疼、走路不稳，一直未重视。后来患者在家里活动时不小心跌倒，送医后诊断为左股骨颈骨折、重度骨质疏松症。类似情况在老年人中屡见不鲜。其实，广大老年朋友们需要提高对跌倒风险的认识，积极预防跌倒的发生，以减少此类不良事件发生后所带来的损伤。

一、引发跌倒的危险因素有哪些

（1）年龄＞65岁者。

（2）曾经发生跌倒史。

（3）存在全身无力、头晕、头痛、高血压、直立性低血压、步态不稳、行动不便、骨骼疾病。

（4）高龄、使用助行器者。

（5）身体功能下降、日常活动受限、生活条件不佳者。

（6）接受下列药物治疗：抗精神疾病药物、镇静/催眠药物、抗抑郁药、降压药、降糖药、利尿药等。

（7）视力缺陷者：视物模糊、视野缺损。

（8）电解质或糖代谢紊乱：低钾血症、低钠血症、低血糖等。

二、跌倒的危害有哪些

跌倒的危害见图68。

跌倒是什么？

跌倒是指突发、不自主的，非故意的体位改变，倒在地上或更低的平面上。

发生跌倒后有哪些危害呢？

外伤　　　　骨折　　　　颅内出血　　　加重病情；住院天数
　　　　　　　　　　　　　　　　　　　延长；住院费用增加

图68　跌倒的危害示意

跌倒的危险因素很多，隐藏于我们日常生活的多个方面。哪些环境因素容易引发跌倒呢？我们仔细梳理一下。

（1）床周围。

（2）卫生间。

（3）楼梯间。

（4）路况较差的街道、斜坡。

（5）夜间出行。

（6）陌生的环境。

三、如何家居改造，预防跌倒

由于近1/3的跌倒发生在居家环境中，我们对居家环境进行仔细的检查和必要的改造，扫除引发跌倒的雷区，对于减少跌倒引发的不良事件，具有关键作用。

（1）把容易绊倒老年人的小家具放到安全的地方。

（2）把接线板、网线、电线等固定到墙上，尽量不要团在地面，保持地面整洁。

（3）建议不使用不平整的地毯。

（4）尽量不使用带轮的家具。

（5）不要在家里堆放过多杂物。

（6）保持居家环境灯光明亮。

（7）厨房整齐有序，常用物品保证触手可及，尽量不要在需要垫脚、甚至爬梯子的顶柜中放日常必需物品。

（8）浴室门口及浴室内使用防滑垫，洗澡时穿防滑鞋。在马桶、淋浴处加装扶手，便于老人起身时扶持站稳。准备淋浴凳，老人洗浴时，保持平稳的坐位。

（9）老人居住房间离卫生间要近。

除了环境因素，建议老年人的衣裤要合身，鞋子要轻便、合脚、防滑。

四、怎样自我防护，降低跌倒风险

老年人在日常活动中，要重视细节，加强自我防护意识，牢记起身三部曲，以降低跌倒发生风险。

3个30秒：起床前要先平躺30秒，缓慢坐起稍停顿30秒，匀速站起稍等待30秒，然后再进行活动。

如果起床动作过快，容易导致脑供血不足，出现眩晕。而引发跌倒，而"三部曲"帮助我们老年人起到了缓冲的作用，以保证活动第一步的安全。此外，给老年人如下建议。

（1）每周至少锻炼150分钟，每次10分钟或以上。

（2）在医生及护士指导下，加强平衡训练和力量练习。

（3）加强户外锻炼，增加阳光照射，促进维生素D的合成。

（4）建议及时就诊，明确是否存在肌少症、骨质疏松症，在医生和护士指导下，接受有效的药物治疗。

（5）纠正电解质紊乱，调整日常用药，减少可能引发跌倒的药物使用。

（6）建议保持平和的内心，避免遇事着急、焦躁。

莫道桑榆晚，为霞尚满天。建议老年朋友们在日常生活中注意防范跌倒，以减少跌倒引发的多重不良事件，希望老年朋友们拥有健康、平安、幸福的晚年生活！

（李　蕊　董颖越）

参考文献

［1］World Health Organization. Falls fact Sheet. 16January2018.［Internet］.［cited 2020 Feb 21］. Available from：https：//www.who.int/news-room/fact-sheets/detail/falls.

［2］The Economic Burden of Injury in BC-BC Injury Research and Prevention Unit. Original value adjusted for 2019 dollars using the Bank of Canada inflation calculator，available at：https：//www.bankofcanada.ca/rates/related/inflation-calculator/［Internet］.［cited 2020 Feb 21］. Available from：https：//www.injuryresearch.bc.ca/reports/the-economic-burden-of-injury-in-bc-2015/.

［3］REMBLAY M S，WARBURTON DER，JANSSEN I，et al. New Canadian physical activity guidelines［J］. Appl Physiol Nutr Metab Physiol Appl Nutr Metab，2011，36（1）：36-46，47-58.

［4］CSEP | SCPE［Internet］. CSEP | SCPE.［cited 2020 Feb 21］.

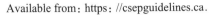

Available from：https：//csepguidelines.ca.

［5］LEE P G，JACKSON E A，RICHARDSON C R． Exercise Prescriptions in Older Adults［J］． Am Fam Physician，2017，95（7）：425–432.

［6］不列颠哥伦比亚省临床实践指南中心． 2021 BC指南：跌倒预防——社区老年人的风险评估和管理． https：//www2.gov.bc.ca/gov/content/health/practitioner-professional-resources/bc-guidelines.

71 小心隐匿的骨骼杀手——浅谈糖皮质激素与骨质疏松症

今天，29岁的小王因为长期腰背痛来到了内分泌科骨代谢门诊就诊。小王在10年前因系统性红斑狼疮开始服用大剂量泼尼松治疗。在病情控制稳定后，糖皮质激素逐渐减量，累计使用5年后停用，长期服用免疫抑制剂维持。3年前小王开始出现腰背痛，起初不影响活动，后来逐渐加重，连翻身都变得困难，身高也逐渐变矮了2cm。医生为她开具的骨密度检查提示骨质疏松症，胸腰椎侧位片发现第一腰椎压缩性骨折。

"我经常吃钙片，怎么还会骨质疏松呢？"小王不解地问医生。为了解开她的疑惑，今天让我们来聊一聊糖皮质激素性骨质疏松症。

一、糖皮质激素性骨质疏松症常见吗

1950年，美国药学家Hench、Kendall因为发现糖皮质激素，并确定其在风湿性疾病治疗上的效果，获得了诺贝尔生理学或医学奖，成为现代医学的重要历程碑之一。如今，糖皮质激素已研发出泼尼松、泼尼松龙、甲泼尼龙、地塞米松等多种剂型，在风湿性疾病患者中得到广泛应用。糖皮质激素具有强大的抗炎、免疫调节作用，起效迅速，为患者带来了希望。然而，糖皮质激素在治疗疾病的同时，也是隐匿的骨骼杀手，需要引起人们的格外警惕。

中国的流行病学调查显示，在接受糖皮质激素治疗的风湿性疾病患者中，骨量减少及骨质疏松症的发生率高达90%，其中骨质疏松症的发生率为41.4%。欧美的流行病

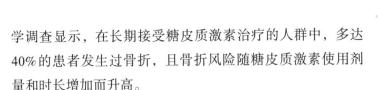

学调查显示，在长期接受糖皮质激素治疗的人群中，多达40%的患者发生过骨折，且骨折风险随糖皮质激素使用剂量和时长增加而升高。

因此，医生告诉小王，骨质疏松症及骨折在长期使用糖皮质激素的患者很常见，病友们应当格外关注。

二、糖皮质激素为什么可引起骨质疏松症

糖皮质激素可以直接作用于成骨细胞、破骨细胞和骨细胞。它一方面可降低成骨细胞的分化、增殖，导致骨形成下降；另一方面可增加破骨细胞的生成和活性，导致骨破坏增加；还可导致骨细胞凋亡，减少骨细胞数量。此外，糖皮质激素可减少肠道和肾脏对钙的吸收和重吸收、下调性腺功能、降低肌量，从而间接引起骨量下降。

三、糖皮质激素性骨质疏松症的特点是什么

（1）糖皮质激素的使用时长和剂量与骨密度相关。骨量丢失在糖皮质激素使用第一年最明显，丢失12%～20%，之后每年丢失约3%。糖皮质激素剂量越大，骨量丢失越多，无论每日大剂量抑或累积大剂量均可增加骨折风险。

（2）糖皮质激素的使用引起骨折风险增加。长期使用糖皮质激素的患者各个部位的骨折风险均增加，最常见的骨折类型为椎体骨折。

（3）糖皮质激素停用后骨密度部分恢复。在激素停用6个月后，骨密度可部分恢复、骨折风险下降。但如骨丢失量很大，则骨密度无法完全恢复，椎体变形和腰背痛可持续存在。

（4）骨密度检查可低估骨折风险。糖皮质激素不仅影响骨密度，更导致骨质量下降。因此即使骨密度测定未达

到骨质疏松症诊断标准的患者，也易发生脆性骨折。

四、糖皮质激素性骨质疏松症如何治疗

像小王一样，认为单纯补钙就可以预防糖皮质激素性骨质疏松症的病友有很多。据调查，在中国长期用激素的风湿病患者，双膦酸盐类抗骨质疏松药物的使用率仅为4%。在国外长期用糖皮质激素的患者中，仅1/5应用抗骨质疏松药物。

而事实上，无论糖皮质激素的剂量如何、给药途径如何，所有需要≥3个月糖皮质激素治疗的患者均需考虑防治糖皮质激素性骨质疏松症。

（1）在风湿免疫科医生的专业指导下，在定期评估、原发病病情可控的前提下，尽快加用改善病情抗风湿药（DMARDs），以尽可能减少糖皮质激素剂量、缩短疗程。

（2）在骨代谢专业医生的指导下评估骨折风险。医生会结合糖皮质激素的使用剂量、预计使用疗程、年龄、绝经情况、吸烟史、跌倒史、骨折史等临床危险因素和骨密度检查，应用FRAX等工具进行骨折风险分层。

（3）如果评估为低骨折风险，医生会建议患者改善生活方式，包括均衡饮食、维持体重正常、戒烟、承重或对抗性运动、限制酒精摄入、适当接受阳光照射、防跌倒，建议每日补充元素钙1000～1200mg、维生素D 600～800IU，或补充活性维生素D治疗。

（4）如果评估为中、高度骨折风险，除上述治疗外，医生还会建议患者加用抗骨质疏松药物治疗。临床医生会根据患者的具体情况，选择双膦酸盐、特立帕肽、地舒单抗、雷洛昔芬、降钙素等药物。

结合小王的具体情况，医生建议她增加奶制品摄

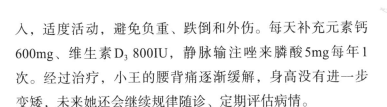

入，适度活动，避免负重、跌倒和外伤。每天补充元素钙600mg、维生素D_3 800IU，静脉输注唑来膦酸5mg每年1次。经过治疗，小王的腰背痛逐渐缓解，身高没有进一步变矮，未来她还会继续规律随诊、定期评估病情。

（崔丽嘉　刘　巍）

参 考 文 献

［1］中国医师协会风湿免疫科医师分会，中华医学会风湿病学分会，中华医学会骨质疏松和骨矿盐疾病分会，等．2020版中国糖皮质激素性骨质疏松症专家共识［J］．中华内科杂志，2021，60（1）：13-21.

［2］ELESPESSAILLES，CHAPURLAT R．High fracture risk patients with glucocorticoid-induced osteoporosis should get an anabolic treatment first［J］．Osteoporos Int，2020，31（10）：1829-1834.

72 关节痛？除了痛风还得想到它

前两天，65岁的二姨问我："我老是关节痛，你说我是痛风了吗？"

因为痛风多数是四五十岁的男性患病，常有高嘌呤饮食的诱因，常见的诱因包括摄入肉类、海鲜、内脏、酒精等。二姨都不符合。于是我问道："二姨，您一般是哪个关节痛？痛得厉害吗？"

二姨告诉我："这两年两边膝盖老是反反复复的痛，也不是特别厉害，但是上下楼梯都有点费劲了。有时候早上起来还感觉膝盖是僵的，不过活动10分钟就没事了，我自己看膝盖也没什么事。"

我在心里已经有了初步判断：痛风首次发作多为单个关节，第一跖趾关节（就是大脚趾下面突出来的那个关节）常见，关节局部的红、肿、热、痛显著，几天后可以缓解。二姨的表现明显不同，而且痛风疼痛剧烈，不会痛了几年才来问我。

我说道："二姨，您这不像痛风，应该是得了骨关节炎啊。"

二姨一听不是痛风，就放下心来："哦，好像年纪大了都会有点，那应该没什么事吧？"

这可就错了！现在许多人都以为年纪大了有点关节炎是正常的，不放在心上。其实，骨关节炎是一种严重影响患者生活质量的关节退行性疾病，会给患者、家庭和社会造成沉重的负担。

目前，在我们国家，40岁以上的人群中有46%患有原发性骨关节炎，尤其是到了60岁以上，患病率达60%。这就意味这每10个老年人就有6个人有骨关节炎，其中女性大约是男性的2倍。如此多的患病人数已经给社会带来了巨大负担。而且，具体到个人，骨关节炎如果不注意治疗会导致疼痛越来越重，还可能出现关节畸形，最后关节没法活动，平时都要别人照顾。骨关节炎还会增加以后患心脏病、下肢静脉血栓、髋关节骨折等风险。

二姨一听就着急了："这么严重？那我以后只能坐轮椅了，这可怎么办呀？"

别着急，通过合适的治疗，骨关节炎的危害都是可以控制的！骨关节炎的治疗中有很大一部分是靠大家自己在平时生活中的保养，这就来教教大家。

一、运动

一个很多人都有的认识误区就是一旦出现关节痛就不能再运动了。其实在疼痛没有急性发作的时候，进行合适的锻炼可以促进血液循环、减轻炎症反应、增加肌肉力量，从而使关节疼痛减轻，改善关节功能。有研究表明，运动有可能达到与初级镇痛药物相当的治疗效果。因此，进行科学的运动锻炼是非常有利于骨关节炎康复的，但过度的运动有可能加重关节的负荷，应该以有氧运动为主，避免剧烈运动。推荐的运动方式包括瑜伽、太极以及水上运动等比较温和、对关节压力小的运动。对患病关节周围的肌肉进行针对性锻炼同样有利于康复，考虑到大部分患者可能是老年人，身体运动能力相差比较大，建议在专业人士的指导下进行训练，水上运动时尤其要注意安全、量力而行。

相反，我们要尽量避免对关节负担比较大的动作。比如对于膝关节炎患者，应避免长时间的跑、跳、蹲等动作，其中就包括可能很受欢迎的登山运动；如果是腕关节、肘关节、肩关节等上肢关节炎，则应避免引体向上、提重物等动作。

二、减肥

对于超重或肥胖的人群，建议适当地减轻体重。保持合适的体重可以减轻对关节的负担，尤其是下肢关节，比如膝关节、髋关节。就算现在还没有得骨关节炎，那也不能掉以轻心，因为研究已经证明肥胖是骨关节炎的高危因素，意味着未来患骨关节炎的风险增加，所以同样建议适当减重。而且减肥不但有利于保护骨关节，对大家平时常说的"三高"都有控制作用。

那么如何判断自己的体重是否合适呢？大家可以学习计算一个"体重指数"，即用自己的体重（用千克做单位，比如80kg），除以身高的平方（用米做单位，比如1.7m），也就是体重除以身高再除以身高（比如80除以1.7再除以1.7）。

如果结果大于28，通常说明属于肥胖了，如果结果为24～28之间，也说明体重已经超出正常。推荐最好能减轻当前体重的10%，可以获得比较好的效果。当然，减肥也不能过度，如果计算的结果低于18.5，说明体形偏瘦，需要加强营养。需注意对于经常运动、身体肌肉含量高的人不适合用这个方法判断肥胖。

三、辅助工具

我们常说"工欲善其事，必先利其器"。骨关节炎的治疗也一样，在开始运动、减肥前，或者仅仅是为了平时出行需要，都应该准备一套合适的装备。

首先是一双合脚的鞋子。推荐大家选择一双平底、厚实、柔软、宽松的鞋子，一定要自己上脚试一试。不管是平时走路，还是做运动，一双舒服的鞋对于保护下肢关节都是重中之重。

除此之外，如果大家骨关节炎已经影响到日常活动了，一定不要逞强，可以选择一些辅助装备，比如拐杖、助行器、关节支具，来辅助运动，通过辅助器械的帮助可以减轻关节的压力，对骨关节炎恢复治疗非常重要。建议大家在医生的专业指导下来选择一个合适的辅助器械，而不是随意在网上购买，错误使用器械可能对关节损伤更大。

四、药物

对于已经有持续的疼痛，或者疼痛比较剧烈的患者，应该及时就医，在医生指导下使用镇痛药物。根据我国的指南，一线治疗药物为局部外用的非甾体抗炎药，尤其适用于合并胃肠疾病、心血管疾病或身体虚弱的患者。如果疼痛症状持续存在或疼痛剧烈，可选择口服非甾体抗炎药，或者胃肠道副作用较少的选择性环氧合酶2抑制剂。以上均为初级镇痛药物，不会产生成瘾性。

对于膝关节炎疼痛急性加重，尤其是伴有积液的膝关节炎患者，可使用关节腔注射糖皮质激素治疗，其短期缓解疼痛效果显著，但远期效果不明显，且反复应用有加速关节软骨骨量丢失的风险。因此建议谨慎使用，且每年不超过2～3次，注射间隔时间不应低于3～6个月。对于合并有糖尿病的患者，应了解关节腔注射糖皮质激素后升高血糖的风险，并在注射后的3天内加强监测血糖。

关节腔注射玻璃酸钠同样可改善关节功能、缓解短期疼痛，并减少镇痛药物用量，且安全性较高，适用于轻中度患者或有胃肠道和心血管疾病的患者，但需注意其长期作用尚存争议。

再次强调，所有药物都存在副作用，以上药物均需在专业医生的指导下使用，切勿自行用药。

五、理疗

理疗可促进局部血液循环、减轻炎症反应，达到减轻关节疼痛的目的。但目前的研究发现理疗并非对所有人都有效。现在多数研究关注在膝关节，如干扰电流电刺激法、高频经皮神经电刺激疗法、脉冲超声疗法能有效缓解膝关节炎患者的疼痛。其他一些理疗，如水疗、冷疗、热疗、泥浴疗法、射频消融术可能有效，但证据不够充足。而对于其他部位的骨关节炎，尚不明确理疗是否有效。因此，建议根据个人的意愿，到正规医院的物理治疗科或者康复科咨询，保证安全的前提下选择一些适合的理疗进行尝试。

以上就是给大家分享的骨关节炎小知识。推荐大家如果有相关症状，怀疑自己得了骨关节炎，一定要先去正规医院，明确诊断。如果确诊了骨关节炎，可以参考上面的建议积极治疗，祝大家早日康复！

（李　响　贾觉睿智）

参考文献

［1］中华医学会骨科学分会关节外科学组，中国医生协会骨科医生分会骨关节炎学组，国家老年疾病临床医学研究中心（湘雅医院），等. 中国骨关节炎诊疗指南（2021年版）［J］. 中华骨科杂志，2021，41（18）：1291-1314.

［2］王欢，孙贺，张耀南，等. 中国40岁以上人群原发性膝骨关节炎

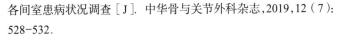

各间室患病状况调查［J］. 中华骨与关节外科杂志,2019,12（7）: 528-532.

［3］MESSIER S P，MIHALKO S L，LEGAULT C，et al，Effects of intensive diet and exercise on knee joint loads，inflammation，and clinical outcomes among overweight and obese adults with knee osteoarthritis：the IDEA randomized clinical trial［J］. JAMA，2013，310（12）: 1263-1273.

［4］ZHANG W，NUKI G，MOSKOWITZ R W，et al. OARSI recommendations for the management of hip and knee osteoarthritis：part III：Changes in evidence following systematic cumulative update of research published through January 2009［J］. Osteoarthritis Cartilage，2010，18（4）: 476.

［5］Leticia Alle Deveza. 骨关节炎管理概述. UpToDate：https：//www.uptodate.com/contents/zh-Hans/overview-of-the-management-of-osteoarthritis（Accessed on Jun 30，2016）.

73 骨质增生症是什么疾病

"医生，我拍了个片子，说我有骨质增生，该怎么办啊？"

"医生，我腰椎有骨质增生，需要做手术吗？"

日常生活中，骨质增生症似乎很常见。那到底什么是骨质增生症？为什么会得骨质增生症？得了骨质增生症该怎么办？今天，我们就来为大家解答这三个关于骨质增生症的关键问题。

一、什么是骨质增生症

骨质增生症俗称骨刺、骨赘，由于衰老、关节软骨磨损等因素，促使骨组织自我修复，新生骨组织沿着骨骼边缘生长，形成骨性突起（图69、图70）。从严格意义上来说，骨质增生症并不是一种疾病，而是人体骨组织衰老的一种正常病理生理现象，是人体具有自我修复能力的体现。正如随着年龄增长，人会长白发、长皱纹同理。骨质增生

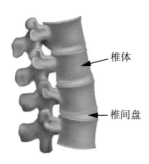
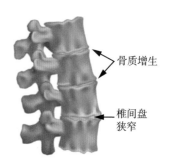

正常椎体　　　　　　　　骨质增生症椎体

图69　正常椎体与骨质增生症椎体示意

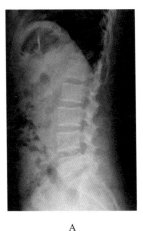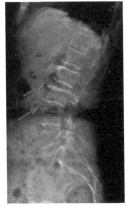

A　　　　　　　　B

图70　正常椎体（A）与骨质增生症椎体（B）X线检查

注：B.红色箭头指示处为椎体骨质增生。

症好发于中老年人，但目前尚无确切的发病率、患病率等流行病学数据。骨质增生症常见于邻近关节处的四肢长管状骨部位以及脊柱椎体上下缘，包括手部、腕部、肩部、髋部、膝部、足跟及脊柱等处。

二、为什么会得骨质增生症

骨质增生是人体自我保护、自我修复的结果，最主要的原因是由于人体关节退化所致，即骨关节退行性变。随着年龄增长，维持关节稳定性的韧带逐渐松弛，关节稳定性下降，关节部位力学平衡改变，从而促进骨质增生，使得关节相对稳定。

1. 常见病因

（1）骨关节炎：骨关节炎所致的关节损害是骨质增生最常见的病因。

（2）关节退行性变及关节磨损：关节退行性变或磨损后，关节局部受力异常，反复力学刺激可促进骨形成。

（3）关节或肌腱创伤：关节、肌腱创伤者，人体会启动代偿修复机制，形成骨质增生。

（4）先天性骨关节畸形。

（5）遗传因素。

（6）其他自身免疫性疾病，如类风湿关节炎、系统性红斑狼疮、痛风等。

2. 诱发因素

（1）关节过度活动：关节过度活动易致关节磨损。

（2）体重超重：超重可增加膝关节的负重，引起关节磨损加重。

（3）职业因素：某些职业会反复使用某一关节，如电焊工经常蹲着电焊。

（4）先天性骨关节畸形。

（5）不良姿势：如长期伏案工作、睡姿及坐姿不良、枕头不合适等。

三、骨质增生症有哪些表现

大多数骨质增生症不会引起明显的症状，部分人可在体检拍X线片时偶然发现骨质增生症，少部分患者会出现较为明显的关节疼痛和骨关节运动障碍的临床表现。具体临床表现因骨质增生所在的位置有所不同。

1. 典型症状

（1）整体而言，若骨刺压迫周围的神经、肌腱、血管等组织结构，可致患处疼痛、麻木、肿胀、活动受限等。

（2）颈椎骨质增生：可能压迫气管、食管，引起呼吸困难、吞咽异常等。

（3）腰椎骨质增生：压迫脊神经根，可致下肢乏力、麻木、腰腿疼痛等。

（4）胫骨近端（即小腿骨靠近膝盖侧）骨质增生：可致膝关节疼痛。

（5）腕关节、掌指关节处骨质增生：关节活动受限，并可触及皮下硬块。

（6）若骨刺折断脱落至关节腔内，可进一步引起关节交锁。

2. 就诊科室

（1）骨科。

（2）风湿免疫科。

（3）内分泌科。

3. 检查项目

（1）影像学检查：①X线检查。可用于发现骨质增生症。②CT。对于出现椎管狭窄、韧带钙化者，可通过CT检查进行评估。③磁共振成像（MRI）。若疑诊韧带或肌腱撕裂、关节损伤，可通过MRI进行精确评估。

（2）其他检查：①免疫指标：对于由自身免疫性疾病所致的骨质增生症，需同步评估自身免疫抗体等指标。②骨转换标志物：用于评估骨吸收和骨形成过程是否平衡，提示有无可疑的骨病。③肌电图：用于评估病变部位的周围神经、肌肉功能。

4. 治疗方式

对于无症状的骨质增生症者，可暂时观察。对于有明显症状的患者，治疗原则为对症治疗和对因治疗。

（1）一般治疗：①注意休息。②注意关节处保暖。

（2）对症治疗：包括药物治疗和手术治疗。

1）药物治疗：①镇痛药物：非甾体抗炎药可用于缓解关节疼痛，如对乙酰氨基酚、布洛芬、塞来昔布等，可口服镇痛药或局部外用相应的药膏、贴剂等。②糖皮质激素：

通常用于关节腔注射，短期内可明显缓解关节疼痛，需注意多次或大量应用则会对骨关节产生副作用。③玻璃酸钠：通常用于关节腔注射，可缓解疼痛，改善关节功能。

2）手术治疗：对于药物治疗无法改善者、关节活动受限者、周围神经/血管/肌腱等组织受到压迫者，可采用手术治疗。根据骨刺所在位置等具体情况，采用不同术式。常用术式包括关节镜手术、开放手术。

（3）对因治疗：积极治疗原发病，如类风湿关节炎、痛风等自身免疫性疾病。

日常注意事项：①肥胖者需注意减体重。②适当运动：可选择散步、游泳等对膝关节负荷较少的运动方式，制订个体化运动方案，增强关节周围韧带、肌腱强度。疾病发作时不建议运动。③注意休息：活动后若出现疼痛，应及时休息。④注意保暖：部分老年人的关节对寒冷气候较为敏感，应注意保暖。⑤保持良好姿势体态：避免长时间维持一种不良姿势，防止椎体骨质增生。⑥改变不良生活和工作习惯：尽量避免某一关节长时间活动或保持一种姿势。

（梁寒婷　夏维波）

参考文献

［1］胥少汀，葛宝丰，徐印坎. 实用骨科学. 4版［M］. 北京：人民军医出版社，2012.

［2］WONG S H, CHIU K Y, YAN C H. Review Article：Osteophytes［J］. J Orthop Surg（Hong Kong），2016，24（3）：403－410.

［3］https：//www.thehealthboard.com/what-are-bone-spurs.htm.

［4］https：//my.clevelandclinic.org/health/diseases/10395-bone-spurs-osteophytes#prevention.

74 医生，我的血钙怎么高了

近年来，随着经济水平的提高和健康知识的普及，大家对自身健康越来越重视，健康体检也日益普及。在诸多体检项目中，肝肾功能及电解质检查常不可或缺。在这些电解质中，大家经常只关注意到血钾、血钠等异常，而血钙的异常经常被忽视。今天，我们就来聊聊这个容易被忽视、但又可能危及生命的电解质异常——高钙血症。

一、什么是高钙血症

人体的钙99%以上存在于骨骼和牙齿中，是骨组织的主要组分之一；其他＜1%的钙存在于非骨组织，血液和细胞外液中的钙仅占约0.1%，虽然比例低，但参与人体很多的基本生理功能，包括维持神经肌肉正常功能、参与凝血过程、调节细胞膜和毛细血管通透性等。血钙中约一半是游离钙，发挥生理效应。约45%的血钙与蛋白结合，其中80%与白蛋白结合，20%与球蛋白结合。因此，白蛋白水平过高或过低，均会影响测得的血清总钙水平，这个时候就需要计算校正后的血钙。

血钙在化验单中简写为Ca，血钙的测定包括血清总钙（多出现在生化报告单中）和血浆游离钙/离子钙（多为单独检测）。不同医疗机构的检测方法不同，因此正常值范围也有所不同。高钙血症是指血清总钙或游离钙大于正常值的上限。通常参照血总钙水平分为轻度、中度、重度。轻度高钙血症：血清总钙高于正常，但低于3mmol/L；中度高钙血症：血清总钙3～3.5mmol/L；重度高钙血症：血清总钙＞3.5mmol/L。

二、高钙血症有哪些表现

高钙血症会影响人体的多个系统，包括骨骼与肌肉系统、泌尿系统、消化系统、心血管系统及神经精神系统等，其症状与血钙升高程度及持续升高时间有关。

1. 轻度高钙血症（血钙浓度＜3mmol/L）

可能没有明显症状或者仅有一些不特异的症状，如便秘、乏力及精神心理异常。

2. 中度高钙血症（血钙浓度3～3.5mmol/L）

经常会有口渴、多饮、多尿；容易出现胃肠道症状，包括食欲缺乏、恶心、呕吐、便秘，甚至急性胰腺炎等；血钙升高后可导致尿钙水平升高，长期高钙血症的患者可以出现肾结石，可以有发作性腰痛伴尿血，甚至尿中排出结石，超声或CT或X线检查发现肾结石或肾脏钙化，肾结石可以双侧都有，还容易反复发作。患者容易并发泌尿系感染，病程较长者可出现肾功能不全。有些患者会合并骨痛、活动受限等骨骼病变相关的症状。

3. 重度高钙血症（血钙浓度＞3.5mmol/L）或血钙急剧升高

上述症状常进一步加重，严重者甚至可出现脱水、昏迷等。

三、为什么会出现高钙血症

导致高钙血症的原因很多，最常见的原因是原发性甲状旁腺功能亢进症（简称原发性甲旁亢）和恶性肿瘤，占90%以上。

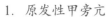

1. 原发性甲旁亢

原发性甲旁亢是由于甲状旁腺组织本身的病变使得甲状旁腺激素（PTH）分泌过多，进而导致的一系列临床表现，是引起人体血钙升高的最常见病因之一。根据国外报道，其患病率高达1/1000～1/500，仅次于甲状腺疾病和糖尿病，是西方国家第三大常见的内分泌疾病。我国近年随着体检的普及，原发性甲旁亢的检出率逐年升高，目前已经成为影响人群健康的一类常见的内分泌疾病。该病女性更多见一些，男女比约为1∶3。

2. 恶性肿瘤

恶性肿瘤是高钙血症的另一个最常见原因，据报道20%～30%的恶性肿瘤患者在病程中会发生高钙血症。恶性肿瘤导致高钙血症的原因主要有两方面：一方面是由于肿瘤侵犯骨骼（如乳腺、肺、肾、甲状腺、前列腺癌），直接破坏骨组织，使得骨钙释放出来，引起高钙血症；另一方面是由于某些肿瘤（如上皮细胞样肺癌、肾癌）可以产生与PTH类似的物质、前列腺素E及破骨细胞活化因子等，使骨吸收增加而释放骨钙。肿瘤患者如果出现高钙血症，提示其预后极差。

3. 其他

其他可能导致血钙升高的原因包括：①其他内分泌疾病，如甲状腺毒症、嗜铬细胞瘤、肾上腺皮质功能减退症、血管活性肠肽瘤等。②药物，维生素A中毒、噻嗪类利尿药、碳酸锂等。③其他，如肉芽肿性疾病、长期制动、急性和慢性肾衰竭等。

四、发现血钙高了怎么办

如果您发现血钙异常升高，需尽快重复测定血钙以除外检验误差，还需注意是否存在脱水及白蛋白水平异常等问题。

如确实为高钙血症，需要注意多饮水，保证足够的尿量；避免长时间不活动的情况；避免过多摄入含钙丰富的食物及可能升高血钙的药物；及时就诊并遵医嘱应用必要的药物降钙治疗，如降钙素、双膦酸盐等。同时，积极内分泌专科就诊，对高钙血症病因进行全面评估。首先明确是否存在长期制动、服用升高血钙的药物等诱因。如无上述原因，则进一步评估是否为原发性甲旁亢或其他内分泌系统疾病。如除外原发性甲旁亢及其他内分泌疾病，可进一步筛查是否存在实体肿瘤或血液系统肿瘤，必要时肿瘤内科或血液科门诊就诊。

总之，大家在发现高钙血症后需及时就诊内分泌科，积极明确病因，在医生指导下进行针对性治疗，尽可能有效减少高钙血症的危害。

（宋　桉　王　鸥）

参 考 文 献

［1］中华医学会骨质疏松和骨矿盐疾病分会，中华医学会内分泌分会代谢性骨病学组. 原发性甲状旁腺功能亢进症诊疗指南［J］. 中华骨质疏松和骨矿盐疾病杂志，2014，7（3）：187-198.

［2］PEACOCK M. Calcium metabolism in health and disease［J］. Clin J Am Soc Nephrol，2010，Suppl 1：S23-S30.

［3］MARCOCCI C，CETANI F. Hypercalcemia［J］. Endocrinol Metab Clin North Am，2021，50（4）：xv-xvi.

［4］MINISOLA S，PEPE J，PIEMONTE S，et al. The diagnosis and management of hypercalcaemia［J］. BMJ，2015，350：h2723.

75 什么是原发性甲状旁腺功能亢进症

原发性甲状旁腺功能亢进症（简称甲旁亢）是一种可累及多个系统的内分泌疾病，近年来受到越来越多的关注。但是，对于很多患者朋友来说它依然比较陌生。我们今天就来聊一聊什么是原发性甲旁亢，希望各位患者朋友看完后对该疾病能有初步了解。

一、什么是甲状旁腺

甲状旁腺是人体重要的内分泌腺体，位于左右两叶甲状腺的背侧，常为4个（左右两侧各2个），长约6mm，宽3～4mm，厚0.2～2mm（黄豆大小），少数人甲状旁腺的数量及位置可有变异，偶尔可见3个或5～7个，少数可位于胸腔内或颈部其他位置（图71）。甲状旁腺的主要功能是通过分泌甲状旁腺激素（PTH）调节体内的钙磷代谢，维持血钙的稳定。

钙除了是构成骨骼和牙齿的主要组成部分外，细胞外液及血液中的钙离子还具有广泛而重要的生理功能，包括：维持神经、肌肉的正常功能，参与多种酶的激活进而完成体内的生化反应，参与凝血过程以及心脏和呼吸功能的调节，调节细胞膜和毛细血管的通透性等（图72）。因此维持血钙水平在正常范围是非常重要的，而PTH在人体血钙水平的维持中发挥了非常重要的作用。

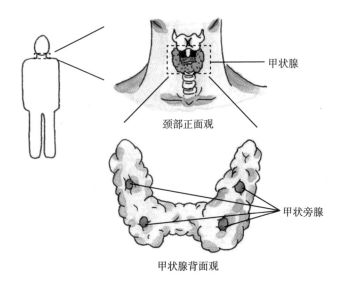

颈部正面观

甲状腺

甲状旁腺

甲状腺背面观

图71 甲状旁腺的解剖位置示意

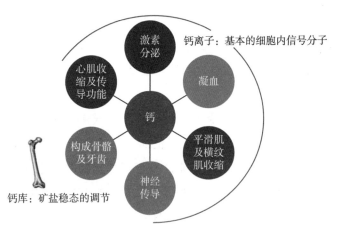

钙离子：基本的细胞内信号分子

激素分泌

心肌收缩及传导功能

凝血

钙

构成骨骼及牙齿

平滑肌及横纹肌收缩

神经传导

钙库：矿盐稳态的调节

图72 钙的生理功能示意

二、甲状旁腺激素如何调控血钙

PTH可以升高血钙，主要通过以下3个途径完成。

（1）动员骨骼中储存的钙进入血液。

（2）减少肾脏的尿钙排泄。

（3）PTH可促使维生素D转化为活性维生素D，而活性维生素D水平的增加有利于肠道对钙的吸收，因此PTH可间接增加肠道钙吸收。

三、什么是原发性甲旁亢

甲旁亢包括原发、继发、三发以及异位甲旁亢，都可以见到血PTH水平的升高。其中原发性甲旁亢是由于甲状旁腺组织本身的病变使得PTH分泌过多，进而导致的一系列临床表现，是引起人体血钙升高的最常见病因之一。根据国外报道，其患病率高达1/1000 ~ 1/500，仅次于甲状腺疾病和糖尿病，是西方国家第三大常见的内分泌疾病。我国近年随着体检的普及，原发性甲旁亢的检出率逐年升高，目前已经成为影响人群健康的一类常见的内分泌疾病。该病女性多见，男女比约为1∶3，大多数患者为绝经后女性，发病多在绝经后10年内，但也可发生于任何年龄。

四、原发性甲旁亢有哪些表现

1. 典型临床表现

包括以下几方面，患者可以具有其中一种或多种表现。

（1）骨骼：主要表现为骨痛，容易发生骨折，有的患者会出现骨骼的畸形，长时间没有得到诊治的患者还会有身高变矮等，X线平片上有典型的骨吸收改变。

（2）泌尿系统：可以有发作性腰痛伴尿血，甚至尿中排出结石，超声或CT或X线检查发现肾结石或肾脏钙化，肾结石可以双侧都有，还容易反复发作。容易并发泌尿系感染，时间长了可出现肾功能不全。

（3）高钙血症相关症状：口渴、多饮、多尿；可有胃肠道症状，包括食欲缺乏、恶心、呕吐、便秘，甚至急性胰腺炎。

2. 无症状性甲旁亢

随着体检的普及和医生对原发性甲旁亢认识的提高，有相当一部分患者可以没有上述明显的临床表现，或者仅有一些不特异的症状，包括非特异性的骨关节疼痛、乏力、精神心理异常等，称为"无症状性甲旁亢"。目前我国无症状性甲旁亢的比例逐渐增加，部分地区甚至达到一半左右，通常是因体检或因其他疾病检查时无意中发现血钙水平升高或颈部占位而前来就诊，也有一部分患者是因发现骨质疏松评估病因时发现本病。

五、什么情况下要怀疑原发性甲旁亢

如出现以下情况，需要考虑原发性甲旁亢的可能。

（1）轻微外力即出现骨折，或身高明显变矮且有驼背。

（2）反复出现的肉眼血尿、泌尿系结石。

（3）检查发现骨密度低。

（4）原因未明的恶心、呕吐、便秘，久治不愈的消化性溃疡、顽固性便秘。

（5）急性或慢性胰腺炎。

（6）无法解释的精神神经症状，尤其是伴有口渴、多尿和骨痛者。

（7）直系亲属诊断原发性甲旁亢或相关疾病（如肾结石、病理性骨折等）者。

（8）新生儿出现低血钙导致的手足抽搐时，应警惕母亲是否存在原发性甲旁亢。

（9）化验发现血钙或血PTH升高、尿钙高、血磷低，或者颈部超声怀疑甲状旁腺病变者。

六、怀疑原发性甲旁亢，应该到哪个科就诊

如果有上述症状或检查异常，可以先到内分泌科就诊，进行全面评估，首先明确是否为原发性甲旁亢；如明确为原发性甲旁亢，医生会进一步评估各个系统受累的情况，并通过超声、放射性核素扫描等影像学定位检查，进一步明确哪个甲状旁腺发生了肿瘤，以协助后续治疗。

检验注意事项如下：①血液化验：空腹8～12小时抽血。②24小时尿钙：当日早晨7点至次日早晨7点，这24小时内每次排泄的尿液，应全部保留在带盖干净容器内；将24小时内的尿液收集混匀，并记录24小时的总尿量；将混匀的24小时尿液盛满一个尿常规试管，盖紧试管盖，立即送往检验科检测。

需要注意的是，PTH水平的升高也有多种因素，并不都是原发性甲旁亢，而原发性甲旁亢本身也有不同的类型，治疗原则并不相同，因此，建议尽量到有经验的医院专科就诊，由包括内分泌科、基本外科（普通外科或甲状腺外科）、医学影像科、病理科、肾内科、泌尿外科等在内的多学科团队综合诊治。

七、原发性甲旁亢如何治疗

手术切除病变腺体是治疗原发性甲旁亢的首选方法，效果确切，可通过颈部小切口手术或腔镜手术实施。

甲状旁腺病变的病理类型包括腺瘤、增生、不典型腺瘤、腺癌，不同病理类型对预后有不同影响。引起甲旁亢的病变腺体中90%左右为单个腺体的良性病变，手术切除后很少复发。然而，一部分家族或遗传性甲旁亢常表现为

多个腺体的病变，可能需要多次手术治疗。此外，极少数甲旁亢病例的病理类型为甲状旁腺癌，属于恶性肿瘤，有出现术后复发或远处转移的可能，诊治较为复杂，建议患者或家属了解自己的病理类型，按照医生建议规律随访。

对于定位不明或因各种原因无法行手术治疗的患者，则主要通过药物控制高钙血症、减轻相关并发症。平时需要多饮水，保证足够的尿量，避免高钙饮食；避免长时间不活动的情况；避免一些可能升高血钙的药物，如氢氯噻嗪等。尤其需要注意长期规律监测血尿的生化检查、骨密度及相关症状，定期就诊随访。

八、甲状旁腺术后各种症状会缓解吗？还需要继续用药吗？何时需要复查

对于原发性甲旁亢，有经验手术医生的手术成功率在90% ～ 95%以上。通常，手术当日血PTH水平会明显下降甚至低于正常，血钙水平在手术当日或次日降至正常，甚至可出现低血钙。出现低钙血症的患者需要补充钙剂和维生素D制剂，医生会根据血钙水平、25（OH）D和PTH，以及24小时尿钙等生化指标及症状调整药物的剂量。

多数情况下，有骨骼系统受累的患者在术后1 ～ 2周骨痛开始减轻，6 ～ 12个月明显改善，骨骼系统的修复通常需要1 ～ 2年或者更长的时间，部分患者需要联合抗骨质疏松药物的治疗以帮助修复。泌尿系统结石的发生率可减少约90%，但已形成的结石不会消失，已造成的肾功能损害也不易恢复。部分患者高血压程度可能较前减轻或恢复正常。

通常术后首次复查时间为术后1 ～ 2周，此后定期复查的时间为每3 ～ 6个月1次，病情稳定者可逐渐延长至每年

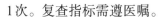

1次。复查指标需遵医嘱。

原发性甲旁亢并不可怕，发现高钙血症后只要及时就医、积极配合治疗，就可以把疾病带来的影响降到最低。

（宋　桉　王　鸥）

参 考 文 献

［1］中华医学会骨质疏松和骨矿盐疾病分会，中华医学会内分泌分会代谢性骨病学组. 原发性甲状旁腺功能亢进症诊疗指南［J］. 中华骨质疏松和骨矿盐疾病杂志，2014，7（3）：187-198.

［2］中国研究型医院学会甲状旁腺及骨代谢疾病专业委员会，中国研究型医院学会罕见病分会. 甲状旁腺癌诊治的专家共识［J］. 中华内分泌代谢杂志，2019，35：361-368.

［3］SILVA B C，BILEZIKIAN J P. Skeletal abnormalities in Hypoparathyroidism and in Primary Hyperparathyroidism［J］. Rev Endocr Metab Disord，2021，22（4）：789-802.

［4］HAN C H，FRY C H，SHARMA P，et al. A clinical perspective of parathyroid hormone related hypercalcaemia［J］. Rev Endocr Metab Disord，2020，21（1）：77-88.

［5］ALBERTO F. Genetics of parathyroids disorders：Overview［J］. Best Pract Res Clin Endocrinol Metab，2018，32（6）：781-790.

76 您了解引起低钙血症最常见的疾病吗

一、什么是低钙血症

钙（Ca）是人体含量最高的金属元素，99%以羟基磷酸钙（又称羟磷灰石）的形式储存在骨骼和牙齿中，血液中的钙占不到1/1000，但却起到重要的生理作用，血清钙浓度在正常情况下的变化幅度极小。

血液中的钙大约50%与血浆蛋白（主要是白蛋白）结合，剩下约50%为离子状态的游离钙，是起到生理作用的钙，血游离钙偏低会导致低钙血症相关的一系列症状。

低钙血症，顾名思义就是血液中钙的含量低于正常水平。我们在化验单上看到的"血钙"指血液中的总钙浓度，包括游离钙和蛋白结合钙（图73）。若血总钙浓度低于正常值下限（一般为2.12mmol/L或8.5mg/dl），我们就称之为低钙血症。在血浆蛋白水平异常、酸碱平衡失调等情况下，还需要通过公式计算校正，或者直接检测血游离钙水平，若仍低于正常值，才是真正有意义的低钙血症。低钙血症可导致一系列症状表现，严重时可以危及生命。

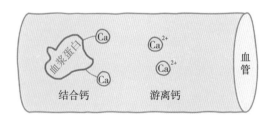

图73 血液中的钙

二、为什么会出现低钙血症

影响人体血钙水平的主要内分泌激素是甲状旁腺激素（PTH）和活性维生素D。

PTH是由甲状旁腺分泌到血液中，被血流运送到全身而发挥作用。PTH可以作用于骨骼、肾脏及肠道，促进骨钙动员进入血液循环，促进尿钙重吸收，通过增加活性维生素D即骨化三醇的水平，间接增加肠道钙吸收，总体起到升高血钙的作用（图74）。若PTH分泌不足，称为甲状旁腺功能减退，不能使血清钙维持正常水平，出现血钙降低，这是最常见导致低钙血症的一类疾病。

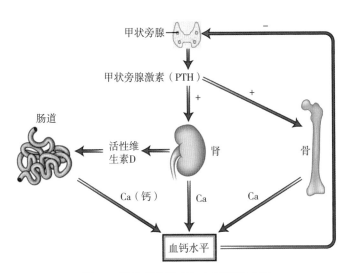

图74　甲状旁腺激素与血钙调节示意
（改编自参考文献［3］）

皮肤通过日光照射自身合成的以及食物中的维生素D进入人体后，在肝脏及肾脏的作用下转换为活性维生素D即骨化三醇。活性维生素D主要促进肠道对钙的吸收，起到升高血钙的作用。因此，当维生素D缺乏或作用减弱时，可造成低钙血症。引起维生素D缺乏的原因包括阳光照射不足、饮食摄入不足或肠道吸收不良、肝硬化、慢性肾功能不全等。

另外，一些其他原因，如急性胰腺炎、大量输血、低镁血症和药物（如某些化疗药物）等也会导致低钙血症。

三、什么是甲状旁腺功能减退症？为什么会得甲状旁腺功能减退症

一些原因导致甲状旁腺的功能受损，甲状旁腺不能分泌足够的PTH，这种疾病就称为甲状旁腺功能减退症，简称甲旁减。

PTH是使血钙维持在正常范围的最主要激素。在甲旁减的疾病状态下，由于甲状旁腺分泌的PTH不足以维持血钙于正常水平，造成人体血钙水平低于正常。另外，PTH还有使血磷下降的作用，当PTH不足时，血磷水平高于正常，从而在血化验结果上可以看到"低血钙、高血磷"的结果。

导致甲旁减最常见的原因是颈部手术损伤甲状旁腺，包括甲状腺手术、甲状旁腺手术、头颈部肿瘤手术等。部分患者在接受这类手术后，可出现短暂的一过性甲旁减，在数日、数周或数月内就会恢复正常。少部分患者出现持续终生的永久性甲旁减。

还有一些遗传性、自身免疫性以及其他罕见疾病也可引起甲旁减，患者常从年纪较小的时候就可能出现临床症状。

四、甲状旁腺功能减退症有哪些表现

甲旁减的具体表现是由血钙降低的速度和严重程度决定的。

手术导致的甲旁减，因为血钙降低速度很快，可能在手术后就出现明显的口周麻木、手脚麻木，还可能出现手足抽搐，严重者会出现憋气、呼吸困难、惊厥，甚至癫痫发作。

如果是非手术原因导致的甲旁减，因为低血钙发生得较为缓慢而且持续较长时间，全身各个器官都会受到影响，可能出现以下一些表现（图75）。

（1）手足麻木，抽搐，严重时也可以出现癫痫发作。

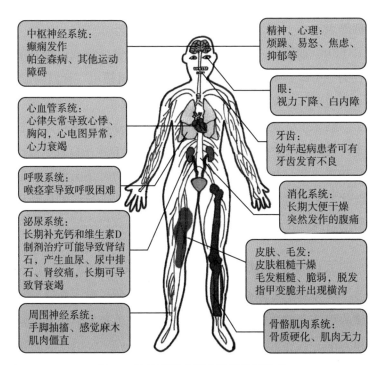

图75　甲状旁腺功能减退症表现示意

（2）视力下降，白内障。

（3）皮肤粗糙干燥，毛发粗糙、脆弱，脱发，指甲变脆、出现横沟。

（4）心电图的异常改变、心律失常，长期严重低钙血症患者，如果没有得到有效治疗，甚至会引起心力衰竭。

（5）长期大便干燥，突然发作的腹痛。

（6）幼年起病的患者可以有牙齿发育不良、牙齿萌出迟缓、龋齿等口腔科问题。

（7）患者处于低钙血症时尿钙水平也偏低，但是在长期使用钙剂和维生素D补充时，可能出现发生高钙尿症、肾结石，表现为尿色发红（血尿）或尿中排石、肾绞痛，甚至肾功能不全。

（8）部分患者可有乏力、情绪激动、易怒、焦虑和抑郁等表现。

（9）如果是一些遗传性、自身免疫性疾病或综合征导致的甲旁减，可能出现如听力障碍、身材矮小、骨骼畸形、心脏畸形、念珠菌感染等伴发疾病的表现。

临床上，医生通过分析患者的临床病史，进行体格检查，检测血液中的钙、磷、PTH、维生素D水平以及尿液中钙和磷水平，以判断是否存在甲旁减，同时还会做一些其他化验（如检测血镁、肾功能等）和检查进行鉴别诊断以明确病因，并进行并发症的评估。

五、得了甲状旁腺功能减退症该怎么办

甲旁减是需要药物治疗并定期复查的疾病，在坚持规律的用药和监测随访的情况下，甲旁减患者能够正常生活和工作。

甲旁减的治疗包括钙剂和维生素D制剂（最好是活性

维生素D或其类似物）。如果是手术后一过性甲旁减的患者，用药一段时间后可逐渐减量，部分患者能完全停药。但如果在药物减量期间低钙血症复发，则很可能为永久性甲旁减，这种情况应长期维持口服药补充治疗。

初始治疗时，每2～4周需要进行一次血、尿的化验，根据化验结果调整药物的剂量。待血钙水平稳定后，通常就可以每3～6个月进行1次血液和尿液的检测。医生会重点关注血钙、尿钙和肾功能的结果，因为长期的高尿钙会增加肾结石的风险，并可能影响肾功能，建议每年做1次泌尿系超声检查，及时发现泌尿系统结石。为了避免高尿钙、预防肾脏并发症，建议患者低盐饮食，对部分尿钙偏高的患者可能加用噻嗪类利尿药用来减少尿钙排出，但使用时需要注意低血钾的副作用。今后，PTH替代疗法有望减少患者对钙剂和活性维生素D的依赖，减少高尿钙等相关并发症风险。

血钙水平稳定在正常范围对维持人体正常生理功能非常重要，发现低钙血症要积极寻找原因并治疗。甲旁减可导致低钙血症，对人体多个器官造成不利影响，通过规律用药和定期复查可以控制病情，而不影响正常工作和生活。因此，我们对它要重视，但无需害怕，规范诊治是关键！

（陈盈宇 姜 艳）

参 考 文 献

［1］中华医学会骨质疏松和骨矿盐疾病分会，中华医学会内分泌分会代谢性骨病学组. 甲状旁腺功能减退症临床诊疗指南［J］. 中华骨质疏松和骨矿盐疾病杂志，2018，11（4）：323-338.

［2］MANNSTADT M，BILEZIKIAN J P，THAKKER R V，et al. Hypoparathyroidism ［J］. Nat Rev Dis Primers，2017（3）：17055.

［3］MELMED S，POLONSKY K S，LARSEN P R，et al. Williams textbook of endocrinology-13 edition ［M］. Philadelphia：Elsevier，2016：1254−1299.

泌语协行

内分泌的秘密（第２辑）

77 得了甲状旁腺功能减退症该怎么办

小Q走进诊室，垂头丧气，心事重重，犹豫再三，才向医生吐露了自己的难言之隐：

"我小时候抽过一次'羊角风'……当时抽得整个人都晕过去，抽了好几分钟……我家里人赶紧给我送到医院去瞧，也没瞧出什么毛病，当时只是说什么'低钙'"。

"那次之后，时不时地会觉得胳膊上和腿上有根筋被拉紧了，又麻又疼，想自己活动又活动不开，得立刻放下在做的事情。"

"医生，您说说我可怎么办呀？"

"抽'羊角风'""'低钙'""输液"可以好转，"手脚抽搐、麻木"……

听到这里，医生已经有了眉目，一边为他进行全面的体格检查，一边安慰他，并开具了一些检查项目，嘱咐他做完检查回来看结果。不久之后，小Q带着报告单重新出现在医生面前。医生仔细阅读了小Q的检验检查结果，点点头："综合检查结果和病史来看，您得的病叫做'甲状旁腺功能减退症'。"

一、甲状旁腺功能减退症是什么

甲状旁腺是一组内分泌腺体，位于甲状腺的背侧，每个正常的甲状旁腺类似绿豆大小，多数人有4个，很少数人数量有些变化，4～6个不等。甲状旁腺分泌的甲状旁腺激素（PTH）是人体中调节钙磷和骨代谢的最重要的激素之一。在甲状旁腺没有发育好或者被破坏的情况下，它不能分泌足够的PTH，会出现血钙水平降低、血磷水平升高，并引起一系列临床表现，称为甲状旁腺功能减退症（简称甲旁减）。

二、甲状旁腺激素有什么生理作用

PTH主要通过以下三方面的作用影响血钙和磷的水平：①直接作用于骨组织，促进骨形成及骨吸收，增加骨的新陈代谢，促进骨组织中的钙释放入血液，与血钙进行交换。②作用于肾脏，增加尿钙的重吸收，同时减少尿磷的重吸收。③PTH在肾脏还可以促进肾脏1α-羟化酶的活性，增加活性维生素D[$1,25(OH)_2D$]的合成，而活性维生素D可作用于肠道，促进肠道钙磷的吸收。

总的来说，PTH具有升高血钙、降低血磷的作用。因此，当PTH缺乏的时候（甲旁减），血钙水平会降低（低钙血症），血磷水平会升高（高磷血症）。

三、甲状旁腺功能减退症的病因有哪些

最常见的原因是在颈前区进行的手术，包括甲状腺手术、甲状旁腺手术、喉咽部肿瘤的手术等。部分患者在接受这类手术后，可出现短暂性的甲旁减，经过一段时间甲状旁腺就会恢复正常功能；但也有少数患者可出现持续终生的甲旁减。除了颈部手术或放疗损伤甲状旁腺以外，一些遗传性、自身免疫性疾病可以引起甲状旁腺发育不良或者免疫破坏导致甲旁减，还有一些更为罕见的病因，包括血镁水平的异常、血色病等甲状旁腺浸润性疾病等。

四、甲状旁腺功能减退症会出现什么样的临床表现

甲旁减的临床表现与低钙血症和高磷血症相关，可以影响到身体多个系统，具体包括如下表现。

（1）手脚抽筋、麻木，大多在血钙很低的情况下出现，严重时甚至可以出现类似癫痫的发作。

（2）视力下降，白内障。

（3）皮肤粗糙干燥，脱发，指甲变脆，出现横沟。

（4）心电图的异常改变，长期严重低钙血症患者，如果没有得到有效治疗，甚至会发生心力衰竭。

（5）长期的大便干燥，突然发作的腹痛。

（6）幼年起病的患者可以有牙齿发育不良等口腔科问题。

（7）如果是一些其他疾病或综合征导致的，可能出现如听力障碍、身材矮小、骨骼畸形、心脏畸形、念珠菌感染等伴发疾病的表现。

（8）慢性高磷血症可导致异位钙化，包括颅内基底节等部位（图76）。

上述与低血钙相关的临床表现还会因血钙下降的速度和低血钙的严重程度而不同，如果是因为手术导致的甲旁减，因为血钙降低得很快，可能会更容易出现明显的手脚抽筋、麻木，有时候也会伴随有喘憋甚至惊厥、癫痫等症状。查体的时候会有两个体征提示低钙血症，分别是面神经叩击征和束臂加压征（图77）。

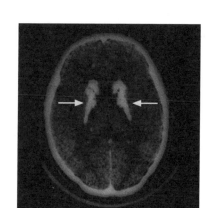

图76　头颅CT检查

注：示双侧基底节钙化（图中黄色箭头所示部位）。

（来源：参考文献［1］）

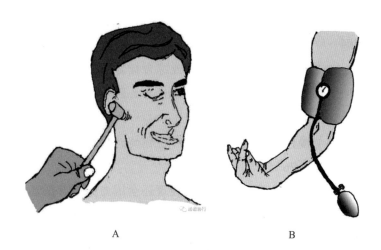

A　　　　　　　　　　　　　B

图77　面神经叩击征和束臂加压征示意

注：A.面神经叩击征阳性。在放松状态下，面颊受到轻微敲击后出现嘴角和眼部肌肉不自主的收缩。B.束臂加压试验阳性。将血压计袖带束于上臂，在3分钟内出现前臂及手部肌肉无法控制的收缩，且在松开袖带后可以缓解。这两种体征都提示机体可能存在低血钙。

五、如何诊断甲状旁腺功能减退症

在临床上，医生会通过检测血液中的钙、磷、PTH水平判断是否有甲旁减，如果出现血钙低于正常且PTH水平降低，就需要考虑甲旁减的诊断。必要时还会做一些其他化验和检查进行鉴别诊断、明确病因，以及评估并发症。

六、如果真的得了甲状旁腺功能减退症，我要怎么办

甲旁减是一种需要长期药物治疗并定期复查的疾病，在坚持规律的用药和监测随访的情况下，甲旁减患者能够正常生活和工作。

目前主要使用的药物是钙补充剂和维生素D制剂，在不远的将来还会有人工合成的PTH类似物用于甲旁减的治疗。甲旁减患者在应用钙剂和维生素D治疗的过程中容易出现尿钙增高，如果长期不注意可能会出现肾结石或者钙化，可能出现尿色发红（血尿）或尿中排石。这种情况下医生会建议低盐饮食，有的患者还需要加用噻嗪类利尿药减少尿钙排出，使用时还需要注意低血钾等副作用。

开始使用这些药物时，检测会频繁一些，2～4周就需要进行一次血和24小时尿的检查来调整剂量。待血钙水平稳定后，通常会每3～6个月进行1次血及24小时尿液检测，检测项目主要包括血钙磷、肾功能及24小时尿钙水平。通常建议每年做1次泌尿系超声检查，观察是否有肾脏钙化或结石。定期眼科评估有无白内障。

需要患者注意的是，一定要坚持规律的用药和定期复查，由于甲旁减患者容易在药物治疗的过程中出现高尿钙，可能会导致肾结石或钙化，影响肾功能，因此，并不只是

血钙达标就可以了，还要同时关注尿钙水平，虽然24小时尿液的收集比较繁琐，仍然需要定期监测24小时尿钙。

甲旁减是可以导致机体血钙磷水平异常（低血钙、高血磷）及相应临床表现的内分泌疾病，颈部手术是最常见的病因。

如果您平时存在低钙血症相关的症状，或检查发现低钙血症，建议您进行PTH水平的检测，以明确您是否患有甲旁减。

目前用于甲旁减治疗的主要药物包括钙剂和维生素D制剂，需要长期规律服用，并定期监测血尿的相关化验，在医生的指导下，进行治疗药物的合理调整，以减少疾病的近期及远期并发症。

（杨　奕　王　鸥）

参 考 文 献

［1］中华医学会骨质疏松和骨矿盐疾病分会，中华医学会内分泌分会代谢性骨病学组. 甲状旁腺功能减退症临床诊疗指南［J］. 中华骨质疏松和骨矿盐疾病杂志，2018，11（4）：323-338.

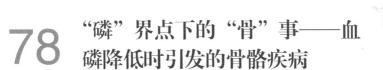

78 "磷"界点下的"骨"事——血磷降低时引发的骨骼疾病

与大名鼎鼎的血钙相比，血磷的存在感似乎非常低。其实，磷作为一种基本元素，像默默无闻的产业工人一样，从细胞膜和核苷酸合成到细胞信号转导，再到能量代谢，都发挥着重要的作用，尤其是骨骼发育和矿化更是离不开磷的参与。

一、你的血磷同样很重要

人体内大多数的磷（约85%）存在于骨骼和牙齿中，其余15%分布在软组织和体液中。正常成人的血磷浓度为0.8 ～ 1.45mmol/L，儿童及青少年的血磷水平较成人为高。血磷水平主要受肾脏、肠道等器官的调节，当肾脏排磷增多、肠道磷吸收减少以及磷酸盐从细胞外进入细胞内转移增加时，血磷水平降低，可引发各种各样的临床症状，其中对骨骼的影响最为显著。通常来讲，低血磷对骨骼的损害是一个聚沙成塔的过程，随着时间的累积，长期低磷血症导致人体骨骼矿化障碍，引发佝偻病或骨软化症。在儿童青少年期、骨骺生长板闭合之前发生者，称为佝偻病；在成年期骨骺生长板闭合之后发生者，则称为骨软化症。

二、FGF23——血磷调节的指挥官

成纤维细胞生长因子23（FGF23）是我们体内调节磷平衡的关键因子，主要由成骨细胞及骨细胞分泌。FGF23不仅可以促进肾脏对磷的排泄，还可以降低1,25（OH)$_2$D的水平，减少肠道对磷的吸收。因此，当各种原因引起体

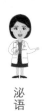
内FGF23水平升高时，会导致血磷水平下降、尿磷增加、1,25(OH)$_2$D水平降低，人体骨骼矿化障碍，最终导致佝偻病或骨软化症（图78）。

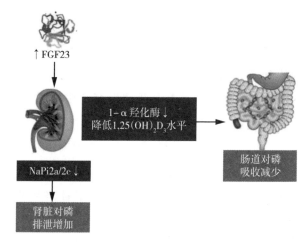

图78　FGF23主要作用机制示意

三、"与生俱来"的FGF23

多种遗传性疾病可以导致FGF23水平升高，并且根据遗传方式的不同，进一步可分为X连锁低血磷性佝偻病（XLH）、常染色体显性低血磷性佝偻病（ADHR）、常染色体隐性低血磷性佝偻病（ARHR）等，其中以XLH最为常见，占全部遗传性病因的80%以上。患儿通常幼年起病，表现为身材矮小、骨骼畸形（膝内翻、膝外翻等）和牙齿发育异常（图79）。目前的主要治疗方式为长期口服磷酸盐制剂和活性维生素D（骨化三醇），但服药期间可能出现胃肠不适、泌尿系结石以及继发性、三发性甲状旁腺功能亢进症等不良反应，需密切复查和随访。2021年1月国家药品监督管理局批准了重组人源FGF23单克隆抗体——布罗索尤单抗（Burosumab）用于治疗XLH，为患者带来了新的希望。

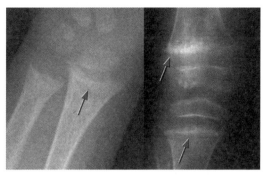

图79　XLH患者X线影像学改变
注：长骨干骺端杯口状、毛刷状改变。

四、"后来居上"的FGF23

世间没有无缘无故的爱，身体里也没有无缘无故增多的FGF23。当肿瘤来袭时，平时尽职尽责调控血磷的"指挥官"，也会变成脱缰的野马。肿瘤性骨软化症（TIO）是由于体内存在过度分泌FGF23的肿瘤，使循环中FGF23水平明显升高，造成低血磷性骨软化症。患者通常成年后逐渐出现临床症状，常常表现为骨痛、乏力、活动困难、病理性骨折和骨骼畸形，严重时患者卧床不起，生活不能自理。

引起TIO的致病肿瘤通常体积较小，生长缓慢，并且可以隐匿在全身各处软组织或骨组织中，从头部的鼻窦、颌骨到小腿、足底均有TIO相关肿瘤的病例报道。因此，准确定位致病肿瘤一直是临床医生面临的巨大挑战。密切询问患者是否发现身体的异常包块，详细全身查体，对于早期发现TIO肿瘤至关重要。随着医学影像技术的快速发展，多种先进的检查手段为我们寻找致病肿瘤病灶提供了极大帮助。由于这类肿瘤通常披着生长抑素受体（SSTR）的外衣，因此我们可以通过特殊检查识别肿瘤的外衣，进而准确定位肿瘤。北京协和医院在国内率先开展^{99m}Tc-生长抑素受体显像，其发现TIO肿瘤敏感性可达80%以上（图80）。之后科学家们又发现了与SSTR亲和力更高的生长抑素类似物，^{68}Ga-DOTATATE，并将它与PET/CT技术相结合，进一步提高了对TIO肿瘤的识别能力，并可能发现^{99m}Tc-生长抑素受体显像检查的"漏网之鱼"（图81）。对于显像检查所识别的可能肿瘤部位，下一步推荐通过CT、MRI等检查完善进一步的解剖定位，指导后续手术精准切除肿瘤。还有一些初次定位检查无法发现的"深藏不露"的肿瘤，建议1～2年后再次进行筛查。

治疗上，由于TIO肿瘤多为良性，手术完整切除肿瘤是首选治疗方案，可以从根本上"摧毁敌军的司令部"，术后患者的血FGF23水平迅速下降，随之血磷升高至正常水平，临床症状在数周到数月后明显缓解，患者得以恢复正常的生活和工作。但是近年来的研究发现，有少部分患者即使进行手术切除了肿瘤，血磷水平仍未恢复正常，或者血磷虽恢复正常一段时间，但之后再次出现下降，临床症状反复，因此术后的长期随访至关重要，如出现术后不缓解或复发的"难治性"患者，应加强评估和检查。对于肿瘤定位困难、各种原因所致无法完整切除肿瘤或者术后复发的TIO患者，可采用口服磷酸盐制剂及活性维生素D（骨化三醇）治疗来纠正低磷血症，缓解临床症状。重组人源FGF23单克隆抗体在TIO患者中亦可以应用，以升高血磷水平，更好地改善临床症状。

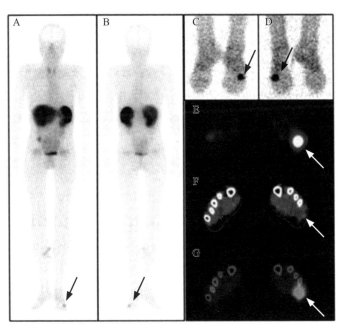

图80 ^{99m}Tc-生长抑素受体显像对TIO肿瘤进行定位检查
（来源：参考文献［3］）

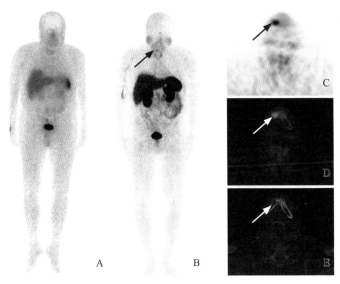

图81 ^{68}Ga-DOTATATE-PET/CT对TIO肿瘤进行定位检查
（来源：参考文献［6］）

五、除了FGF23升高，还有其他引起低血磷的原因吗

除FGF23升高以外，一些肾脏本身疾病，或者药物、系统性疾病损伤肾小管，使肾脏排磷增加，导致低磷血症，甚至出现低血磷性佝偻病/骨软化症。

罕见的累及肾脏的遗传性疾病，同样会引起肾磷排出增多、血磷降低，如遗传性低血磷高尿钙性佝偻病（HHRH），是由于近端小管转运蛋白的基因变异，导致肾脏对磷的重吸收减少，最终引起低磷血症和佝偻病。与FGF23升高所致的低磷血症不同，HHRH患者血1,25(OH)$_2$D水平增加，尿钙水平升高，因此肾脏钙质沉着和肾结石的风险也显著增加。治疗方面，仅需口服磷制剂，无需使用活性维生素D，避免加重肾结石和肾损害。其他遗传性疾病如胱氨酸病、肝豆状核变性以及遗传性果糖不耐受症等也可能引起低血磷性佝偻病。另外，多发性骨髓瘤、淀粉样变，以及多种药物如阿德福韦酯、替诺福韦等，可以损害近端小管功能，导致包括磷酸盐在内的多种物质重吸收减少，引发低磷血症。因此，这些病因造成的低磷血症在治疗时，除口服磷酸盐制剂和活性维生素D外，积极治疗原发病和停用造成肾小管损害的药物也是非常重要的。

总之，长期低磷血症引起骨骼矿化障碍，骨骼相关的损害日益显著。希望通过我们的讲述，大家能够重视化验单中容易被忽略的指标——血磷。"磷"界点下的"骨"事，值得您密切关注！

（齐文婷　姜　艳）

参 考 文 献

[1] CARPENTER T O, WHYTE M P, IMEL E A, et al. Burosumab Therapy in Children with X-Linked Hypophosphatemia [J]. N Engl J Med, 2018, 378 (21): 1987-1998.

[2] MINISOLA S, PEACOCK M, FUKUMOTO S, et al. Tumour-induced osteomalacia [J]. Nat Rev Dis Primers, 2017, 3: 17044.

[3] SHI X, JING H, LI F, et al. ^{99m}Tc-HYNIC-TOC in the Evaluation of Recurrent Tumor-Induced Osteomalacia [J]. Clin Nucl Med, 2019, 44 (3): 209-213.

[4] JIANG Y, XIA WB, XING XP, et al. Tumor-induced osteomalacia: an important cause of adult-onset hypophosphatemic osteomalacia in China: Report of 39 cases and review of the literature [J]. J Bone Miner Res, 2012, 27 (9): 1967-1975.

[5] LI X, JIANG Y, XIA W, et al. Nonremission and Recurrent Tumor-Induced Osteomalacia: A Retrospective Study [J]. J Bone Miner Res, 2020, 35 (3): 469-477.

[6] 张姝, 王玲, 王瞳, 等. ^{68}Ga-DOTA-TATE正电子发射断层显像/计算机断层显像对^{99m}Tc-HYNIC-TOC单光子发射断层显像阴性瘤源性骨软化症致病肿瘤的定位价值 [J]. 中国医学科学院学报, 2018, 40 (6): 757-764.

肌肉脂肪篇

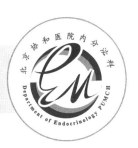

79 肥胖是福态还是病态

伴随经济发展和生活方式的变化，我国肥胖症患病率显著上升，《中国居民营养与慢性病状况报告（2015年）》的数据表明：截至2012年，我国18岁及以上成人超重率为30.1%，肥胖率为11.9%，而6～17岁儿童和青少年超重率为9.6%，肥胖率为6.4%。老百姓常说"能吃是福"，发胖也称为发"福"。然而，发胖真的是发"福"吗？肥胖究竟是福态还是病态呢？

一、为什么会发"福"

肥胖症是指机体脂肪含量过多和/或脂肪分布异常，常是由遗传和环境等因素共同作用而导致的慢性代谢性疾病。肥胖症可以分为单纯性肥胖症、继发性肥胖症和遗传缺陷导致的肥胖症。继发性肥胖症是继发于其他疾病导致的肥胖，如颅咽管瘤等导致的下丘脑性肥胖、心理性肥胖（如贪食症）、药物性肥胖（服用糖皮质激素）等。还有一些发生年龄早的重度肥胖患者由遗传缺陷导致，例如普拉德-威利（Prader-Willi）综合征、科恩（Cohen）综合征等。

单纯性肥胖症的基本病因包括：①遗传因素。为什么有的人喝水都会胖，遗传决定你是否容易发胖。相同进食和运动情况下，有肥胖家族史的人更容易患肥胖症。②环境因素。不良的生活方式是发病的主要因素，如高热量饮食、缺乏运动等。

二、您"胖"了吗

体重指数（BMI）是国内外用于判断超重/肥胖的常用简易指标，体重指数（BMI）＝体重（kg）/身高（m）^{2}。世界卫生组织（WHO）和我国的标准如表29所示。

表29　BMI值诊断肥胖的标准

项目	BMI（kg/m^2）	
	WHO	中国
低体重	＜18.5	＜18.5
正常体重	18.5～24.9	18.5～23.9
超重	≥25	≥24
肥胖前期	25.0～29.9	24.0～27.9
肥胖Ⅰ级	30.0～34.9	≥28
肥胖Ⅱ级	35.0～39.9	—
肥胖Ⅲ级	≥40.0	—

国内外指南推荐腰围（WC）作为判断腹型肥胖的重要指标。我国腹型肥胖的腰围切点值：女性≥85cm，男性≥90cm。

WHO推荐以身高标准体重法判断儿童肥胖：以同年龄同性别儿童体重为标准体重（100%），±10%标准体重的范围为正常，＞15%为超重，＞20%为轻度肥胖，＞30%为中度肥胖，＞50%为重度肥胖。根据上述标准，您"胖"了吗？

三、肥胖是"祸"不是"福"

肥胖症是许多慢性疾病的主要驱动因素，主要包括：

①心血管疾病，包括冠心病和脑卒中，目前已经成为全球范围内首要致死原因。②2型糖尿病，我国2型糖尿病患病率高达11.2%。③肌肉骨骼疾病，尤其是骨关节炎。④肿瘤，如子宫内膜癌、乳腺癌、结肠癌的发病与肥胖相关。肥胖症还常合并许多其他疾病，包括胆囊疾病、血脂异常、非酒精性脂肪性肝病、多囊卵巢综合征、女性不育、男性性功能低减、睡眠呼吸暂停综合征、胃食管反流病等（图81）。

因此，肥胖是一种"病态"，如果不及时控制体重，它将成为许多代谢相关疾病的祸根。

①内分泌
内分泌紊乱，患糖尿病、高血脂的风险高

②皮肤
皮肤会变得粗糙、松弛

③肝胆
脂肪堆积会形成脂肪肝

④肾脏
损害肾脏，导致肾炎、尿毒症等疾病

⑤骨关节
过度运动容易给骨关节造成负担

⑥大脑
超重者脑组织比正常人少4%，早衰8年

⑦肺
影响呼吸，易打鼾、憋气，甚至会呼吸暂停

⑧心脏
心脏负担加重，高血压、心脏病等风险高

⑨肿瘤
子宫内膜癌、肾癌、乳腺癌、肝癌、胃癌等风险高

⑩结肠
蠕动减弱，易发生便秘导致直肠癌和结肠癌

图81 肥胖症相关并发症示意

四、告别肥胖，保持健康"福态"

2016年美国首次提出肥胖症的分级诊疗，强调早期预防、疾病管理和并发症防治的重要性。减肥治疗可以改善

肥胖相关并发症。

生活方式改变是减重治疗的基础，主要包括以下几个方面。

1. 饮食方式改善

减少能量摄入是减重治疗最主要方法。相关指南共识建议采用轻断食、低能量、高蛋白质等膳食模式进行减重。建议患者可与营养科医生共同商议制订个体化饮食方案。

2. 体育活动

运动能减少脂肪成分，增加肌肉含量。一方面，建议运动量和强度应该逐步递增，最终达到有氧运动（如快走）每周运动150分钟以上（每天30分钟以上，每周运动3～5天）。另一方面，推荐以更高水平的活动量（每周200～300分钟）维持体重下降和防止体重反弹（长期，1年以上）。同时减少静坐。

3. 行为方式干预

减重治疗是场漫长的"长征"，患者依从性是减重治疗成功与否的关键因素。让肥胖患者充分认识肥胖症及其危害并积极配合可以使减重治疗事半功倍。

除了生活方式改变，药物和代谢手术是减重治疗的重要辅助手段，二者均需要在专科医生指导下进行。尤其是接受减重手术后并非一劳永逸，有手术意愿的患者需仔细评估手术适应证和合并症，术后严格随访！

随着生活经济水平提高，肥胖症已成为全球危害健康的常见疾病。肥胖症是一种慢性疾病，伴随许多代谢异常并发症，需要我们给予重视且终身管理。因此，肥胖是一种病态，我们要管理好自己的生活方式，"管住嘴，迈开腿"，去拥有真正的健康"福"态！

（柯晓安　朱惠娟）

参考文献

［1］RYAN D H, KAHAN S. Guideline Recommendations for Obesity Management［J］. Med Clin North Am, 2018, 102（1）: 49-63.

［2］YEREVANIAN A, SOUKAS A A. Metformin: Mechanisms in Human Obesity and Weight Loss［J］. Curr Obes Rep, 2019, 8（2）: 156-164.

［3］王勇, 王存川, 朱晒红, 等. 中国肥胖2型糖尿病外科治疗指南（2019版）［J］. 中国实用外科杂志, 2019, 39（4）: 6-11.

［4］中国超重肥胖医学营养治疗专家共识编写委员会. 中国超重/肥胖医学营养治疗专家共识（2016年版）［J］. 中华糖尿病杂志, 2016（10）: 525-540.

［5］赵宇星, 朱惠娟, 王林杰. 2016年美国临床内分泌医生学会/美国内分泌学会肥胖症综合管理临床实践指南解读［J］. 中国糖尿病杂志, 2017, 25（1）: 10-13.

［6］中华医学会. 肥胖症基层诊疗指南（实践版·2019）［J］. 中华全科医生杂志, 2020, 19（2）: 102-107.

80 基因与习惯，哪个对肥胖更重要

一、"胖墩墩"有哪些健康风险

2022北京冬奥，冰墩墩用实力演绎了什么是"顶流巨星"，圆滚滚的造型加薄薄的糖衣，把熊猫的可爱软萌演绎得淋漓尽致，向全世界展示了中国人独特的冰雪浪漫。其中，冰墩墩经常卡门作为可爱暴击一次次登上热搜，很多网友搞笑喊话冰墩墩"该减肥了"。反观我们的日常生活，随着社会发展进步和生活习惯的改变，很多人轻而易举长成"胖墩墩"就不那么美好了。最近几十年来，肥胖症的发病率显著增加。根据世界卫生组织（WHO）统计，自1975年以来，世界肥胖人数已增长近3倍。WHO将体重指数（BMI）≥25定义为超重，BMI≥30为肥胖。2003年《中国成人超重和肥胖症预防控制指南（试用）》中提出中国成人应以BMI≥24为超重，BMI≥28为肥胖。我国肥胖症患病率也迅速攀升。2020年发布的《中国居民营养与慢性病状况报告》指出，有超过一半的成年居民超重或肥胖，6～17岁、6岁以下儿童青少年超重肥胖率分别达到19%和10.4%。我们国家已成为肥胖人数最多的国家。

肥胖症作为代谢综合征的主要组分之一，与多种疾病密切相关，具体如下。

1. 心脑血管疾病

包括高血压、高血脂、糖尿病、脂肪肝、动脉粥样硬化及冠心病等。数据显示，超重或肥胖以后，大家俗称的三高（高血压、高血脂、高血糖）往往如影随形。

2. 增加关节负重，引起运动系统损害

肥胖者身体承受负担较重，骨关节、肌肉等组织可能会出现病变，可出现乏力、疼痛等症状，还可能引起椎间盘突出、关节炎等疾病。

3. 其他影响

如肥胖的患者睡觉容易出现打鼾，容易感觉到疲倦；社会心理负担加重；肥胖还会影响生育，甚至增加癌症风险。

二、究竟几分天注定，几分靠打拼

了解了肥胖的诸多危害，日常生活中我们常常苦恼，为什么同样都是胡吃海塞、好吃懒做，有的人"胖若两人"不敢上称，而有的人依然保持苗条身材？那么，"胖墩墩"究竟是什么原因造成的呢？先天还是后天，谁决定了我们的体重？

目前普遍认为肥胖症是由遗传因素和环境因素（如缺乏身体活动、热量摄入过多、睡眠不足、药物影响和社会经济状况等）相互作用的结果。根据涉及的基因和机制的不同，可将肥胖症分为以下类型。

1. 非综合征型单基因肥胖

主要是由于大脑中参与调节食欲的瘦素-黑素皮质素轴通路相关基因包括瘦素及其受体、阿片黑素促皮质素原、前转化酶1以及黑素皮质素-4受体等单个基因突变所致。患者表现为极度食欲旺盛和早发肥胖，即个体出生后 2～3 周即开始表现摄食亢进，体重明显增加，成年后BMI一般＞40。这类肥胖比较少见，基因起决定作用。

2. 综合征型单基因肥胖

是指肥胖伴有独特的相关临床表型（如智力残疾、畸形和器官特异性发育异常等），肥胖表现为迟发性，BMI一般为30～40。通常为罕见病，慢性起病，临床表型复杂，肥胖仅作为综合征的部分表型出现，常不易被发现。目前已经发现超过25种综合征形式的单基因肥胖，如大家比较熟悉一点的普拉德-威利（Prader-Willi）综合征，表现为吸吮无力、喂养困难、肌张力障碍、生长发育迟缓、性腺发育不全、特殊面容等。同样，这类肥胖也主要是由基因决定的。

3. 多基因型肥胖

人类绝大多数的肥胖都属于这种类型，又称普通型肥胖。是由多个甚至上百个先天基因变异，并与后天因素相互作用导致的。目前发现的这类肥胖相关基因位点超过700个，每个基因对肥胖的贡献度非常小，大多不到0.1%，并且每个人携带这些肥胖基因的个数差异也很大，因此表现出不同的遗传易感性。这类肥胖后天因素影响至关重要，后天不良生活习惯可以加速某些风险基因的致胖效应。

总之，导致人们出现肥胖症的原因是多种多样的，既有先天因素又包括后天因素。在单基因型肥胖人群中，基因起决定作用，这类人群发病年龄早，通常为罕见病。根据最新发布的《中国儿童肥胖的评估、治疗和预防指南》建议，对早发性肥胖（5岁前）且伴有多种特征性症状体征、符合疑似遗传性（单基因）肥胖综合征（尤其是食欲极度旺盛和/或极度肥胖家族史）诊断标准的儿童应及早进行基因检测，开展针对性治疗。而对于绝大多数普通肥胖者，其遗传因素则是由成百上千个基因的微小作用累加所致，个体的基因背景差异很大，目前的科学研究还未能从基因层面上对其贡献大小做出很好的解释，但是后天生活习惯对这类肥胖的影响非常大，持之以恒的健康的生活方式是逆转这类肥胖、重塑代谢健康的关键，特别需要从娃娃抓起。值得期待的是，科学家们正在研究如何根据个体的风险基因背景实施精准的营养或生活方式干预。

三、减肥小妙招，功在不舍

胖瘦果真是有天注定的成分，但在减肥这条艰难的道路上，更要发挥我们的主观能动性，切莫一胖误终生。如何科学减重？下面我们为大家介绍几个减肥小妙招。

管住嘴，合理膳食。每日的食谱应包括奶类、肉类、蔬菜水果和五谷四大类，均衡杂食，少吃多餐，七八分饱三分饥，见好就收。尽量避免甜饮料。

迈开腿，坚持运动。生命在于运动，通过相应的有氧运动可以将身体内多余的脂肪消耗，还可以加快身体新陈代谢。最有效的减肥运动包括慢跑、游泳、瑜伽、健身操、骑自行车等。选择自己喜欢的运动方式，每次不少于30分钟，每周5次，长期坚持。遗传是天生的，是咱们改变不了的，但能否坚持运动就是自己的事啦。

养成良好的睡眠习惯和作息规律。睡眠作为可改变的环境因素在肥胖的发生发展中越来越受到重视。鉴于人的睡眠时间会随着年龄的增长变化，建议成年人每天保证7～9小时的有效睡眠。学龄儿童每天9小时以上的夜间睡眠。

保持好心态，有足够的信心和耐心，合理饮食搭档运动控制和生活方式的改变，持之以恒。三天打鱼、两天晒网不会有很好的减肥效果出现。

对于改善生活方式未能有效减轻体重的情况，或有合并症未能得到有效改善、重度肥胖等情况，我们建议不要盲目使用减重药物，应与内分泌科、营养科等相关科室医生综合评估健康状况，选择合理的临床干预措施。

综上，肥胖有几分天注定也有几分靠打拼，哪个更重要因人而异。通过饮食、运动、行为习惯、心理等干预重塑健康生活方式，给自己时间，贵在坚持，功在不舍，期待"胖墩墩"华丽蜕变！

（王冬梅　黎　明）

参 考 文 献

［1］QIANG ZENG, NAISHI LI, XIONG-FEI PAN, et al. Clinical management and treatment of obesity in China［J］. Lancet Diabetes Endocrinol, 2021, 9（6）: 393-405.

［2］COLL A P. Monogenic Obesity: Using Drugs to Bypass the Problem［J］. Cell Metab, 2018, 28（1）: 1-2.

［3］GOODARZI, M O. Genetics of obesity: what genetic association studies have taught us about the biology of obesity and its complications［J］. Lancet Diabetes Endocrinol, 2018, 6（3）: 223-236.

［4］《中国儿童肥胖的评估、治疗和预防指南》专家组. 中国儿童肥胖的评估、治疗和预防指南［J］. 中国妇幼健康研究, 2021, 32（12）: 1716-1722.

［5］GE LI, LING ZHONG, LANWEN HAN, et al. Genetic variations in adiponectin levels and dietary patterns on metabolic health among children with normal weight versus obesity: the BCAMS study［J］. Int J Obes（Lond）, 2022, 46（2）: 325-332.

［6］JUNLING FU, YONGHUI WANG, GE LI, et al. Childhood sleep duration modifies the polygenic risk for obesity in youth through leptin pathway: the Beijing Child and Adolescent Metabolic Syndrome cohort study［J］. Int J Obes（Lond）, 2019, 43（8）: 1556-1567.

［7］夏维波，李梅. 遗传性内分泌代谢病［M］. 北京：人民卫生出版社, 2022.

81 您了解睡眠和肥胖症的关系吗

相信大家都知道"多吃少动"会导致肥胖，那您听说过"睡得少、睡不好也可能会增加肥胖的发生风险"么？在具体讨论睡眠与肥胖这两者关系之前，让我们先了解一下睡眠以及肥胖的评估标准。

一、不同年龄段人群推荐睡眠时间

睡眠几乎要占去人一生中1/3的时间，是人体健康必不可少的一部分。那您知道您每日需要多少睡眠时间吗？美国国家睡眠基金会及美国儿科学会对各年龄层人群提出的睡眠建议如下：刚出生到3月龄的新生儿应睡眠14～17小时；4～11月龄的婴儿为12～15小时；1～2岁的幼儿为11～14小时；3～5岁的儿童，建议10～13小时；6～13岁的儿童为9～11小时；14～17岁的青少年为8～10小时；18～64岁的成人每天睡眠时间建议为7～9小时；65岁及以上的老年人则为7～8小时（图82）。

按照上述标准，回忆一下您平时的睡眠时间，是否达标呢？现代人生活节奏的加快以及睡前使用电子设备的习惯，或存在睡眠障碍，如失眠或睡眠呼吸暂停等因素，使得睡眠不足及睡眠质量差的问题越发突出和普遍。

二、肥胖的诊断标准

与此同时，超重和肥胖症在全球流行，已成为严峻的公共卫生危机之一。根据世界卫生组织（WHO）统计，自1975年以来，世界肥胖人数已增长近3倍。2016年，18岁

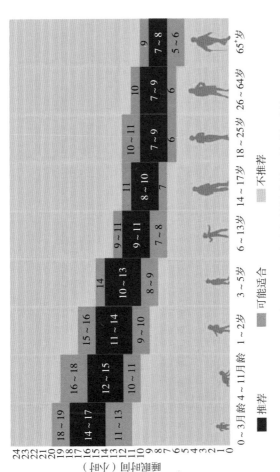

图 82 美国国家睡眠基金会按年龄划分的睡眠时间建议

及以上成年人中逾19亿人超重，其中超过6.5亿人肥胖；在5～19岁儿童和青少年中超重或肥胖人数达3.4亿；在5岁以下儿童中也有4100万名超重或肥胖。您知道怎么判断自己的体重状态吗？方法很简单，测量自己的身高和体重后按照以下公式计算体重指数（BMI），BMI＝体重（单位：kg）/身高（单位：m）的平方（即国际单位kg/m^2）。根据《中国成人超重和肥胖症预防控制指南（试用）》的标准，中国成人以BMI≥24为超重，BMI≥28为肥胖。参照《中国学龄儿童青少年超重、肥胖筛查体重指数值分类标准》（表30），儿童和青少年肥胖是指在同年龄同性别儿童青少年中，BMI≥第95百分位数，超重是指在同年龄同性别儿童和青少年中，BMI处于第85百分位与第95百分位之间。肥胖是2型糖尿病、高血脂、高血压、代谢综合征等多种心血管代谢疾病最主要的危险因素。肥胖症及其相关疾病可损害身心健康，使生活质量下降，预期寿命缩短。因此，肥胖症的预防和控制刻不容缓。

表30　中国学龄儿童青少年超重、肥胖筛查BMI分类标准

年龄（岁）	男		女	
	超重	肥胖	超重	肥胖
7～	17.4	19.2	17.2	18.9
8～	18.1	20.3	18.1	19.9
9～	18.9	21.4	19.0	21.0
10～	19.6	22.5	20.0	22.1
11～	20.3	23.6	21.1	23.3
12～	21.0	24.7	21.9	24.5
13～	21.9	25.7	22.6	25.6
14～	22.6	26.4	23.0	26.3

年龄（岁）	男		女	
	超重	肥胖	超重	肥胖
15 ～	23.1	26.9	23.4	26.9
16 ～	23.5	27.4	23.7	27.4
17 ～	23.8	27.8	23.8	27.7
18	24.0	28.0	24.0	28.0

注：来源：中华人民共和国国家卫生和计划生育委员会. 中国学龄儿童青少年超重与肥胖筛查体重指数值分类标准。

三、睡眠与肥胖症的关系

目前普遍认为肥胖症是遗传因素和环境危险因素相互作用的结果。其中饮食中油脂含量增加、运动过少是我们耳熟能详的肥胖症的危险因素，那为什么我们会说睡得少、睡不好也会增加肥胖的发生风险呢？

越来越多大型流行病学研究表明，睡眠缺乏是肥胖症的一个危险因素。如北京协和医院黎明教授团队通过分析在北京地区开展的北京儿童青少年代谢综合征（BCAMS）大型队列研究，该研究纳入人数将近两万名6 ～ 18岁学龄儿童，发现儿童期睡眠时间不足显著增加儿童期以及10年随访时的肥胖风险。此外，睡眠是一个多维度的指标，除了时间，还有质量、习惯等维度，许多研究证据提示睡眠质量差也可能会增加肥胖的发生风险。

睡眠是怎么在不经意间影响您的体重呢？其实目前睡眠不足增加肥胖的机制尚不清楚，现有的研究认为睡眠减少可通过几种途径来增加能量摄入、减少能量消耗进而增加体重导致肥胖。比如，人的食欲受两个重要的激素控制，一个是来自脂肪组织的瘦素，它随脂肪增多而分泌增加，可以抑制食欲，增加脂肪消耗，从而使体重下降，故而得名瘦素；另一个是由胃产生的胃饥饿素，在胃排空时分泌增加，传递给大脑，产生饥饿感，促进进食。这两种激素协同作用，维持食欲和体重的平衡。有研究发现，睡眠减少可使体内瘦素水平降低以及胃饥饿素水平增加，使饥饿感增加，从而增加进食量。北京协和医院在BCAMS儿童肥胖队列发现，儿童和青少年长期睡眠不足会伴有瘦素水平的升高，但瘦素增多并不能正常发挥减重的作用，即所谓瘦素抵抗，这可能是解释睡眠不足增加儿童和青少年肥胖发生风险的一个关键因素（图83）。此外，行为途径也可以解释睡眠减少的影响：人们在清醒未睡觉的时间里拥有了更多进食的机会，尤其是更有可能摄入导致肥胖的食物如油脂丰富的食物。睡眠不足引发的疲劳也会减少身体活动量，增加久坐不动的时间，从而减少能量消耗来增加肥胖发生风险。

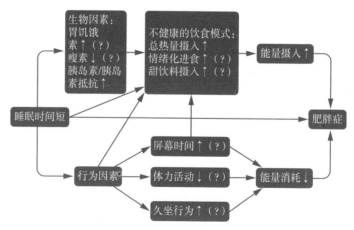

图83 睡眠不足可能导致肥胖的潜在机制示意
（来源：参考文献［2］）

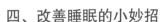

四、改善睡眠的小妙招

看了这些，您是否对"睡得少、睡不好也可能会增加肥胖的发生风险"这句话有更多的认识呢？预防超重和肥胖的发生发展，除了管住嘴、迈开腿，也需要保证充足的睡眠。怎样去保证充足的睡眠呢？不妨试试以下的建议吧！

（1）保持作息规律一致。即使在周末，也要坚持固定时间睡觉和起床。

（2）减少小睡。如果存在夜间睡眠问题，则白天不要小睡，特别是在傍晚时候。但对于轮班的人来说，小睡通常是必要的，这有助于减轻疲劳，并在工作中保持警觉。

（3）每天锻炼身体。

（4）每天早晨规律的明亮光照有助于保持规律的昼夜节律；晚上避免吸烟、摄入咖啡因和大量进食。

（5）建立睡前仪式。如将个人洗护、熄灯和减少噪声等例行程序纳入预定睡眠时间前两小时内。

（6）营造有利于睡眠的环境。例如，卧室应该舒适凉爽以及选择舒适的床垫和枕头。对容易因环境刺激而导致睡眠中断的人，使用遮光窗帘、耳塞等有助于创造最佳的睡眠环境。

（7）舒缓的活动可以促进睡眠，比如在柔和的光线下阅读。日常睡前至少30分钟内应避免使用电子设备，如果夜间醒来，也不要使用电子设备。计算机屏幕和手持电子设备发出的蓝光可以抑制褪黑激素的自然产生，导致入睡困难。

（8）如果睡不着，不要看表。去另一个房间做些放松的事，直到感觉有足够的睡意，再回到床上睡觉。

若您尝试过上述睡眠卫生建议后，仍然难以获得足够的睡眠，您可以考虑咨询睡眠专科医生来改善睡眠。

综上，希望大家都能重视自身睡眠问题，同时关注体重变化，并积极采取措施改善睡眠，养成良好睡眠习惯，保证充足高质量的睡眠，减少超重和肥胖的发生风险。

（钟 玲 黎 明）

参考文献

[1] ELEONORA T, ELISA M F, MONICA S, et al. Short sleep duration and cardiometabolic risk: from pathophysiology to clinical evidence [J]. Nat Rev Cardiol, 2019, 16（4）: 213-224.

[2] FELSO R, LOHNER S, HOLLÓDY K, et al. Relationship between sleep duration and childhood obesity: Systematic review including the potential underlying mechanisms [J]. Nutr Metab Cardiovasc Dis, 2017, 27（9）: 751-761.

[3] JUNLING FU, YONGHUI WANG, GE LI, et al. Childhood sleep duration modifies the polygenic risk for obesity in youth through leptin pathway: the Beijing Child and Adolescent Metabolic Syndrome cohort study [J]. Int J Obes（Lond）, 2019, 43（8）: 1556-1567.

[4] LUJIAO LI, JUNLING FU, XIN TING YU, et al. Sleep Duration and Cardiometabolic Risk Among Chinese School-aged Children: Do Adipokines Play a Mediating Role? [J]. Sleep, 2017, 40（5）: zsx042.

[5] KIRAN MASKI. 睡眠不足的评估和治疗. UpToDate临床顾问. https://www.uptodate.cn/contents/zh-Hans/insufficient-sleep-evaluation-and-management?csi=2abbd86d-c424-44fa-a46f-49456b07410f&source=contentShare.

82 生长激素也与肥胖相关吗

每当医生提到要使用激素，可能多数患者的内心都是不乐意的，因为激素可能会让人变胖、变丑。但是您知道除了让人变胖的激素以外，还有会让人变瘦的激素吗？这里，咱们就先卖一个关子，您往下看就知道了！

一、使用激素都会让人变胖吗

答案当然是否定的，并非所有的激素都会让人变胖。多数人知道的会让人变胖的激素是糖皮质激素。长期使用糖皮质激素，人往往会出现满月脸、水牛背、痤疮、多毛、水肿等症状，也就是大家常说的"脸大了，腰粗了"。但是也有让人变瘦的激素。比如咱们今天要介绍的主角——生长激素。看到这里您可能又有疑问了：生长激素不是让小孩子长个儿的激素吗？怎么还能影响人的胖瘦呢？这些问题我们将在下文一一解答，请您跟我接着往下看！

二、为什么生长激素可以让人变瘦

生长激素（GH）是人体腺垂体分泌的一种肽类激素。它的受体遍布全身，包括脂肪、肝脏、软骨、小肠、心脏、肾脏、肺、胰、脑、骨骼肌、黄体、睾丸、淋巴组织等组织和器官。生长激素的作用广泛，除了通过肝脏产生胰岛素样生长因子（IGF-1）促进骨骼生长发育以外，它还能直接调节机体内三大营养物质葡萄糖、脂肪、蛋白质的代谢，包括促进脂肪分解和脂肪酸氧化，促进蛋白质合成，减少葡萄糖转运、摄取和利用，减少蛋白质的分解和利用等

（图84）。这里提到的脂肪就是我们常说的"肥肉"，生长激素能够促进脂肪分解和脂肪酸氧化，也就减少了我们身上的肥肉含量，因此自然而然地能够让我们变得苗条。

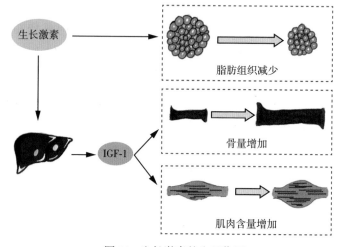

图84　生长激素的生理作用

三、既然生长激素可以让人变瘦，那么缺乏生长激素会让人发生什么变化

内分泌领域比较常见的缺乏生长激素的疾病叫生长激素缺乏症（GHD），是一种由于先天或者后天因素导致垂体生长激素合成和分泌出现障碍的一种内分泌疾病。对于GHD患儿来说，除了表现为身材矮小以外，患儿的体重通常大于或等于同身高儿童的体重，呈轻度向心性肥胖，通俗地讲就是会有小肚子。而成人GHD患者也会存在内脏脂肪增多、血脂异常、肌肉含量和力量降低等临床表现。造成上面这些患者发胖的一个重要原因就是生长激素缺乏。当机体缺乏生长激素时，体内脂肪的分解过程会减少，而

合成过程则会增加，这就使得肚子上的"游泳圈"越垒越高，大腿也越来越粗。另外，缺乏生长激素还会增加患肥胖相关疾病的风险。GHD患者发生代谢相关脂肪性肝病的风险较正常人相比明显升高。当然注射生长激素治疗以后，GHD患者的脂肪含量会减少，体重指数（BMI）和腰围也会随之减少。

四、既然生长激素可以让人变瘦，生长激素是不是越多越好

答案自然是否定的。例如，肢端肥大症是一种主要由垂体腺瘤引起，以循环中过度分泌的GH和IGF-1为主要特征的内分泌疾病。与上述的GHD患者相反，肢端肥大症患者较正常人相比，体内的骨骼肌和蛋白质含量相对较高，而脂肪含量（尤其是内脏脂肪）相对较少。这是因为当机体分泌的生长激素过多时，脂肪合成过程就会被抑制，而分解过程反被促进。虽然肢端肥大症的患者脂肪含量相对较少而肌肉含量相对较多，但是生长激素过度分泌也会造成皮肤及软组织增生、骨关节肥大和疼痛、呼吸功能障碍、糖代谢受损、患心血管疾病和肿瘤的风险增加等后果。更为重要的是生长激素的过度分泌来源于垂体腺瘤。所以，当进行垂体肿瘤手术切除治疗以后，肢端肥大症患者体内的肌肉和蛋白含量则会随之降低，而脂肪含量和腰围也会随之增加。

五、能不能通过注射生长激素减肥

介绍了这么多关于生长激素跟肥胖的知识，有的人可能还会好奇到底能不能通过注射生长激素减肥呢？答案是——不行！虽然生长激素确实能够促进脂肪分解和脂肪

酸氧化，但是目前对生长激素的减肥作用还处于研究阶段，临床上还没有将它作为一种减肥药物。FDA已经批准的生长激素适应证主要有：儿童生长激素缺乏症、慢性肾功能不全肾移植前、人类免疫缺陷病毒（HIV）感染相关性衰竭综合征、特纳（Turner）综合征伴身材矮小、普拉德－威利（Prader-Willi）综合征、成人生长激素缺乏症替代治疗、小于胎龄儿、特发性矮身材、短肠综合征、SHOX基因缺少但不伴生长激素缺乏症患儿。另外，长期使用生长激素可能存在良性颅高压、糖代谢异常、甲状腺功能减退、股骨头滑脱、脊柱侧凸、色素痣、手脚变大等副作用。因此，一定要在具有使用适应证的情况下，在医生的指导下使用生长激素！想要减肥的朋友还是要靠长期合理的饮食和适当的运动等生活方式的改变，减肥这条路可没有捷径可以走。

关于生长激素和肥胖的关系，您是否已经有了初步了解呢？生长激素除了能让我们长高个子以外，还能促进脂肪分解，让我们变瘦。但是，生长激素再好，也不能"贪杯"，一定要在医生的指导下，合理用药！

（吕枭锐　龚凤英）

参 考 文 献

［1］史轶蘩. 协和内分泌和代谢学［M］. 北京：科学出版社，1999.

［2］中华医学会内分泌学分会. 成人生长激素缺乏症诊治专家共识（2020版）［J］. 中华内分泌代谢杂志，2020，36（12）：995-1002.

［3］中国垂体腺瘤协作组. 中国肢端肥大症诊治共识（2021版）［J］. 中华医学杂志，2021，101（27）：2115-2126.

［4］YANG H，WANG L，QIU X，et al. Body composition and metabolic health of young male adults with childhood-onset multiple pituitary hormone deficiency after cessation of growth hormone treatment

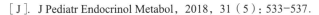

[J]. J Pediatr Endocrinol Metabol, 2018, 31 (5): 533-537.

[5] GUO X, GAO L, SHI X, et al. Pre-and Postoperative Body Composition and Metabolic Characteristics in Patients with Acromegaly: A Prospective Study [J]. Int J Endocrinol, 2018, : 4125013.

基础研究篇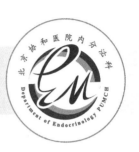

83 关于激素测定的秘密有很多

最近，在内分泌诊室里，最常听到这些问题："医生，您看我这激素升高了，是不是有问题呀？""医生，我吃饭了，还能抽血测激素吗？""医生，这个激素为啥要晚上测呀？"。其实，在内分泌领域，关于激素测定的秘密有很多，本文为各位细细道来。

一、激素水平不对劲，到哪个科就诊

激素，其实是一个很大的概念。我们常说的"吃了会发胖"的激素，一般特指的是糖皮质激素。而除了糖皮质激素以外，人体内还有很多各种各样不同的激素，如降血糖的胰岛素，促进生长发育的生长激素，以及调节钙磷代谢的甲状旁腺激素等，这些具有"微量、高效"特点的小分子生物活性物质每日勤勤恳恳，协同作战，共同发挥着调节我们日常生活包括饮食、睡眠等各种生理活动的作用。

虽然激素多种多样，但它们都隶属于同一个体系——内分泌系统。现代医学认为，内分泌系统由下丘脑、垂体、甲状腺、胰岛、肾上腺、卵巢、睾丸等人体内的多个腺体及其他具有分泌功能的组织与细胞组成，而由它们所分泌的激素自然也属于内分泌系统的管辖范围内（图85）。因此，如果激素水平出了问题，不在"正常范围"内了，就应该尽快到正规医院的内分泌科就诊。

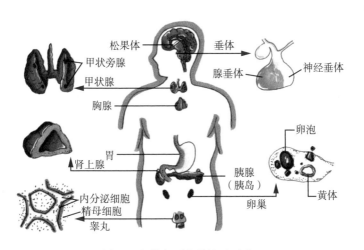

图85 人体主要内分泌腺示意

二、激素水平不在"正常范围"内，一定是病吗

在拿到常规激素检测结果单时，纸面儿上出现的小箭头常让人担忧——这说明测定的激素水平不在正常范围内了。但激素水平不在"正常范围"内就一定是得病了吗？其实不然。

在专业的内分泌科医生看来，激素测定结果并不是诊断疾病唯一指标。比起单纯依赖于某一次超出"正常范围"的检测值，大多数内分泌疾病的诊断需要同时结合疾病相关的症状与体征进行综合判断。比如，如果在体检中发现自己的血糖及胰岛素水平升高，那么可以对照自己是否出现了典型的"三多一少"（即多饮、多食、多尿和体重减少）的糖尿病症状，是否出现颈后皮肤变黑（黑棘皮征）等胰岛素抵抗的体征。将激素测定的结果与疾病症状、体征和相应的影像学检查结合起来，才能获得准确的诊断。因此，偶尔发现一次不在"正常范围"的激素测定结果，大可不必惊慌失措，更无需忧心、焦虑。请及时到内分泌科就诊，让专业医生给出准确的判断。

三、激素水平测定中的"李逵与李鬼"

月有阴晴圆缺，同样，随着昼夜节律的变化，人体内的激素水平也存在自然的波动起伏。同一项检测，在不同的时辰做，可能就会出现不同的结果，这就叫做"激素的节律"。举个例子来说，我们俗称的"压力激素"皮质醇就存在以24小时为一循环的典型昼夜节律，跟随着我们每日的作息，早晨8点时最高，之后逐渐下降，午夜时分最低。因此，在诊断皮质醇增多症时，通常采用三点法，可在早上8点、下午4点、午夜0点采血，以观察皮质醇水平是否正常以及昼夜节律是否存在。类似地，在我们的身体里，作为维持骨健康重要激素之一的维生素D还具有"以年为单位的节律"，这是因为维生素D水平高低与一年之中不同的日照时长是相关的，因此会出现夏天高、冬天低的波动，这也是完全正常的。此外，激素水平还会受到很多因素的影响，如恐惧或紧张等激烈情绪、饥饿、饱食、失眠、剧烈运动等应激状态，甚至吸烟、饮酒等不良生活习惯，都有可能导致激素测定结果出现异常。

除受人体自身状态影响之外，由于激素大多都是小分子物质，其测定很容易受到其他大分子物质的干扰。因此，在看到重要激素的异常结果时，更可靠的方法是在间隔一定时间后，复测1～2次，排除由于季节、身体状况、昼夜节律和检测过程中其他物质的干扰等因素造成的影响，再进行判断。

人的激素水平受到多种因素的调控，同时激素的测定也是一个非常精密的过程。因此，片面依赖一次激素测定结果就诊断疾病是不可取的。在解读激素化验结果时，你以为骇人的"李逵"可能不过只是一个纸老虎"李鬼"而已。

测定体内激素水平能够帮助我们更好地了解机体的内分泌功能，是体检时需要特别关注的重要项目。如果自己或是身边的亲戚朋友发现激素水平不对劲，建议大家按照下面四步走：

（1）到内分泌科就诊。

（2）对照自己是否出现相应激素紊乱的症状与体征。

（3）排除抽血时自身状态对激素测定可能造成的影响。

（4）遵医嘱复测 1～2 次明确真实的激素情况。

总而言之，激素异常不可怕，谨遵医嘱更安心。

（许瀚元　龚凤英）

参 考 文 献

［1］史轶蘩. 协和内分泌和代谢学［M］. 北京：科学出版社，1999.

［2］夏维波，李玉秀，李梅. 协和内分泌大查房［M］. 北京：中国协和医科大学出版社，2021.

［3］夏维波，李玉秀，朱惠娟. 协和内分泌疾病诊疗常规［M］. 北京：中国协和医科大学出版社，2021.

［4］赵玉沛. 内分泌外科学［M］. 北京：人民卫生出版社，2019.

［5］MOHD A NAS, JULIANA N, AZMANI S, et. al. Cortisol on Circadian Rhythm and Its Effect on Cardiovascular System［J］. Int J Environ Res Public Health, 2021, 18（2）: 676.

84 哪些人需要基因测序

随着科学技术的发展，"基因检测"对于我们而言不再陌生。实际上，我们每个人的基因组中，都蕴含着大量包含着我们健康、体质的信息。通过对基因检测结果的解读，我们可以获得大量有助于疾病诊断、治疗和预防的重要信息。

那这看似神秘而万能的基因测序结果，是否建议人手一份呢？答案是否定的，只有当测序的结果能够提供我们需要的信息时，才有必要进行相应的检测。正如我们在看病时，需要开具的其他抽血化验一样，按需开具，才能精确诊断和治疗。那么，就让我们看看究竟什么时候需要进行基因检测呢？

一、基因测序可明确遗传病因

遗传因素参与了人类众多疾病的发生。遗传病，是指由于遗传物质发生改变而引起的疾病。常为先天性，但也可后天发病。根据涉及的遗传物质类型，可将遗传病分为3类。

（1）染色体病：常由于染色体的数目、形态、结构异常引起的疾病。

（2）单基因遗传病：是由于同源染色体（来自父亲和母亲的一对染色体）上基因存在异常所引起的疾病。可根据基因所在的染色体种类及遗传方式，进一步分为常染色体显性遗传病、常染色体隐性遗传病、X连锁隐性遗传病、X连锁显性遗传病、Y染色体遗传病5种类型。

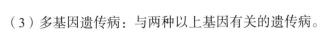

（3）多基因遗传病：与两种以上基因有关的遗传病。

以单基因遗传病21-羟化酶缺陷症（21-OHD）为例。21-OHD是一种常染色体单基因隐性遗传病，致病基因为CYP21A2。当2条同源染色体上的CYP21A2基因均发生致病性变异时，人体内的CYP21A2基因编码产物——21-羟化酶即发生缺陷，不足以维持肾上腺类固醇激素的正常生成，导致出现激素缺陷的相应症状。上述致病性变异，既可遗传自父亲和母亲的精子和卵子，也可是患者胚胎形成中发生的新发变异。虽现质谱检测为诊断21-OHD的一线方法，但基因检测仍为诊断本病的金标准，明确基因检测结果，有助于精准治疗和产前诊断。当怀疑可能患21-OHD时，即可以取患者外周血，提取DNA，进行CYP21A2基因测序，由专业人员进行变异致病性解读后，即可知道是否存在该基因的致病变异，从而确定或排除本病的诊断。同样的，其余类型的遗传病，亦可以通过对应的基因检测方法明确。但值得注意的是，基因检测结果并非100%标准答案，若未检测到明确的致病性变异，并不代表一定不存在相应的遗传病因，可能由于解读知识的局限或检测技术受限等原因所致。

二、基因测序可查明易感基因

易感基因，不同于上面所述的致病基因，这类基因变异不足以直接致病，对于携带易感基因的人来说，当接触到某些不良因子和环境时，其发生疾病的概率比不携带该易感基因的人，要高几倍甚至十几倍。

2013年5月，《纽约时报》刊登了一封好莱坞著名女星安吉丽娜·朱莉的信，信中这样写到："……我的医生推测，我患乳腺癌的概率为87%，患卵巢癌的概率是50%……为了预防未来这种情况的发生，我决定直接进行双侧乳腺切除手术。"医生的推测自然不是凭空而来，原来，安吉丽娜的家族中有多名女性亲属患有卵巢癌和/或乳腺癌，安吉丽娜也担心自己同样会罹患该病而致生命危险，因此，提前进行了BRCA基因检测，结果显示，确实存在BRCA1/2基因突变。于是，她决定行预防性地手术切除。

BRCA1/2是卵巢癌和乳腺癌等的易感基因，普通人患乳腺癌的风险约为12%，而携带有该基因突变的患者患病风险则会高至60%以上。但即使如此，基因检测对于每个人也不是必须的，只有当家族中多名亲属或者有一级亲属患有癌症时，才建议行相应的基因检测。值得注意的是，易感基因突变，只是意味着患相应疾病的风险增加，而非一定会患病，同样，若没有检测出某易感基因突变，也不意味着就一定不会患该病，因为我们对疾病发病的认知还有限。

三、基因测序可指导个性化用药

相同的药物对不同的个体可能产生不同的疗效和不良反应，这也与遗传因素密切相关。因此，通过对已知有关基因进行检测，可精准指导用药的种类、剂量和疗程。

以APOE基因为例，通过对该基因进行检测，可以指导他汀类降脂药的应用。2018年的《血脂异常疾病检验诊断报告模式专家共识》指出，APOE的多态性检测可提示个体对他汀类药物的反应，即：①基因型E3/E3和E2/E4提示他汀治疗疗效有效。②基因型E2/E2和E2/E3提示他汀治疗疗效较好。③基因型E3/E4和E4/E4提示他汀治疗疗效较差。

看到这里，我们可以知道，基因检测可以告知我们众多信息，但并非每个人都需要进行基因测序，还需要结合患者病情、家族史、环境接触史等综合判断。

（孙　邦　聂　敏）

参考文献

［1］https：//www.mayoclinic.org/tests-procedures/genetic-testing/about/pac-20384827.

［2］夏维波，李玉秀，朱惠娟. 协和内分泌疾病诊疗常规［M］. 北京：中国协和医科大学出版社，2021.

［3］Institute of Medicine（US）Committee on Assessing Interactions Among Social，Behavioral，and Genetic Factors in Health；Hernandez LM，Blazer DG，editors. Genes，Behavior，and the Social Environment：Moving Beyond the Nature/Nurture Debate［D］. Washington（DC）：National Academies Press（US），2006，3.

［4］世界华人检验与病理医生协会. 血脂异常疾病检验诊断报告模式专家共识［J］. 中华医学杂志，2018，98（22）：1739-1742.